論文を正しく読み書くための やさしい統計学

改訂第3版

編集 中村好一
自治医科大学公衆衛生学教室教授

診断と治療社

改訂第3版の序

　初版，第2版ともに比較的好評だった本書も，装いを改めて第3版となった．今回の改訂では一部の著者の入れ替えを行い，編者も編集に徹することとなった．新たな著者による新たな風が入る一方で，従来からの本書の立場，すなわち，「まず，医学や保健科学の学会発表や学術論文で使われている統計手法を理解し，可能であれば使えるようになる」という点は一貫している．

　一方で，最近は次のように考えるようにもなってきた（年齢のせいか？）．編者の本業は疫学で，なかでも川崎病の疫学とプリオン病（Creutzfeldt-Jakob病など）の疫学を細々と行っている（いずれもどちらかというと，疫学のなかでは「循環器疾患の疫学」や「がんの疫学」と比較するときわめてマイナーな分野である）．特定の疾患の疫学を行うときに，その疾患に関するあらゆる知識が必要となるし，さまざまな分野から当該疾患にアプローチする研究者と議論することも多い．その際に，編者は当該疾患の患者を診ることはない（「できない」，のほうが正しい）が，患者に関する議論には参加している．すなわち，臨床はできないが，臨床の議論に耐えるだけの知識はそれなりに備えていると自負している．これと同様に，統計（学）も実際に解析を行うのは専門家にお任せする，しかし，何を行っているのかは充分に理解でき，議論もできる，という姿勢でも，多くの医学・保健科学の研究に従事する者にとっては充分なのかもしれない．本書は少なくとも「理解・議論」が可能な範囲をカバーしていると自負している．最低でも「統計（学）」と聞いただけで「引く」ような状況からは脱出できると期待している．

　以前は記述統計と比較的簡単な（ただし，今でも根幹をなす）分析統計（平均の差，割合の差，相関係数など）で学会発表や論文執筆も耐えることができた．しかし現在では，多変量解析を行わないと許してもらえないような風潮もある．基本的な統計（学）を忘れた多変量解析一辺倒の話は厳しく批判しなければならないが，基本的な統計の先の最後の詰めとしての多変量解析は，それはそれで意味のあることである．しかしながら比較的広く使用されているExcelでは多変量解析の一部である重回帰分析しか行うことができず，これ以上の多変量解析（ロジスティック重回帰分析やCoxの比例ハザードモデルなど）を行うためにはSASやSPSSなど統計専用のアプリケーションが必要である．これらのアプリケーションも以前と比べて比較的簡単に取り扱うことができるようにはなったが，使用するためにはそれなりの知識と相応の財政的負担（要するに，お金がかかるということ）が必要である．そこで，このような部分は「餅は餅屋」として，保健統計学の専門家と協力して実施することもありだろう．

　編集に徹したおかげで，初版や第2版で気になっていた章（筆者）ごとの難易度や表現の不統一は，本版ではずいぶん解消されたと思う．それでも著者の個性（最も出ているのは編者が執筆した「用語解説」か？）は残っており，これも含めて読者には楽しんでいただきたい．

　文末にはなったが，改訂にあたり，瀬崎杏奈，坂上昭子，土橋幸代の各氏をはじめとする株式会社診断と治療社の関係各位にはひとかたならぬお世話になった．この場をお借りして御礼を申し上げる．

2019年2月

中村好一

改訂第2版の序

　思えば，本書の初版が上梓された前年の2005年は，初版の執筆や編集に結構時間を費やした．そもそもの本書のポリシーはその前年に株式会社　診断と治療社から提示され，これに「乗った！」とばかりに執筆者を厳選して執筆依頼し，当初のポリシーどおりの書籍ができあがった．このポリシーについては，この文章の後に掲載されている「初版の序—本書の使い方—」を参照していただきたい．

　初版は結構よい本だと自画自賛している．おかげでそれなりに売れた．しかし，編者として気になっていたのは，「章によって濃淡がある」という事実であった．初版発行当時は，分担執筆なので，ある程度はやむを得ない側面もあると考えていたが，熱心な読者からの指摘もあり，読みやすさを考慮すれば，できるだけ早く改善したいと考えていた．しかしながら，出版されてすぐに，というわけにもいかず（あまりにも節操がなく，みっともない），そうこうしているうちに，診断と治療社から「さらに初心者向けのコメディカルスタッフを対象とした本はどうでしょうか．統計学のみでなく，研究の進め方や研究結果の公表も含めて」という魅力的な提案もあり，では，そちらを仕上げてから，次は本書の改訂を，ということで，昨年，本書の姉妹書にあたる『医療系のためのやさしい統計学入門』を出版し，そしてようやく本書の改訂に取り組むことができたのである．長い道のりであった．

　本書は初版を元にして，前述の濃淡をできるだけ減らしたものとした（つもりである）．加えて，サイドコラムなどの本文以外の記述を増やし，読者の理解を助けるようにした（つもりである）．初版の目論見を踏襲して，（1）まず，論文が読めるようになればよい，（2）加えて，見よう見まねで統計が使えるようになればもっとよい，という根源的な部分は変更していない．引き続き本書が読者の統計学への糸口となれば幸いである．

　最後になるが，改訂にあたり，統一をはかるために大幅な書き直しを行ってくれたり，初版のものよりもよりわかりやすい図を多くの論文の中から探し出してきてくれたりと，よりよいものを作成するために努力を惜しまない執筆者と，本書の作成をサポートしてくれた株式会社　診断と治療社編集部の土橋幸代・松本志保の両氏への感謝の意を表したい．

　2010年8月

中村好一

初版の序 —本書の使い方—

　本書はタイトルのとおり，論文の読み書きができることを目指した教科書である．前提条件がいくつかあり，(1)医学論文を対象とすること，(2)まず論文中の統計が理解できるようになること，(3)そして統計を正しく使った論文が書けるようになること，この3点を理解したうえで執筆するように分担執筆者にはお願いをした．各章の執筆者はそれぞれの章の課題に最もふさわしい研究者を選定したが，前提条件のもとでも各人の思想が現れており，章によって若干(相当？)体裁などが異なるが，各執筆者が「これがベスト」と信じて書いたものであるため，あえて統一はしなかった．

　「読む」ということについては，「内容を理解する」と言い換えてもよいだろう．医学論文で出てくる主な統計手法や用語について，「何をやっているのか」ということや，「この数値が意味するものは何か」ということが理解できることを目標とした．

　「書く」ことについては，その前の段階として，「統計解析できる」ということがある．コンピュータとソフトウェアの発達により，20年ほど前であれば大型コンピュータでプログラムを書いて処理しなければならないようなことが，今ではパーソナルコンピュータでもいとも簡単に(というと，言い過ぎか？)できるようになった．特に通常よく使われている表計算ソフトのExcelでは，単純な重回帰分析以外の多変量解析(ロジスティック回帰分析など)はちょっと難しくても，医学研究で通常使われるそれ以外の統計解析はちょっと工夫すれば何とかなるような状況である．そこで本書では，まずExcelで問題解決する方法を提示することを第一とした．

　Excelで対応できない統計解析においては，医学研究の分野でよく用いられているSASかSPSSを用いて解析する方法を一部で示した．これら2つのアプリケーションの性能は，優劣つけがたいものがある．ただ，SPSSはExcelのような表計算ソフト的な使用法が可能であり，SAS言語を用いてプログラムを作成しなければならないSASよりも初心者には取っつきやすい面がある．もちろん，両者をマスターする必要はなく，どちらか一方で充分である．また，Excelで提示された方法であっても，SASやSPSSを利用したほうがずっと簡単，ということもあるので，どちらかのアプリケーションを一応使いこなせるようになることをお勧めする．

　統計は，難しいようで，実は簡単で，やっぱり難しい．難しいことを考えなければ，理屈抜きで①使い方を誤らずに，②とにかく見よう見まねで使えるようになれば，何とかなるものである．
　そのために本書では，可能であれば実際に刊行された論文の中から，それが不可能な場合には仮想データを作成してまでも，例を多用した．本書で示された例の中に自分のデータを置き換えていけば，何とか結果が出るので，使い方だけは誤らないようにしてやっていただきたい．
　「私は統計学の難しい話は知らなくてもよい」と考える向きは，これで充分である．例の中には反面教師的に引用したものもあるが，医学の研究を志す人たちに同じ轍を踏んでいただきたくない，という考えに基づくものであり，その著者を非難するつもりはないことをご理解いただきたい．

逆に統計学は奥が深く，最後は哲学のようになってしまう．本書の各章にはそれぞれの執筆者の哲学が如実に表れているが，これを議論しはじめると本書のページ数ではとても収まりきれるものではない．
　一例を挙げれば，カイ2乗検定（「χ自乗検定」など表記方法にすら，哲学が現れる）を行う際にイエーツの補正を用いるかどうかについて，どちらが正しいという正解はなく，各人が「哲学」を主張しているものである．このような難しい話は別の書籍にまかせたい．

2006年4月

中村好一

執筆者一覧

●編　集

中村好一　　自治医科大学公衆衛生学教室教授

●執筆（50音順，肩書省略）

阿江竜介　　自治医科大学公衆衛生学教室
天野宏紀　　鳥取大学医学部医学科社会医学講座健康政策医学分野
上原里程　　京都府立医科大学地域保健医療疫学
尾島俊之　　浜松医科大学健康社会医学講座
黒沢洋一　　鳥取大学医学部医学科社会医学講座健康政策医学分野
佐伯圭吾　　奈良県立医科大学疫学・予防医学講座
櫻井　勝　　金沢医科大学医学部衛生学
杉山裕美　　放射線影響研究所疫学部
中村好一　　自治医科大学公衆衛生学教室
西　信雄　　医薬基盤・健康・栄養研究所
松原優里　　自治医科大学公衆衛生学教室
三浦克之　　滋賀医科大学社会医学講座公衆衛生学部門
村上義孝　　東邦大学医学部社会医学講座医療統計学分野
横道洋司　　山梨大学大学院医学域社会医学講座
渡邉　至　　国立循環器病研究センター予防健診部

目次

改訂第3版の序 ………………………………………………………………… 中村好一 iii
改訂第2版の序 ………………………………………………………………… 中村好一 iv
初版の序－本書の使い方－ …………………………………………………… 中村好一 v
執筆者一覧 ……………………………………………………………………………… vii
統計手法のフローチャート …………………………………………………………… xii

第1章　統計学とは？ ………………………………………………… 村上義孝　1

1. 人間集団を対象とした研究と統計学の役割
2. 偶然誤差と系統誤差
3. 母集団と標本
4. 記述統計と推測統計
5. データの種類と統計手法の使い分け
6. 研究成果の一般化

第2章　基本的な統計量 ……………………………………………… 尾島俊之　8

1. 基本的な統計量の基本
2. 医学研究での基本的な統計量
3. 基本的な統計量の読み方
4. 基本的な統計量の求め方

第3章　検定と推定・95％信頼区間 ………………………………… 横道洋司　19

1. 検定の基本
2. 推定の基本
3. 標準誤差
4. 医学研究での検定・推定結果の読み方
5. 95％信頼区間とは
6. 95％信頼区間の求め方

第4章　平均の検定 …………………………………………………… 渡邉　至　28

1. 平均の検定の基本
2. 医学研究での平均の検定
3. 平均の検定の読み方
4. 平均の検定の求め方

第5章　割合の検定 …………………………………………………… 西　信雄　38

1. 割合の検定の基本
2. 医学研究での割合の検定
3. 割合の検定の読み方
4. 割合の検定の求め方

第6章　相関係数 ……櫻井　勝・三浦克之　51

1. 相関係数の基本
2. 医学研究での相関係数
3. 相関係数の読み方
4. 相関係数の求め方
5. 相関係数の落とし穴

第7章　線形回帰 ……黒沢洋一　58

1. 線形回帰の基本
2. 線形回帰の実際
3. 医学研究での線形回帰
4. 線形回帰の読み方
5. 線形回帰の求め方（重回帰）

第8章　共分散分析 ……佐伯圭吾　68

1. 共分散分析の基本
2. 医学研究での共分散分析
3. 共分散分析の読み方
4. 共分散分析の求め方

第9章　オッズ比 ……阿江竜介・中村好一　76

1. オッズ比の基本
2. 医学研究でのオッズ比
3. オッズ比の読み方
4. オッズ比の求め方

第10章　ロジスティック回帰分析 ……村上義孝・杉山裕美　86

1. ロジスティック回帰分析の基本
2. 医学研究でのロジスティック回帰分析
3. ロジスティック回帰分析の読み方
4. ロジスティック回帰分析の求め方

第11章　Coxの比例ハザードモデル ……佐伯圭吾　97

1. Coxの比例ハザードモデルの基本
2. 医学研究でのCoxの比例ハザードモデル
3. Coxの比例ハザードモデルの読み方
4. ハザード比の求め方

第12章　マルチレベル分析 ……松原優里　104

1. マルチレベル分析の基本
2. マルチレベル分析の読み方
3. マルチレベル分析の求め方

第13章　その他の多変量解析 ……………………………… 横道洋司　110
1. Poisson 回帰分析
2. McNemar のオッズ比
3. 条件付きロジスティック回帰分析
4. 頻度マッチング（frequency matching）
5. プロペンシティスコアによるマッチング

第14章　生存分析（Kaplan-Meier 法） ……………………… 尾島俊之　122
1. 生存分析の基本
2. 医学研究での Kaplan-Meier 法
3. 生存分析の読み方
4. Kaplan-Meier 法の計算方法

第15章　標準化 …………………………………………………… 西　信雄　127
1. 標準化の基本
2. 医学研究での標準化
3. 標準化の読み方
4. 標準化の求め方

第16章　Wilcoxon の符号付順位和検定 ………………… 櫻井　勝・三浦克之　136
1. Wilcoxon の符号付順位和検定の基本
2. 医学研究での Wilcoxon の符号付順位和検定（読み方）
3. Wilcoxon の符号付順位和検定の求め方

第17章　Mann-Whitney の U 検定 ……………………… 天野宏紀・黒沢洋一　143
1. Mann-Whitney の U 検定の基本
2. 医学研究での Mann-Whitney の U 検定
3. Mann-Whitney の U 検定の読み方
4. Mann-Whitney の U 検定の求め方

第18章　Spearman の順位相関係数 ……………………………… 渡邉　至　151
1. Spearman の順位相関係数の基本
2. 医学研究での Spearman の順位相関係数
3. Spearman の順位相関係数の読み方
4. Spearman の順位相関係数の求め方

第19章　感度・特異度・ROC 曲線 ……………………………… 渡邉　至　158
1. 感度・特異度・ROC 曲線の基本
2. 医学研究での感度・特異度・ROC 曲線
3. 感度・特異度・ROC 曲線の読み方
4. 感度・特異度・ROC 曲線の求め方

| 第20章 | 一致性の観察 | 上原里程 | 166 |

1　どのようなときに一致性の観察が必要か
2　カッパ統計量
3　Cronbach のアルファ係数

付録1	統計解析に用いられるおもな Excel 関数	中村好一	175
付録2	統計解析に用いられるおもな SAS プロシジャ	渡邉　至	177
付録3	用語解説	中村好一	178

索引　183

Column

統計と統計学	中村好一	7
カテゴリー化と数量化	中村好一	18
幾何標準偏差？！	中村好一	18
論文 Check！①	横道洋司	27
論文 Check！②	横道洋司	27
検定の意味	中村好一	37
作図の重要性	中村好一	57
平均への回帰（再）	中村好一	67
独立変数（説明変数）の選び方	中村好一	75
交絡因子の制御に多変量解析は万能か？	中村好一	96
基本的な観察の重要性	中村好一	109
統計相談室より	横道洋司	121
英語での数学用語	中村好一	126
因果関係と統計（学）	中村好一	135
ノンパラメトリック手法	中村好一	150

＜本書で登場するソフトウェアについて＞
Excel® は米国 Microsoft 社の登録商標または商標です．
SAS® は米国 SAS Institute 社の商標または登録商標です．
SPSS® は米国 SPSS 社の商標または登録商標です．
文中での ® は省略しました．

統計手法のフローチャート

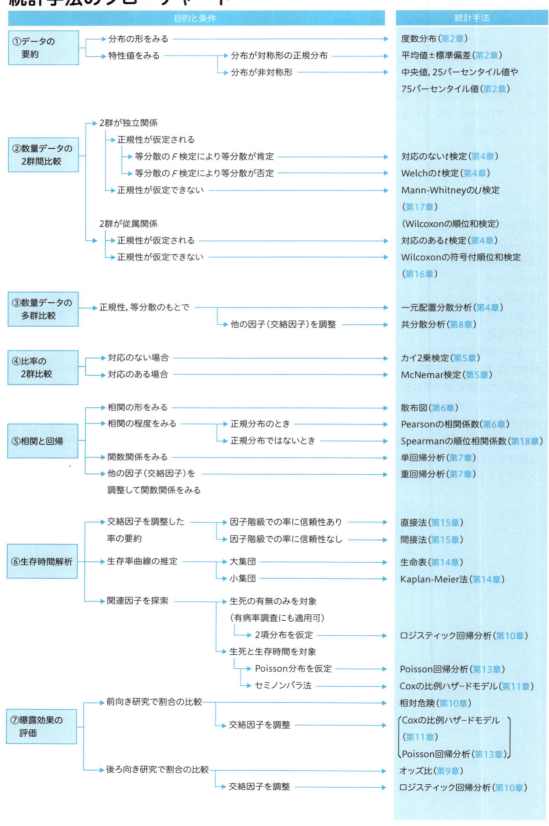

第1章 統計学とは？

すべての基礎として用いられる

統計(学)って何？

1 人間集団を対象とした研究と統計学の役割

　保健医療分野では，集団全体を対象に健康習慣の実態把握を目的とした調査や，地域住民を対象に健康習慣と病気との関連を目的とする疫学調査が実施されている．これらの調査・研究では人間集団を対象としており，共通の統計学の手法や考え方が使用される．

　ところで統計学とは何であろうか？　統計学とは「統計データ」に関する学問である．この統計データには，アンケート調査のように人間が能動的に収集するものから，公的統計調査のように受動的・自動的に収集されるものまで多岐にわたるが，①明確な調査対象が存在し，②データの作成者がいて，③そのデータを「統計」として解釈されるという共通点をもつ．なお「データの解釈」という部分は統計学では重要であり，この部分をもつがゆえに，統計学は数学とは一線を画しているといえよう．

　図1に人間集団を対象とした研究の手順と，手順を実施するために統計的にクリアすべき課題について図示した．人間集団を対象にした研究は，研究計画，データ収集・管理，データ解析，結果解釈の4段階に分かれる．研究計画の段階では，どのような研究を実施するか，その研究目的を明確にし，結果となるエンドポイントを設定し，その目的を達成するための研究デザインを選択する．また，その研究目的を達成するにはどのくらいの観察対象者(人数)が必要かを事前に計算する，サンプルサイズ設計もあわせて実施される．研究計画が立案された後，データ収集・管理に進む．この段階ではデータ収集のための調査票設計，実際の調査準備などが行われる．これらの準備とともに，人間を対象とした研究の多くは倫理審査委員会の審査を受けることになる．この段階では，人間集団に対する研究の倫理性および科学的妥当性が確認される．この倫理審査委員会での承認後，実査が開始され，データ入力とデータ管理が必要となる．データ入力では誤入力が必ず発生するため，データを2

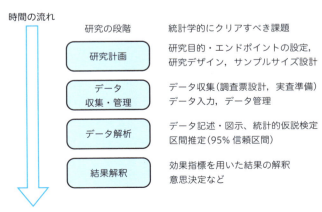

図1　人間集団を対象とした研究の段階と統計学の役割

度入力し照合するダブルエントリーや，入力したデータを音読し原票と突き合わせる読み合わせなどのデータチェックが行われる．これらのデータ入力時にデータの不備を修正する作業をデータクリーニングという．また，一部の研究ではデータ不正が起こらないようデータクリーニング後，データの入力変更を認めないデータ固定という作業が行われることもある．

　データクリーニング終了後，データ解析が実施される．データ解析では図1に示すようにデータ図示などの記述統計，統計的仮説検定や区間推定などの推測統計などが実施される．はじめに統計データに対する解析はデータの記述・図示を実施し，次に95％信頼区間を用いた区間推定，統計的仮説検定に移行する．データ解析に際しては，自身の統計データをきちんと理解することが不可欠であり，その理解は記述統計を通して行われる．記述統計をスキップし，いきなり推測統計（推定や検定）を実施するのは拙速であり，データに対する誤った先入観をもつきっかけになるため，絶対に避けるべきである．はじめにデータ記述・図示をし，徐々にデータのもつ意味を理解し，最終的に目的とする課題の検定に移るほうが安全といえる．

　研究目的に基づいた結果の解釈は，データ解析の終了後に行われる．要因と結果の関連を検討する疫学・臨床研究で知りたいことは，要因の存在による結果への影響の大きさである．例をあげると，たばこと肺がん死亡との関連を調べる研究では「たばこを吸う人々はそうでない人々に比べて，どのくらい肺がんで死亡するのか？」が本当に知りたいことである．「統計的有意（statistical significance）」については誤解が多い．P 値のみの検討では，影響の「あり・なし」しかわからないという限界があるため，近年では効果の大きさとその95％信頼区間での検討は不可欠となっている．また，統計的に有意な差があることと，臨床的に有意義であるかは別問題である．一般にサンプルサイズが大きいと，臨床的に価値のない些細な差でも統計的に有意になる．逆にサンプルサイズが小さいと，臨床的に顕著な差があったとしても統計的には検出されない（有意でない）．「有意」という言葉の響きと結果の「重要性」には統計的には何の関連性もない．言葉に引きずられず統計データを「しっかり見る」ことが，統計解析では重要である．

2　偶然誤差と系統誤差

　統計データは人間による測定によって発生するため，誤差はつきものである．ここでいう誤差とは真値からのずれのことを指す．なお，真値とは「実際に存在するが，測定するのがきわめてむずかしい」真の値としよう．誤差の種類として，原因が特定可能で誤差の方向が決まっている系統誤差〔systematic error，バイアス（bias）ともいう〕と，原因が特定不能で誤差の方向がランダムである偶然誤差（random error）の2つがある．系統誤差は原因が特定されていることが多く修正可能である一方，偶然誤差は原因不明で修正することはできない．ただ偶然誤差はランダムに発生しており，複数回測定して平均をとることで誤差を解消できる特徴をもつ．

　図2[1)]は血圧測定における偶然誤差と系統誤差を示した例であり，拡張期血圧を自動血圧計で22回測定した結果が点で示されている．この図では真の血圧にあたる値（80 mmHg）が動脈内カニューレで測定されている．自動血圧計での測定結果（1つ1つの点）は 90 mmHg を中心に分布しており，このバラツキは偶然誤差を示している．また真の血圧である 80 mmHg からは 10 mmHg ずれている．このずれが系統誤差を示している．系統誤差と偶然誤差はその発生原因と対処法が異なり，分けて考えることが重要である．系統誤差については疫学方法論が，偶然誤差については統計学が重要な役割をはたしており，人間集団を対象とした研究において両者の学習が必要となる．

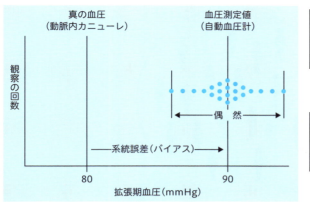

図2 血圧測定における偶然誤差と系統誤差
〔Fletcher RH, et al.：Introduction. Clinical Epidemiology：The essentials. 3rd ed, Williams & Wilkins, 11, 1996 より作成〕

3 母集団と標本

　統計における重要な考え方の1つに母集団(population)と標本(sample)がある．これについて説明するために，図3に母集団と標本の関係を模式図で示した．ここで人型1つは1人を示しており，母集団に20人(男性：16人，女性：4人)が存在する．このなかから5人選び出したパターンが矢印の下に示されている．1番左には男性5人・女性0人の例，次の例は男性4人・女性1人で，1番右には男性0人・女性5人の例がある．このように母集団から一部を選び出すことを抽出(sampling)といい，抽出のもととなった集団を母集団(population)，抽出された集団を標本(sample)とよんでいる．

　国や地域に住む人々全員を調べることは，通常はコスト面でむずかしく，実際の調査はその一部の集団について実施される．この場合の母集団は国や地域の住民であり，標本は選択された住民となる．ではどのような標本の選択が母集団の実態を反映しているだろうか？　図3の例でいえば母集団における女性の割合は20％(＝4/20)であるから，標本での女性割合も20％であれば母集団の状況を反映した縮図となる．このように母集団から，偏りのない標本を統計学的に構成する方法として，無作為抽出(random sampling)がある．無作為抽出とは図4に示すように，選ばれる確率がすべての対象で等しくなる(ランダムに)ように集団から対象を抽出する方法である．この方法により標本は母集団を反映した縮図のような集団となり，標本の実態を把握することで母集団の調査結果と同様の結果を得ることが可能となる．

4 記述統計と推測統計

　統計は研究の目的，使用される手法と解釈の観点から記述統計(descriptive statistics)と推測統計(inferential statistics)とに分類される．記述統計では調査や実験で収集された統計データの記述を目的にする一方で，推測統計では収集された統計データそのものよりも，その背後にある現象の推測が目的である．記述統計では，統計データの特徴をありのままに図示したり，平均・標準偏差などで要約することでデータの記述を行う．推測統計では統計データの背後にある現象の解明を試みるために推定や検定を実施する．

　3母集団と標本に戻り説明すると，記述統計は標本データ(注：全数調査では母集団)の記述に関心があるのに対し，推測統計では標本データの背後にある現象，つまり母集団で観察される(であろう)現象に関心がある．図5に母集団を「推測したい集団」に置き換え，実際のデータとの関係を示した．

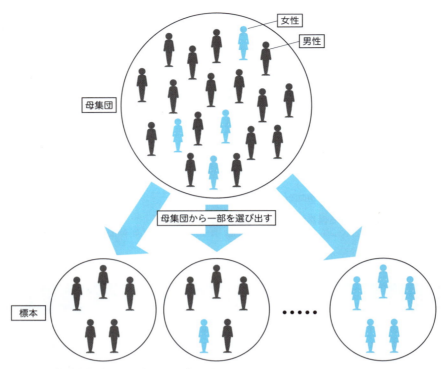

図3 母集団と標本の関係(標本抽出)

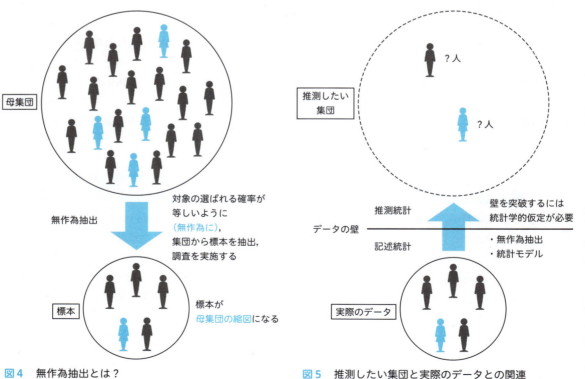

図4 無作為抽出とは？

図5 推測したい集団と実際のデータとの関連

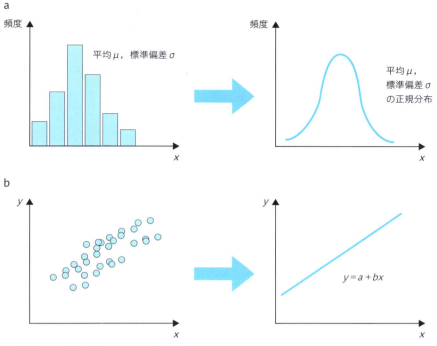

図6　統計データと統計モデルの関連
a：多数のデータで表現された x の頻度が1つの分布にまとめられる
b：多数の点で表現された x と y の関係が1つの式にまとめられる

　実際のデータから推測したい集団の現象を明らかにするにはデータのみでは不十分であり，ある種の統計的な仮定を置く必要がある．無作為抽出はその1つであり，この方法を用いることで得られたデータは母集団の縮図とみなすことができ，その結果は母集団の結果と一致する．ただ実際に無作為抽出を行うのは容易ではなく，また実際のデータが無作為抽出されたものと仮定するには無理な場合がある．その場合は，実際のデータが統計分布（正規分布，2項分布）に従い発生するといった統計学的仮定が広く用いられる．

　このときの仮定は統計的なモデル化ともいわれ，連続量の分布のモデル化としての正規分布や，回帰モデルなどの線形モデルが代表例である（図6）．連続量の分布に正規分布を導入することにより，データそれ自体がなければ再現できない分布も平均，標準偏差の2つの数値（パラメータ）によって簡単に表現できる（図6a）．また2変数の関連はデータを用いて散布図を書かなければ再現できないが，回帰分析によって2つの変数の関連が1つの数式で単純に表現できる利点をもつ（図6b）．

　このように，具体的な統計データを抽象的な統計モデルに変換することで問題点が明確になり，数学的に処理することが可能となる．この処理によって統計データの背後にある現象に接近できる長所をもつため，統計モデルは人間集団を対象とした研究で積極的に利用されている．その反面，「設定した数学的な仮定が正しいか？」についての吟味が必須であり，統計モデルを使用する際はコンピュータから出力された結果を鵜呑みにするのではなく，統計モデル（数学的仮定）の吟味など人間にしかできない作業を慎重に進めるべきである．

5　データの種類と統計手法の使い分け

　論文でよく使用され，本書でも解説している代表的な統計手法を，データの特性や研究目的にあわ

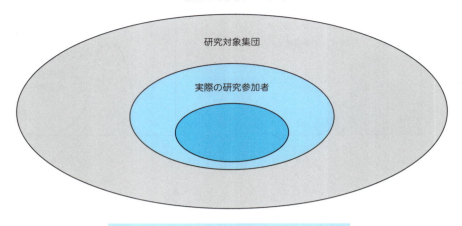

図7　研究対象集団，実際の研究参加者，一般化の対象の関係

せて p.xii に示した．（　）内に参照すべき章を示す．

6　研究成果の一般化

　たとえばイギリスの白人男性医師の集団を対象に，喫煙と肺がんの疫学研究を実施した結果，「喫煙により肺がんの発生頻度は増加する」という研究成果を得たとする．この結果は単に対象集団にとどまらず，広く一般の人々，白人女性，日本人にあてはまると考えられるだろうか？　これは一般化（generalizability）の問題として知られ，その判断には疫学・生物統計学の知識のほか，既存の医学・生物学的知識，文化・時代的背景の理解が必要とされる．研究成果の一般化は「無作為抽出した集団からの結果でないので一般化できない」といったうわべだけの議論にとどめるべきではなく，複数の専門家の総合的な意見が重要となる．

　ここで研究の内的妥当性と外的妥当性について説明しよう．図7に研究対象集団と実際の研究参加者，一般化の対象の関係を示した模式図を示した．内的妥当性とは研究対象集団と実際の研究参加者との間で，研究成果にバイアスがないことである．具体的には対象とした人すべてが研究に参加している，測定にバイアスがないなどを指す．外的妥当性（一般化）とは研究対象集団と一般化の対象との関係を示したもので，前述のように総合的な判断が必要となる．実際の研究では内的妥当性を確保することにエネルギーが注がれ，具体的には 1 人間集団を対象とした研究と統計学の役割で説明した，入念な研究計画，綿密なデータ収集と管理，適切なデータ解析と理性的な解釈がそれを支える．内的妥当性の確保あっての一般化（外的妥当性）ということは，人間集団を対象とした研究で理解すべき重要なことといえよう．

memo 箱ひげ図

正規分布に従わないデータを表現するスマートな方法である．
データの50%が入る範囲の25パーセンタイル値と75パーセンタイル値で囲まれた箱を作成し，箱のなかに中央値を示す線を引く．箱の左と右から箱の長さの1.5倍の範囲内にある最も外のデータまで線（ひげ）を引く．これらの範囲の外にあるデータは「はずれ値」の可能性があるとして1つ1つ●でプロットする．
下に示す箱ひげ図をみると，中央値が箱のなかで値の小さいほうにあり，またひげが値の大きいほうに長いことから，右に裾をひく分布をしていることがわかる．また，はずれ値の可能性のあるデータも示される．

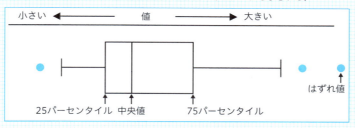

point

- 統計学とは統計データに関する学問であり，記述統計と推測統計に分かれる．
- 真値からのずれは誤差とよばれ，系統的な誤差（バイアス）と原因が特定不能でランダムに発生する偶然誤差に分かれる．
- 研究が妥当であるかを考える際，研究集団における妥当性である内的妥当性と，研究集団を超えた一般化可能性（外的妥当性）を考える必要がある．

文献

1) Fletcher RH, et al.：Introduction. Clinical Epidemiology：The essentials. 3rd ed, Williams & Wilkins, 11, 1996

（村上義孝）

Column 統計と統計学

　英語ではどちらもstatisticsで区別していない．さらにこの言葉には統計量（statistic）の複数形の意味もある．英語では結構いい加減にみえるが，日本語の「統計」と「統計学」には境界がある．データをもとに作成されたものは「統計」（たとえば人口動態統計）であり，これを作成する技術が「統計学」（の一部）なのだろうが，一連の作成作業は「統計学」とよばれることはあまりない．推定や検定になると，「統計」よりも「統計学」のほうがなじむ．
　どちらかというと，統計は記述統計に近く，統計学は分析統計に近いのかもしれない．前者は平均や百分率など小学校の算数でも出てくるものがあるが，後者ではたとえば分散や標準偏差，検定などは早くても高等学校の数学であろう．そうすると「統計学≒分析統計」のほうが「統計≒記述統計」よりも高度なことのようにみえる．余談だが「≒」は英語の数学の世界では絶対に使用しない，日本独特の記号である．英語では「≈」を使用する．
　しかし，統計（学）の目的が「実体を正しく分かりやすく示す」ということであるとすれば，記述統計のほうが重要である．2018年に逝去されたイギリスのWalter W. Holland先生（Oxford Textbook of Public Healthの3版までの筆頭editor）はセミナーで「検定はアイスクリームのトッピング」と仰っておられた．

（中村好一）

第2章 すべての基礎として用いられる

基本的な統計量

基本の「キ」

1 基本的な統計量の基本

1) データの種類

データ(変数，尺度)は表1のように分類される．特に，あるデータが，数量データ(numerical data, quantitative data)であるのか，カテゴリー・データ(categorical data, 質的データ：qualitative data)であるのかは，とても重要である．これらのデータの種類によって，基本的な統計量の示し方や，統計解析法がまったく異なる．

数量データをカテゴリー・データに変換することはしばしば行われる．たとえば，血清LDLコレステロール値から，正常か異常かを判定するなどである．一方で，カテゴリー・データを数量データに変換することは一般的には不可能である．たとえば，ある患者のLDLコレステロール値が正常か異常かという結果のみわかっているときに，その患者のLDLコレステロール値を知ることはできない．ただし，たとえば，心理テストなど，いくつかのカテゴリー・データをもとにスコアを計算することは多い．

a. 数量データ

数量データは，文字どおり数量で表されるようなデータである．そのなかで，比尺度(ratio scale)とは，2つのデータの比を計算したときに，別の単位で表した数値を用いても同じ値になるようなデータである．たとえば，2つのLDLコレステロール値の比を計算するとき，それがmg/dLで表されていても，mmol/Lで表されていても同じ結果になる．この性質は言い換えると，0という数値に本質的な意味があるということである．つまり，0 mg/dLと0 mmol/Lは同じ状態を表しているのである．一方で，間隔尺度(interval scale)とは，0を人為的に決めたような数値である．温度の場合，摂氏と華氏とでは，0度が異なる(ただし，物理学などで用いる絶対温度は比尺度と考えることができる)．暦年についても，通常0年という言い方はしないが，西暦0年と平成0年とはまったく異なる年を意味することからも間隔尺度であることがわかる．

数量データについては，この分類とは別に，連続データ(continuous data)と離散データ(discrete data)とに分けることもある．連続データとは，LDLコレステロール値や年齢などのデータであり，

表1 データの種類
■ 数量データ(numerical data, quantitative data)

| 比尺度(ratio scale) | 例：LDLコレステロール値，年齢 |
| 間隔尺度(interval scale) | 例：温度(摂氏)，西暦，スコア |

■ カテゴリー・データ(categorical data, 質的データ：qualitative data)

順序尺度(ordinal scale)	例：著効／有効／不変／悪化，痛みが強い／弱い／ない
名義尺度(nominal scale)	例：職業，死因，タバコを吸う／やめた／吸わない
2値尺度(dichotomous scale, binomial scale)	例：疾病の有無，性別

離散データとは出産回数や症状の個数などのデータである．これまでの出産回数が1.5回であるという人は存在しないので，出産回数は離散データである．一方で，ある患者のLDLコレステロール値が124.34 mg/dLであるという状態について考えてみよう．実際は検査精度の問題でそのような数値をみることはないが，概念的にはそのような状態がありうることは理解でき，LDLコレステロール値は連続データであることがわかる．

b. カテゴリー・データ

カテゴリー・データ[*1]とは，言葉で表される選択肢から選ぶようなデータである．順序尺度（ordinal scale）は，その選択肢の順序に本質的な意味のある尺度である．たとえば，痛みが「弱い」という状態は，痛みが「強い」状態と，痛みが「ない」状態の間に位置することは明白である．名義尺度（nominal scale）は，選択肢の順序は任意に決めることができるような尺度である．たとえば，職業で，「製造業」，「農林業」，「販売業」，「運輸業」，「公務員」などがあった場合，人数の多い順に並べてもよいし，50音順に並べてもよいし，第1次・2次・3次産業ごとに並べてもよい．タバコについて吸う／やめた／吸わない，または酒について飲む／やめた／飲まないという尺度については，名義尺度であるのか，順序尺度であるのか，意見が分かれるところであろう．「やめた」という状態は，「吸う」と「吸わない」の間に位置するようにも考えられるが，その両者ともまったく異なる状態であると考えることもできる．実際には，研究テーマによって，ケースバイケースで判断することになるが，とりあえず名義尺度であると考えて分析するのが適切であろう．2値尺度（dichotomous scale, binomial scale）は，選択肢が2種類しかないもので，その選択肢に順序があるのか，ないのか議論することは意味がないため，順序尺度，名義尺度とは別の分類にしている．2値尺度は，統計分析や解釈が比較的単純明快であるため，順序尺度や名義尺度を2値尺度に変換して分析を行うことも多い．たとえば，痛みが強い／弱い／ないという生データについて，「強い」と「弱い」を「ある」とみなして，痛みがある／ないの2値尺度に再分類するなどである．また，さまざまな死因について，「循環器疾患」と「それ以外」に分けて2値尺度として分析するなども行われる．

2) 数量データの基本的な統計量

数量変数の基本的な統計量には，代表値を示す統計量と，ばらつきを示す統計量がある．その変数の分布が図1に示すように釣り鐘型の正規分布（第1章参照）に近い場合には，代表値として平均（average, mean）を，ばらつきとして標準偏差（standard deviation；SD）を示すのが基本である．標準

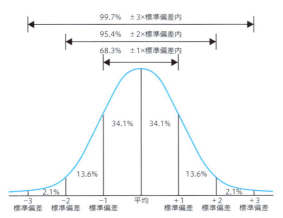

図1　正規分布とその場合のデータのばらつき

---

note [*1]「質」について：カテゴリー・データについて，「質的データ」（qualitative data）という言い方をする場合も多い．似た用語として，質的研究（qualitative research），質管理（quality control）などの言葉もある．これらは互いにまったく異なる概念を指すので，混同しないように注意が必要である．

偏差ではなく，平方根を計算する前の分散(variance)を示すこともある．平均は各データの値の合計をデータの個数で割って求める．分散を計算するには，まず，各データの値について平均との差を求め，2乗する．その2乗値をすべてのデータについて合計し，（データの個数－1）で割って求める．標準偏差は分散の平方根であり，単位が平均や各データ値と同じになる．

$$平均 = \frac{すべてのデータの合計}{データの個数}$$

$$分散 = \frac{(各データ値－平均)^2 の合計}{データの個数－1}$$

$$標準偏差 = \sqrt{分散}$$

標準偏差は，分布がどの程度ばらついているかを示しており，標準偏差が大きいと，値が高い人と低い人のばらつきが大きいことを示す．正規分布する場合には，平均－2×標準偏差から平均＋2×標準偏差の間にデータの95.4％が分布することになる．

標準偏差を計算するときに，各データの値から平均値を引いて2乗を計算している．各データのばらつきをみるのであれば，2乗ではなく絶対値を計算したほうが簡単ではないかと考える人もいよう．しかし，絶対値を用いると，平均より大きい数値と小さい数値とで場合分けした計算をする必要が生じるため，検定などの計算をする場合に複雑な計算式になってしまう．また，絶対値を用いて同様のばらつき指標を計算すると，代表値として平均ではなく中央値を用いたほうが最小となり，平均からのばらつきをみるのには適さない．

変数の分布が正規分布とは考えにくい場合には，そのほかの方法を用いることも多い（図2）．中央値(median)は，各データを大きさの順に並べたときに，ちょうど中央の順位にくる値である．四分位値(quartile)は，データの個数を4で割った数ごとの順位にくるデータの値である．小さいほうから第1四分位値，第2四分位値，第3四分位値であり，各々，25，50，75パーセンタイル値と同じになる．第2四分位値は中央値のことである．最大値(maximum value)，最小値(minimum value)は，文字どおり，データのなかでの最大の値，最小の値である．範囲[*2](range)とは，最大値と最小値の差である．四分位偏差(inter quartile range)とは，第1四分位値と第3四分位値の差である．ちなみに，第1四分位～第4四分位という言い方で，3つの四分位値で区切られた4つの区間を指すこともある．

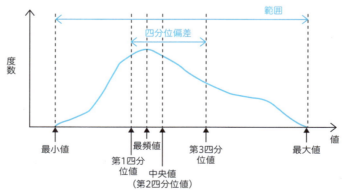

図2　度数分布と統計量の関係

note ★2 範囲：範囲は標本サイズに大きく依存する（標本サイズが大きいと大きくなる）．したがって，異なる標本サイズの集団間における範囲の比較はほとんど意味がない．

最頻値(mode)は，最も頻度が高い値である．連続データの場合には，一般的に，全データを一定間隔ごとに集計して，度数分布表やヒストグラムを書いて求める．

データの分布が対数正規分布(データを対数変換すると正規分布になるもの)に近いと考えられる場合には，通常の平均(算術平均：arithmetic mean)の代わりに幾何平均(geometric mean)を用いることが多い．これは，各データについて，まず対数を計算する．次に，その平均を求め，最後に，指数計算を行って，対数ではない通常の値に戻して求める．ただし，0というデータがある場合には，対数が計算できない点に注意が必要である．なお，対数を求める際には，自然対数(natural logarithm，底がe，ExcelではLN)でも，常用対数(common logarithm，底が10，ExcelではLOGまたはLOG10)でも，底がいくつの対数でもかまわない．ただし，最後に指数計算する際には，使用した対数の底と同じ数の指数を計算する必要がある(Excelでは，eの指数はEXP(x)，10の指数はPOWER(10,x)または10^x)．

3）カテゴリー・データの基本的な統計量

割合(proportion，百分率：percentage)を示すのが基本である．ときに，比(ratio)で示すこともある．

割合と比は，どちらも分数(または，割り算)で表される点で似ているが，疫学では明確に区別されている．割合とは，分子がすべて分母に含まれているものであり，比とは，そうでないものを指す．たとえば，血圧を測定した合計人数で，そのうち高血圧であった人数を割ったものは，高血圧者「割合」である．潰瘍性大腸炎の患者数について，男の患者数を女の患者数で割ったものは，男女「比」(または，性比)である．もう1つ，似た言葉として，率(rate)という言葉がある．率は，次に述べる罹患率のように，分母に時間が含まれる場合の比に用いるのが原則である．しかし実際には，割合や，分母に時間が含まれないような比においても用いられることが多い．

4）疫学指標

しばしば論文に示される基本的な統計量で，重要な疫学指標がいくつかある．

a．有病率

有病率(prevalence)とは，ある一時点での調査による患者数をその集団の人口で割った割合である．たとえば，血清LDLコレステロール値140 mg/dL以上を脂質異常症と定義して，ある地域の住民1,000人の総コレステロール値を測定した．そのうちの150人が脂質異常症であった場合，脂質異常症有病率は，150人/1,000人＝15％となる．喫煙率や定期的運動習慣をもつ人の割合などのように，生活習慣に関するものや，病気ではなく"よいこと"であっても，疫学では一種の有病率として扱う．単位は無単位であり，小数のままで表すこともあるし，百分率(％)や，まれな疾患の場合，「人口千対」，「人口10万対」などで表すこともある．

$$有病率 = \frac{(ある時点の)患者数}{人口}$$

b．罹患率

罹患率(incidence rate, incidence density)とは，一定期間内に新規に罹患した数を，その集団の人口およびその期間の長さで割った比である．死亡率(mortality rate)も，新規に罹患した患者数の代わりに死亡数を用いる点が異なるだけで，本質的に同様の指標である．たとえば，人口200万人の県において，1年間に脳血管疾患で3,000人死亡したとすると，死亡率は，3,000人/(200万人×1年間)＝人口10万対年間150人 となる．コホート研究や介入研究など，研究参加者1人1人を追跡する場合には，研究で観察された新規の罹患数(または死亡数)を，研究参加者1人1人の観察期間を合計した「観察人年」で割って求める(人年法：person-year methodという)．たとえば，2,000人を1年観察して，ある疾病が40人発生したら，罹患率は，40人/2,000人・年 ＝ 0.02/年 となる．なお，

200人を10年観察しても，同じ2,000人・年となるし，研究参加者によって観察期間が異なってもかまわない．罹患率や死亡率の単位は，本質的には「/時間」である．実際には，「人口10万対年間〇〇人」，「10万人年当たり〇〇人」，「人口千対年間〇〇人」，「千人年当たり〇〇人」などの単位となることが多い．

$$罹患率 = \frac{罹患数}{(平均)人口 \times 観察期間}$$

> **memo　いろいろな標準偏差**
>
> 本文で示した以外の標準偏差もあるので，それらについて説明したい．データの個数を n で表すことにする．標準偏差や分散について，本文では，疫学論文などで最も一般的に用いられる $n-1$ で割る方法を紹介した．基本的に，データが母集団についての全数調査である場合には n で割って求める．一方で，データが母集団からの無作為抽出標本であり，母集団の標準偏差を推定したい場合には $n-1$ で割る．通常，疫学や統計において，単に標準偏差や分散といったときには $n-1$ で割っている．なお，$n-1$ で割って求めた標準偏差を標本標準偏差または不偏標準偏差とよぶこともあり，分散についても同様である．たとえば，後述のExcelのピボットテーブルを使う場合，[標本標準偏差]は $n-1$ で割ったもの，[標準偏差]は n で割ったものである．
>
> 幾何平均を求めるような場合，対数変換したデータについて標準偏差を求めて，それを指数計算で通常の値に戻したものを幾何標準偏差(geometric standard deviation)としているのを，一部の文献や統計手法解説のホームページなど（特に環境測定の分野）で見かけることがある．しかし，通常の標準偏差とはまったく異なるものであり，用いないほうがよい．幾何平均について，ばらつきの度合いを示したい場合に，対数変換した数値の平均と標準偏差から，平均±標準偏差などを求めて，それを指数計算で通常の値に戻した数値を示すこともある．その場合，そのような値を表すような一般的に用いられている用語は存在しないため，どのように計算したかを説明して示す必要がある．

c. 累積罹患率

累積罹患率(cumulative incidence, incidence proportion, risk)とは，一定期間に新規に罹患した数を，観察開始時の人口で割った割合である（このように累積罹患率を計算することを，単純累積法：simple cumulative methodとよぶこともある）．追跡している人々のうち何％が罹患したかを表す．たとえば，500人を3年間追跡した結果，20人がある疾病に罹患した場合，累積罹患率は，20人/500人＝4％となる．前述の罹患率と異なり，3年間という観察期間が計算に使われていない点に注目していただきたい．累積死亡率(cumulative mortality rate)は，罹患数の代わりに死亡数を用いる点が異なるだけで，統計的には本質的に累積罹患率と同様に計算を行う．累積罹患率の単位は無単位であり，小数のままで表すこともあるし，百分率(％)や，まれな疾患の場合，「人口千対」，「人口10万対」などで表すこともある．累積罹患率は，研究参加者全員について一定期間の追跡を行うことができ，脱落がないことが前提である．脱落が無視できない場合には，単純累積法ではなく，第14章のKaplan-Meier法などの手法を用いる必要がある．

$$累積罹患率 = \frac{罹患数}{(観察開始時の)人口}$$

d. 致命率

致命率(または致死率：case-fatality rate)とは，ある疾病に罹患した人のうち，死亡に至った人の割合である．たとえば，200人が病原性大腸菌感染症に罹患し，そのうちの10人が死亡したとすると，致命率は，10人/200人＝5％となる．一定期間追跡すれば，死亡しなかった人は全員治癒するような急性疾患で用いることが多い．

以上のうち，罹患率をrate，累積罹患率をriskと簡単に呼び分けることもある．また，英語で

morbidityという言葉がある．これは，有病と罹患の両方を含んだ概念であると考えるとよい．

$$致命率 = \frac{死亡数}{罹患数}$$

> **Pitfall 出生率**
>
> 出生率のことを，birth rateという言い方のほかに，fertility rateという場合もある．たとえば，合計特殊出生率は，total fertility rate(TFR)である．fatality rateとまぎらわしいので注意が必要である．

> **memo 率ではない「率」**
>
> 有病率，累積罹患率，致命率は，ここで説明した原則で考えると，率ではなく割合である．そこで，率(rate)という言葉を使うことを避ける研究者もいる．その場合，日本語では，有病割合，累積罹患割合，致命割合などということもある．英語では，rateをつけずに，prevalence, cumulative incidence, case fatalityなどということもあり，それに整合させて，罹患率を単にincidenceということもある．一方で，これらのrateをつけない言葉は，有病数，罹患数などの分子の部分を意味することもあるので，そのようないい方はよくないという考え方もある．

5）総量統計量

研究参加者数(n, subject number)，観察人年(person year)，人口(population)などを総量統計量という．これらは，前述の種々の指標が，疾病の状況や集団の性質を表現していたのに対し，そのような性質を示す機能はない．しかし，研究の規模，地域集団の規模や，そこから類推される研究の精度（統計的偶然誤差の大きさ）を知るための重要な統計量であり，通常，必須事項として論文中に記載される．

2　医学研究での基本的な統計量

記述疫学(descriptive epidemiology)や多くの横断研究(cross-sectional study)は基本的な統計量を示すことが研究の主目的になる．集団全体（たとえば日本全体）での統計量を示すことにより，その疾病や問題の大きさ(burden)を表す．また，人，場所，時間別に示すことによって，その疾病や問題の疫学像を明らかにして，その後の研究や対策を検討するうえでの骨格となる．

症例対照研究(case-control study)，コホート研究(cohort study)，介入研究(experimental study)などでは，研究に参加した集団の基本的な統計量を論文の冒頭に示すことが多い．それは，症例対照研究では症例群と対照群，コホート研究では曝露群と非曝露群，介入研究では介入群と対照群というように，2群での比較が研究の骨格であるので，その2群の差異を示したり，介入研究では介入前の2群に差がないことを示すということが1つの目的である．もう1つの目的は，論文の読者に対して，その論文における研究に参加した集団と，読者がかかわっている集団とが，似ているのか，かなり異なっているのかを判断する材料を提供することである．

3　基本的な統計量の読み方

表2[1]は低出生体重児に関する症例対照研究の論文において，結果の最初に掲載されている表である．項目は論文によってさまざまであるが，症例対照研究，コホート研究，介入研究などの論文の結果の冒頭には同様の表が掲載されていることが多い．まず，症例(cases)と対照(controls)での研究

表2 低出生体重児に関する症例対照研究での基本的な統計量

	症例	対照
参加者数（回収率）	286（73.5％）	404（78.0％）
母親の年齢（歳）	29.3 ± 4.6	28.8 ± 4.3
妊娠週数（週）	32.4 ± 3.9	39.0 ± 1.4
妊娠既往数[※1]	1.97 ± 1.26	1.96 ± 1.11
妊娠中の喫煙 　　1日の本数	21.4 本（16.6 〜 26.2） 9.4 ± 5.2	19.7 本（15.8 〜 23.5） 7.2 ± 4.8
妊娠前の喫煙 　　1日の本数	32.6 本（27.2 〜 38.1） 14.1 ± 8.3	29.8 本（25.3 〜 34.2） 13.5 ± 7.3
妊娠中の受動喫煙 　自宅における 　職場における[※2]	 66.0％（60.5 〜 71.5） 63.5％（56.0 〜 71.0）	 59.8％（55.0 〜 64.6） 60.8％（53.7 〜 67.9）
能動または受動喫煙[※3]	70.2％（64.9 〜 75.5）	66.0％（61.4 〜 70.6）
妊娠中の就業	57.2％（51.4 〜 62.9）	46.3％（41.4 〜 51.1）

平均 ± 標準偏差，％（95％信頼区間）
[※1] この研究の対象となった妊娠を含む
[※2] 妊娠中に就業していた母親のみの集計
[※3] 妊娠中または妊娠前の喫煙，もしくは妊娠中の自宅における受動喫煙のいずれかに該当
〔Ojima T, et al.：Population attributable fraction of smoking to low birth weight in Japan. Pediatr Int 46：264-267, 2004 を日本語訳したもの〕

への参加者数（respondent）と回収率（または協力率：response rate）が記載されている．参加者数は n と表示されていることが多い．回収率は表ではなく本文中に書かれていることも多い．次に，研究参加者である母親の年齢の平均と標準偏差が示されている．研究参加者の年齢は，最も基本的な研究参加者の属性データであるため，ほとんどの論文で示されている．ほかに，一般的には，性別や，アメリカの論文の場合は人種別の構成割合も示されていることが多い．次の妊娠週数以下はこの研究に特有の項目である．妊娠中の喫煙率は，研究で収集されたカテゴリー・データである喫煙状況に関する質問についての基本的な統計量である．この論文では，さらにその喫煙率などに関する95％信頼区間（confidence interval）も付記されているが，そこまで記載されていない論文も多い．逆に，この論文には記されていないが，各項目の症例と対照との差異について検定結果が示されている論文もある．検定と推定（95％信頼区間）の詳細は，第3章以降を参照されたい．

Pitfall　基本的な統計量について検定を行うか

この例のように症例と対照の基本的な統計量を記載するときに検定をしたほうがよいだろうか．一般的に，症例と対照には大きな差がないことを主張したいためにこのような表がある．検定で有意差がなくても，差がないことの証明にはならないので検定は無意味である．そこで，一流誌では検定が行われていないことが多い．ただし，査読者や編集委員会から検定するように求められた場合には，おとなしくそれに従うのもやむをえないか．

図3〜図5[2,3]は川崎病全国調査による記述疫学である．川崎病の罹患率が，人（性別，年齢別：図3[2,3]），場所（都道府県別：図4[2,3]），時間（年次別，性別：図5[2,3]）について，それぞれ示されている．性別，年齢別には，男で多く，1歳弱にピークをもつが，高年齢にも長く裾を引く分布であることがわかる．都道府県別には，地域集積性があることがわかる．年次推移をみると，3か所流行年があり，

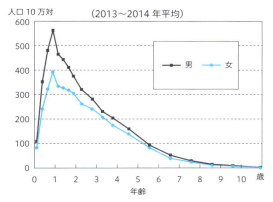

図3 性別，年齢別の川崎病罹患率

〔Makino N, et al.：Epidemiological observations of Kawasaki disease in Japan, 2013-2014. Pediatr Int 60：581-587, 2018 および日本川崎病研究センター川崎病全国調査担当グループ：第23回川崎病全国調査成績．自治医科大学地域医療学センター公衆衛生学部門，2015（http://www.jichi.ac.jp/dph/）を一部改変〕

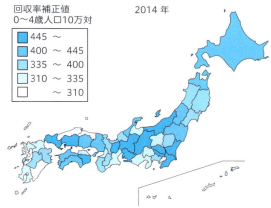

図4 都道府県別の川崎病罹患率

〔Makino N, et al.：Epidemiological observations of Kawasaki disease in Japan, 2013-2014. Pediatr Int 60：581-587, 2018 および日本川崎病研究センター川崎病全国調査担当グループ：第23回川崎病全国調査成績．自治医科大学地域医療学センター公衆衛生学部門，2015（http://www.jichi.ac.jp/dph/）を一部改変〕

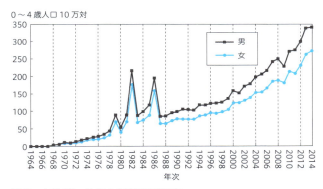

図5 年次別，性別の川崎病罹患率

〔Makino N, et al.：Epidemiological observations of Kawasaki disease in Japan, 2013-2014. Pediatr Int 60：581-587, 2018 および日本川崎病研究センター川崎病全国調査担当グループ：第23回川崎病全国調査成績．自治医科大学地域医療学センター公衆衛生学部門，2015（http://www.jichi.ac.jp/dph/）を一部改変〕

それを無視すると，ほぼ一貫した増加傾向にあり，2014年には最高となっている．これらのなかで，性別，年齢別罹患率の図について，この論文の本文を読むと好発年齢を表す最頻値のみが示されていて，平均値は示されていない．それは，このデータが正規分布をしていないからである．一方で，実際にはこのような分布をしていると考えられる場合も，分布を示さずに平均値のみを示している論文も多いので，論文を読む際に注意が必要である．

4 基本的な統計量の求め方

1）Excelでの方法

Excelでは，関数を使う方法，ピボットテーブルを使う方法，分析ツールを使う方法がある．関数を使う場合は，平均AVERAGE，標準偏差STDEV（前述のnで割った標準偏差を求めたい場合はSTDEVP），分散VAR（nで割った分散はVARP），最大値MAX，最小値MIN，中央値MEDIAN，

Excel ①

	A	B	C	D	E	F	G	H
1	ID	性別	年齢	BMI	TC	HDL-C	γ-GTP	
2	1	1	75	19.4	248	83	11	
3	2	2	79	17.8	159	64	50	
4	3	2	70	22.5	247	65	8	
5	4	1	45	24.2	199	55	9	
6	5	1	68	19.5	207	106	13	
7	6	2	68	22.8	198	56	8	
8	7	2	60	21.4	176	81	26	
9	8	1	60	25.1	225	50	129	
10	9	2	67	20.7	195	68	7	
11	10	1	71	24.7	250	57	95	
12								
13	平均		66.3	21.81	210.4	68.5	35.6	=AVERAGE(G2:G11) （算術）平均
14	標準偏差		9.5	2.5	31.4	17.1	43.1	=STDEV(G2:G11) 標準偏差
15	分散		90.2	6.1	988	290.9	1857.4	=VAR(G2:G11) 分散
16	最大値		79	25.1	250	106	129	=MAX(G2:G11) 最大値
17	最小値		45	17.8	159	50	7	=MIN(G2:G11) 最小値
18	中央値		68	21.95	203	64.5	12	=MEDIAN(G2:G11) 中央値
19	幾何平均		65.6	21.7	208.2	66.8	19.8	=GEOMEAN(G2:G11) 幾何平均

最頻値 MODE，幾何平均 GEOMEAN という関数がそれぞれ用意されている．Excel ① にその計算例を示す．なお，連続データで最頻値を求めたい場合は，この関数ではなく，後述のヒストグラム機能を用いたほうがよい．

ピボットテーブルの機能を使うと，カテゴリー・データについて，単純集計（1 次元集計），クロス集計（2～3 次元集計）を行い，その度数（各選択肢に該当する人数）や割合を求めることができる．また，数量データについて，平均，標準偏差（[標本標準偏差]を選ぶと $n-1$ で割った一般的な標準偏差，[標準偏差]は n で割ったものである）[*3]，分散（$n-1$ で割った[標本分散]，または n で割った[分散]），最大値，最小値を求めることもできる．ピボットテーブルの便利な点は，1 つのワークシートをそのまま用いて，いくつかの群別（症例と対照別，参加施設別など）にこれらの基本的な統計量を計算できることである．

Excel の[分析ツール]にも便利な機能が用意されている．[基本統計量]の機能を使うと，平均，標準偏差（$n-1$ で割ったもの），分散，中央値，最頻値，最大値，最小値，範囲などを求めることができる．特にいくつもの変数について，1 回の操作でこれらの基本統計量を求めることができる点が便利である．[順位と百分位数]を用いると，各データの順位や，百分位値（パーセンタイル値，何％目の順位であるか，たとえば 50 パーセンタイル値＝中央値）を求めることができ，四分位値などもわかる．[ヒストグラム]を用いると，任意の階級幅で度数分布をみることができ，その階級幅での最頻値を求めることもできる．

Pitfall　最頻値

Excel では，最頻値を求める MODE という関数もあるが，全く同一の数字を数える機能となっているため，連続データでの使用はすすめられない．たとえば，1.1, 2.3, 2.3, 3.1, 3.2, 3.3, 4.5, 5.2 というデータがあった場合，MODE 関数では 2.3 が最頻値になってしまう．実用的には，たとえば 1 ずつの階級で集計して，3 以上 4 未満の階級が最も頻度が高いのでそこを最頻値としたい．

そこで，Excel で連続データの最頻値を求めたい場合には，[分析ツール]の[ヒストグラム]を使う方法がおすすめである．ただし，日本では，「3 以上 4 未満」というように階級を区切るのが通常であるが，Excel では「データ区間」を 3, 4 と指定すると，アメリカ式に「3 を超えて 4 以下」という区切りで集計されてしまう．姑息な手段であるが，入力されているデータの桁数を考えながら，データ区間を 2.999, 3.999 などと指定すると，日本式の区切り方での最頻値を求めることができる．

---

note [*3] ピボットテーブルでの標本標準偏差／標準偏差：これらの用語は人によって使い方が異なり混乱がみられる．Excel では，「得られたデータは母集団からの標本であり，これによる母集団の標準偏差の推定値」ということを略して $n-1$ で割るほうを標本標準偏差とよんでいるようである．一方で，n で割るほうを「標本の標準偏差」や，「標本標準偏差」とよぶ人も多い．また，母集団全数について調査をして標準偏差を求める場合に，n で割るほうを「母標準偏差」とよぶこともある．不偏標準偏差という言葉は $n-1$ で割るほうを指すことが多いが，より複雑な式で計算したものを指す人もいる．これらの用語を目にしたときには，どのような意味でその言葉が使われているのかを確認したほうがよい．

2）SPSS や SAS での方法

　SPSS を使用する場合には，［ケースの要約］，［度数分布表］，［記述統計］などの機能を用いて基本的な統計量を計算することができる．

　SAS を使用する場合には，平均の計算などの数量データの分析は MEANS プロシジャで，百分率の計算などのカテゴリー・データの分析は FREQ プロシジャで行うのが基本である．そのほかに，UNIVARIATE プロシジャは数量データについて種々の基本的統計量を一括で求めてくれる．TABULATE プロシジャは，さまざまな作表機能をもち，数量データ，カテゴリー・データの分析ともに有用である．

正規分布かどうかを判断するにはどうすればよいのですか？

ヒストグラムをみて判断するのが基本です．
もう少しよい方法としては，累積度数を正規確率プロット（P-P プロット）に描くという方法もあります．ほぼ直線になれば正規分布ということができます．
正規性の検定（Kolmogorov-Smirnov 検定，Kolmogorov-Smirnov test）をする人もいますが，どうしても検定を行う必要がある場合を除いては，実用上この方法はあまりおすすめしません．標本サイズが小さい場合には，分布がかなりゆがんでいても有意にならずに「正規分布と考えられる」という結果になります．一方で，標本サイズが非常に大きい場合には，ヒストグラムがほとんど正規分布のようにみえても，わずかにゆがんだだけで有意差が出て「正規分布ではない」という結果になるからです．

point

- 数量データとカテゴリー・データでは分析方法が異なる．
- 記述統計として，正規分布するときは平均値，しないときは中央値や最頻値が有用である．
- 疫学指標として，有病率，罹患率，累積罹患率が重要である．

■ 文　献
1) Ojima T, et al.：Population attributable fraction of smoking to low birth weight in Japan. Pediatr Int 46：264-267, 2004
2) Makino N, et al.：Epidemiological observations of Kawasaki disease in Japan, 2013-2014. Pediatr Int 60：581-587, 2018
3) 日本川崎病研究センター川崎病全国調査担当グループ：第 23 回川崎病全国調査成績．自治医科大学地域医療学センター公衆衛生学部門，2015（http://www.jichi.ac.jp/dph/）

（尾島俊之）

Column　カテゴリー化と数量化

　数量データをカテゴリー化して質的データ（順序尺度や2値データ）に変換することはたやすい．一般的な考え方として，数量データのほうが質的データよりも情報量が多く，数量データの情報量を犠牲にして（そぎ落として）質的データに変換するからである．

　逆の作業（質的データ→数量データの変換）は，そこに新たな情報がないと基本的にはできない．「後期高齢者医療の対象者」という質的データからは，その人が75歳以上であることはわかるが，それ以上のことはわからず，別の情報がないと正確な年齢は不明である．

　これを無理に何とかしようとするのが，日本であみ出された「数量化理論」である．最近はあまりみかけなくなったが，それでも時々学会発表などでお目にかかることがある．外国の研究者は見向きもしない手法である．元国立公衆衛生院（現在の国立保健医療科学院）の福富和夫衛生統計学部長（故人）はニタッと微笑んで，「あれはインチキですよ」とおっしゃっていた．

（中村好一）

Column　幾何標準偏差？！

　表3をご覧いただきたい．10人の身長の仮想データである．メートル（m）表記とセンチメートル（cm）表記を併記しているが，前者は後者の100分の1の値で，全く同等である．平均，分散（ここでは分子を $n=10$ とした（標本）分散，標準偏差もそれぞれ100分の1，1万分の1（$1/100^2$）），100分の1と同等である．

　ところがこれらの指数変換値を求め，その平均，分散，標準偏差を求めて，さらに指数変換すると，メートル表記とセンチメートル表記の幾何平均は同等（1/100）の数値が出てくるが，「幾何分散」，「幾何標準偏差」では同じ数値が出てくる．

　本文中では筆者の意向を尊重して「用いないほうがよい」という表現をそのままにしているが，編者の見解は「使ってはいけない」である．

　ちなみにExcelでは幾何平均を求める関数GEOMEANは準備されているが，「GEOSTD」といったものは存在しない．アメリカ製のこのアプリケーションは嫌いだが，この点は少しは評価している．

表3　10人の身長と平均，標準偏差

		イ	ロ	ハ	ニ	ホ	ヘ	ト	チ	リ	平均	分散	標準偏差	幾何平均	幾何分散	幾何標準偏差
身長(cm)	a	150	162	173	166	180	177	170	168	162	168	72.5	8.5			
身長(m)	b	1.50	1.62	1.73	1.66	1.80	1.77	1.70	1.68	1.62	1.68	0.00725	0.085			
身長(cm)の指数変換値	ln(a)	5.01	5.09	5.15	5.11	5.19	5.18	5.14	5.12	5.09	5.12	0.00266	0.052	167.3	1.003	1.001
身長(m)の指数変換値	ln(b)	0.41	0.48	0.55	0.51	0.59	0.57	0.53	0.52	0.48	0.51	0.00266	0.052	1.673	1.003	1.001

（中村好一）

第3章 すべての基礎として用いられる
検定と推定・95％信頼区間
賭けの勝ち負けも計算で予測できる

1 検定の基本

　医学研究では，母集団について，あるアウトカムの平均（母平均という）を知りたいことが多い．そして，母平均がいくつより大きい，またはいくつ未満である，と結論づけたい場合がある．あるアウトカムについて，母集団中のある2つの特性をもった群の間に差がある，と結論したい場面も多い．これらの場面では，たとえばt検定がよく行われている．

　母集団でアウトカムが正規分布に従い，母平均が0より大きいまたは小さい，と研究者が主張したいときの帰無仮説：「母平均が0に等しい」を検定する手順について説明する．

　HbA1c値の母平均が7より大きいことを主張したい研究の場合には，前述の「母平均が0に等しい」を「母平均が7に等しい」に置き換えるか，すべてのHbA1c値データから7を引いた値について，「それが0に等しいか否か」という課題に置き換えることで，その検定を行うことができる．「母集団のある特性をもった2群間のアウトカムの差が0に等しいか否か」を検定する場合はもう少し複雑であるが，同様な手順をたどる．検定する手順は次のようなものである．

①母集団に正規分布を仮定する．ここで研究者が知ることはできない母平均をμとする．

②母集団からn人を無作為抽出した場合に，その標本集団の算術平均を$\bar{X}$とし，標本集団から推定した母集団のアウトカムの不偏分散（平方和を$n-1$で除した数値）の平方根をsとする．
そして，

　　統計量 $T = \sqrt{n}(\bar{X} - \mu)/s$

を考える．

③帰無仮説が正しく（母平均$\mu = 0$），母集団のアウトカムが平均0の正規分布に従うなら，

　　$T = \sqrt{n}(\bar{X} - \mu)/s = \sqrt{n} \times \bar{X}/s$

は標本集団が無作為抽出されるたびに値を変え，0を中心としたt分布に従う．今，研究者は1つの標本集団のデータを手に入れているので，n，$\bar{X}$，sの値は1つに決まる．それらをTに代入した値を$\hat{T}$とする．

　もし本当に帰無仮説が正しい場合には，$\hat{T}$はTがつくる自由度$n-1$のt分布のなかから偶然とってきた値である．この$\hat{T}$が，t分布のなかでどの位置にあり，どれくらいよくある値なのか，または珍しい値なのかを表したのがP値である．

④研究者は「帰無仮説の下で値$\hat{T}$の珍しさ」がどの程度以上あれば許容できないかを決めておく．つまり，許容できない珍しさをP値が指し示したとき，「そもそも帰無仮説が間違っていたのだ」と

判断する．そのとき帰無仮説を棄却し，「統計学的に有意に0と等しいとはいえない」と主張する．許容できないP値は慣習的に0.05未満とされており，統計学的な有意水準とよばれている．

統計量Tのことを，$\bar{X}$のt変換とよび，その値は無作為抽出するたびに変わる．標本が正規分布する母集団からの無作為抽出であるときt分布という分布を形成する（図1）．

> **memo　不偏推定**
>
> 研究では標本を抽出することで母集団のばらつきを推定することがある．標本採取の仕方（たとえば無作為抽出）と推定式とにより，母集団から（数学的に）偏り（バイアス）なくねらった量を推定できる式を不偏推定量とよんでいる．分散はばらつきを表す統計量である．分散の不偏推定量と1つの標本集団から得られたその値はともに不偏分散とよばれる．

> **memo　自由度**
>
> 自由度とは，（たとえばほかのパラメータを推定するための）制約条件を除いてねらった量を推定するために使える観測値の実質的な数のことである．たとえば正規分布をなす母集団からn個の標本を抽出して，母集団の分散を不偏分散の式を使って推定する場面では，分散を推定するためにまず母平均を推定する必要がある．つまり分散を推定する過程で母平均を推定するために1つの式を作っているのである．これが1つの制約条件となり，分散の推定に使える観測値はn個ではなく実質$n-1$個となる．不偏分散の推定式に$n-1$が使われているのはこのためである．

> **memo　t分布**
>
> 平均と分散が不明な正規分布から標本を採取したとき，その標本平均のt変換値がなす分布のことをt分布という．t分布は，正規分布に従う母集団から無作為に標本を取り出し，その標本平均について検定や推定を行うときに登場する分布である．アイルランドのダブリンでギネス社製ビールの品質管理をしていたゴセットにより発見された．t分布の定義式は統計学の本を参照されたい．この定義式と統計量Tの分母と分子を見比べたり，t分布の性質を検討したりすることは重要である．

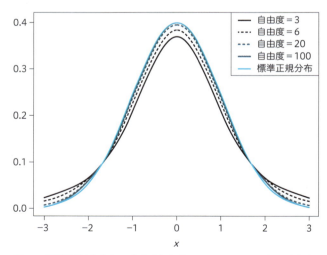

図1　標準正規分布とt分布（自由度3，6，20，100）の確率密度関数

t分布の自由度が上がるに従い，母平均（=0）の推定精度が上がるため，標準正規分布に近づいている（無作為抽出の状況）
自由度100では標準正規分布に近似し，図中では標準正規分布とほとんど重なっている

2 推定の基本

母集団のアウトカムデータをすべて知ること（これを悉皆調査という）はむずかしい．医学研究では，標本集団でアウトカムを調査することで母集団のアウトカムの代表値を推定し，報告している．

この推定には，いろいろな方法がある．たとえば，母集団が日本人の糖尿病患者で，研究者が標本集団として1,000人の糖尿病患者を調査することを考える．アウトカムはHbA1c値であるとする．設定した研究課題は，「日本人糖尿病患者全員の平均HbA1c値（母平均）を知りたい」である．

標本集団である1,000人の糖尿病患者のHbA1c値の算術平均を計算し，これを母平均の点推定値として，標準誤差や95％信頼区間を計算してつけ加えて，報告することが一般に行われている．95％信頼区間は区間推定といわれ，点推定値をその区間に含む．

memo 推定のいろいろ

推定は元々自由なもので，たとえば患者さんの名前のあいうえお順，または研究者が抽出した順に前から3人の患者の算術平均HbA1c値を採用して，ほかの997人のHbA1c値データは捨て，「日本人糖尿病患者全員のHbA1c値の推定値です」といっても，言葉の定義としては容認される．しかし，研究の方法論として周囲の研究者には認めてもらえない．標本採取するときの最初の1人のHbA1c値のみをもって日本人糖尿病患者の「推定した」平均HbA1c値とすることも，推定という言葉の定義上は可能である．この場合，サンプルは1人なので，標準誤差やそれに基づく95％信頼区間を報告することは不可能であるし，こちらも当然研究者仲間からまともなHbA1c値の推定値として認めてもらえない．

question! 標本集団が母集団からの無作為抽出でないと推定を行えないのでしょうか？

answer advice この例でいえば，任意の標本集団から日本人糖尿病患者のHbA1cの平均値を推定してかまいません．通常観察研究ではこの設定で分析が行われます．

前述のように，推定には，点推定と区間推定がある．たとえば母平均を推定したいのであれば，母集団のあるアウトカムデータにパラメトリックな状況を研究者が想定して（つまりアウトカムにある形の分布を研究者が想定して），点推定値として標本集団全員のアウトカム値の算術平均値を採用し，区間推定値として，そのアウトカム値が従うと想定した分布に基づき計算した，95％信頼区間をつけて報告することが一般に行われている．

しばしば生存時間解析で遭遇する状況として，その研究者がアウトカム値に対してパラメトリックな状況を想定せず，ノンパラメトリック（つまりアウトカムに特定の分布の形を想定しない状況）またはセミパラメトリックな状況を設定して分析することがある．その場合，研究者は標本集団のアウトカムの中央値を母集団アウトカムの中央値の点推定値として採用し，区間推定として標本集団の25パーセンタイル値と75パーセンタイル値を採用して報告することがある．ノンパラメトリックな状況で平均と標準偏差ではなく，中央値とパーセンタイルを分布の形状を表す代表値として採用することは理にかなっている．

3 標準誤差

2 推定の基本で点推定について説明した．前述の例でいえば，日本人 2 型糖尿病患者の HbA1c 値の母平均の点推定値をどれくらいの幅をもって信用してよいか知りたい，と研究者は次に考える．ここで 95％信頼区間が登場する．注意すべきこととして，95％信頼区間は，決して母集団の真のアウトカム値（日本人糖尿病患者全員の HbA1c 値の平均値，母平均）が 95％の確率で含まれる HbA1c 値の幅ではないということである．

95％信頼区間は，1 回だけ抽出した標本集団データにきわめて依存する，1 つに定められた区間である．1 つの区間と 1 つの決まった母平均の値との関係は，前者が後者を「含む」か「含まない」かの 2 択である．1 つの標本集団を採取した時点で区間は 1 つに決まり，母平均は最初から 1 つに決まっており，ともに確率変動しないため，前述のように「含む確率」により 2 者の関係を解釈することはできない．

95％信頼区間は，必ずしもアウトカムにパラメトリックな状況が想定される場合にのみ推定されるわけではない．しかし，ここでは簡単にするため，アウトカムの値が母集団で正規分布をなす場合の，母平均の 95％信頼区間の計算の仕方とその解釈を説明する．

再び研究者が日本人の 2 型糖尿病患者という母集団の HbA1c 値の母平均を推定する場合を考える．ここで，母集団から標本集団を無作為抽出できている状況だと仮定する．このとき，標準誤差を計算することができる．標準誤差とは，点推定値がつくる分布の標準偏差のことである．標準誤差は点推定値のばらつきを表す．これより点推定値の周りに 95％信頼区間を設定することができる．

標本集団 1,000 人分の HbA1c 値に名前をつけ，それを $HbA1c_1, \cdots, HbA1c_{1000}$ とする．この標本で，HbA1c の母平均は，

$$\hat{\mu} = \frac{1}{1000} \sum_{i=1}^{1000} HbA1c_i$$

と推定されている．μ はこの研究者が知りたい真の母平均，$\hat{\mu}$ は標本集団から母平均を推定した点推定値，という意味である．

もっている標本データが正規分布に従う母集団から無作為抽出されており，もし 1,000 人の標本集団がこの母集団の性質を代表していて，標本集団の HbA1c データのばらつきをもって母集団 HbA1c 値のばらつきとみなせるなら，母平均とそのばらつきをバイアスなく推定できる．1 つ 1 つの標本値 $HbA1c_i (i=1, \cdots, 1000)$ は，母集団である正規分布のばらつきのなかから一定の確率をもって選ばれた値と考えられるからである．正規分布であることを利用して，上記 $\hat{\mu} = \frac{1}{1000} \sum_{i=1}^{1000} HbA1c_i$ のばらつき（標準偏差）も計算される．

この議論は標本の HbA1c 値 1 つ 1 つが母集団からの無作為抽出と考えられる場合にのみ適応できる議論である．

しかし医学の観察研究では，標本集団のアウトカム値 1 つ 1 つが母集団からの無作為抽出である状況はまれである．母集団からの無作為抽出でない標本集団を使う観察研究でも，無作為抽出した場合と同様に考え，母集団のアウトカムの真の値 μ の点推定値としての $\hat{\mu}$ とその標準誤差と 95％信頼区間を推定することを医学は容認している．

具体的には $\hat{\mu}$ の標準誤差として，

$$SE = s/\sqrt{1000}$$

を使う．ここで s は標本集団から計算した母集団の不偏分散推定値の平方根

$$1/\sqrt{1000-1} \times \sqrt{\sum_{i=1}^{1000}(HbA1c_i - \overline{HbA1c})^2}$$

のことである．不偏分散推定値とは，標本集団が母集団からの無作為抽出と仮定しているときに，母集団の分散をバイアスなく推定できる計算式に，実際の標本データを代入した値のことである．これを使い，母集団が正規分布の形をしていると想定できる場合に，標本集団から母平均の95％信頼区間を推定することができる．

4 医学研究での検定・推定結果の読み方

検定と点推定・区間推定が行われた研究の例をあげる．表1[1])は，病院を受診する日本人2型糖尿病患者の死亡リスクファクターについての結果である．P 値は，それぞれの独立変数(説明変数)のオッズ比が1であるという帰無仮説に対してこのデータで仮説検定を行った際のものである．表1[1])では，標本数が大きいために，ほとんどの検定でハザード比が統計学的に有意に1であるとはいえない結果となっている．

この例で研究者は，2型糖尿病患者では「腎疾患／腎機能障害があること」は「死亡率のハザード比の点推定として2.03倍あり，そのハザード比は統計学的に有意に1とはいえない」と主張している．

> **memo　オッズ比**
>
> 当たる確率を当たらない確率で割ったものをオッズとよぶ．「当たる」とは，たとえば「インフルエンザを発症する」，「治療後胃がんが再発する」といったアウトカムのことである．
> 2群(グループ)間で2つのオッズを比べるため，片方のオッズをもう一方のオッズで割ったものがオッズ比である．オッズ比が1より大きいか小さいかでどちらの群のオッズのほうが大きいかを評価できるからである．
> たとえば，インフルエンザワクチン未接種群のなかで，インフルエンザを発症した人の割合を上記の「当たる確率」としてオッズを計算し，ワクチン接種群の「当たる確率」のオッズを計算し，前者で後者のオッズを割れば，ワクチン接種によりインフルエンザを発症するためのオッズ比が計算される．
> 曝露とアウトカムを入れ替えてもまったく同じオッズ比が理論的に計算される．上の例でいえば，ワクチン接種のインフルエンザ発症に対するオッズ比と，インフルエンザ発症のワクチン接種に対するオッズ比はまったく同じ値になる．オッズ比のこの数学的性質は，症例対照研究という研究デザインを正当化している．
> 競馬のオッズと医学研究のそれとは計算方法が異なる．競馬では，購入者が馬券の組み合わせのなかから好きなものを選んで好きな数だけ投票する．投票数のなかで，レースでその組み合わせが「当たる」と考えている割合を使ってオッズは計算される．しかし，競馬で「当たると考えている」割合を使ってオッズを計算する際，分母と分子が医学研究のオッズのそれらとは逆転する．しかも，日本の公営競馬では，全掛け金の20～30％にあたる主催者側の収入を分子の「当たらないと考えている割合＝外れる予想をした投票数の割合」から差し引き，このオッズを計算している．

> **memo　ハザード比**
>
> ハザードとは，それが観察期間中一定であると仮定したときに，単位時間あたりに「当たる確率」のことである．2群間でこのハザードを比べるためオッズ比と同様，片方の値をもう一方の値で割る．これはハザード比とよばれ，生存時間解析で用いられる．ハザード比が1より大きいか小さいかで2つの群のいずれのハザードが大きいかを評価するのは，オッズ比のときと同様である．

5 95％信頼区間とは

表1[1])には，点推定にあわせて95％信頼区間の推定結果が示されている．たとえば，「腎疾患／腎

機能障害があること」のハザード比の95％信頼区間は（　）のなかに示されている．点推定2.03の95％信頼区間は，1.67～2.47である．

　前述のように，95％信頼区間を，「母平均の推定値が95％の確率で含まれる区間」と解釈するのは誤りである．また「母集団からデータを100個無作為抽出したときに，95個がその区間に含まれると見込まれる区間」という解釈も誤りである．

　95％信頼区間を理解するためには，95％信頼区間の作り方を理解する必要がある．その作り方とは次のとおりである．

①研究者は母集団にある分布の形を仮定する．つまり研究者はこの研究でアウトカム指標となる推定

表1　2型糖尿病と診断されている人の死亡についてのリスクファクター

研究の概要	
研究デザイン	コホート研究
対象者	日本の病院を受診する約3万人の2型糖尿病患者
アウトカム	死亡
曝露	糖尿病患者の死亡リスクファクター
結果	慢性腎臓病／腎不全が2型糖尿病患者の最も大きな死亡リスクファクターとなっていた（調整済みハザード比 = 2.03）

リスクファクター	調整済みハザード比*	P 値
男性であること	1.39（1.09～1.78）	0.0081
10歳年上であること	2.01（1.78～2.26）	< 0.0001
HbA1c値が1％高いこと	1.11（1.03～1.19）	0.0063
血圧が10 mmHg高いこと	1.11（1.05～1.18）	0.0002
LDLコレステロールが10 mg/dL高いこと	0.98（0.95～1.01）	0.14
大血管疾患の既往	1.77（1.42～2.22）	< 0.0001
がんの既往	1.16（0.86～1.56）	0.35
慢性呼吸器疾患の持病	1.58（1.08～2.31）	0.019
腎疾患または腎機能障害の持病	2.01（1.67～2.47）	< 0.0001
非喫煙者	ref	
喫煙を止めた人	1.24（0.97～1.59）	0.081
現在喫煙している人	1.74（1.30～2.31）	0.0002

＊ ハザード比はそれぞれ表中の変数でお互いに調整した
ref = referense
〔Yokomichi H, et al.：Survival of macrovascular disease, chronic kidney disease, chronic respiratory disease, cancer and smoking in patients with type 2 diabetes：BioBank Japan cohort. J Epidemiol 27（Suppl）：S98-S106, 2017〕

値(母平均やハザード比)を検定・推定するのに，パラメトリックな，またはセミパラメトリックな状況を設定している．
② 標本集団を抽出する．検定の場合と同様に，推定を行う際にも無作為抽出であることが望ましい．医学の観察研究では，ほとんどそういった設定で研究を行うことはできないので，無作為抽出でないことは目をつむり我慢して研究を進める．研究結果を報告する際に，このときに我慢したことを公表する．すなわち，サンプリングバイアスが混入している研究結果であることをあわせて報告する．
③ 帰無仮説を仮定する．②で抽出したデータが，母集団のアウトカムを代表する集団であると仮定して，そのデータを①の母集団の形にあてはめ，アウトカム指標とそのばらつきの推定を行う．
④ アウトカム指標の点推定値と，その点推定値がなす分布を使って，アウトカム指標の95%信頼区間を決める．95%信頼区間として，点推定値の分布のなかで2.5パーセンタイルから97.5パーセンタイルが通常採用される．

> **memo** t 値
>
> たとえば母集団が正規分布に従うと考え，標本平均について t 検定を行う場合，研究者はいつも帰無仮説とほかの仮定を置いて，それが正しければ t 分布に従う挙動を示す統計量を計算している．このとき使う統計量が t 値である．帰無仮説が正しいときに t 値がどれだけ t 分布の端のほうにあるか，つまり帰無仮説が正しいとすればどれだけ今手元にあるデータから計算される t 値が極端な値かどうかを，研究者は検討している．

95%信頼区間は帰無仮説の下で，③で計算した推定値とそのばらつきにより決められている．標本集団が母集団の性質を代表しており(無作為抽出)，かつ研究者が設定している帰無仮説と，分布やほかの仮定が正しい場合に，100回標本集団を抽出し，アウトカム指標について100個の95%信頼区間を計算したとき，母平均は95個の95%信頼区間に含まれることが見込まれる．

6　95%信頼区間の求め方

母平均 μ の推定値の95%信頼区間(分布の2.5パーセンタイル〜97.5パーセンタイル)は次のように計算される(式①，Excel①).

> **式①**
>
> $\bar{X}$ を母平均の推定量として計算する標本アウトカムの算術平均，s をその不偏分散の平方根，$t_{n-1}(2.5)$ を自由度 $n-1$ の t 分布の上側2.5%点とする．
> 母平均の推定値の95%信頼区間は，
>
> 下限 $= \bar{X} - \dfrac{s}{\sqrt{n}} \times t_{n-1}(2.5)$
>
> 上限 $= \bar{X} + \dfrac{s}{\sqrt{n}} \times t_{n-1}(2.5)$
>
> により得られる．

Excel ①

	A	B	C	D	E	F
1	id	HbA1c値		標本サイズ	20	=A21
2	1	5.3		自由度	19	=E1-1
3	2	5.9		標本の算術平均＝母平均の推定値	5.88	=AVERAGE(B2:B21)
4	3	6.1		不偏分散の平方根	0.59259	=STDEV(B2:B21)
5	4	5.5		t(2.5)	2.09302	=TINV(0.05,E2)
6	5	6.9				
7	6	7.4		95%信頼区間下限	5.60266	=E3-E4*E5/SQRT(E1)
8	7	5.5		95%信頼区間上限	6.15734	=E3+E4*E5/SQRT(E1)
9	8	5.8				
10	9	6.4				
11	10	5.1				
12	11	5.9				
13	12	6.0				
14	13	5.4				
15	14	5.6				
16	15	6.3				
17	16	6.6				
18	17	5.4				
19	18	5.3				
20	19	5.5				
21	20	5.7				
22	平均	5.88				

t 値
2.5%点
平方根

question! 統計学を勉強するにはどうしたらよいでしょうか？

answer advice 高校の数学の教科書や参考書，数理統計学や生物統計学の本・問題集と格闘する必要があると思います．たくさん計算をしてたくさん間違わないと，なかなか理解しづらいものと思います．理論を理解するには，誰にも相談せず，教えてもらうことをせず，自分で考える時間をとる必要があるかと思います．

question! 統計学を勉強せずに医学研究はできますか？

answer advice できます．統計学的な検定と推定を行ってくれるソフトウェアはたくさん流通しています．もし，統計学的なことで研究がつまってしまったら，お近くの疫学者，生物統計家にご相談ください．しかし，研究をする者として，統計学的な方法論はすべて統計担当におまかせ，という態度はいただけないと思います．その研究の代表者または筆頭著者である場合には，統計操作の中身を細かく知らずとも，ある程度どのようなアルゴリズムでその検定や推定が行われているかを知って報告する責任を負うようお努めください．

question! そうはいっても生物統計学の進化が早すぎます．

answer advice 筆者自身もまったくついていけていません．医学領域の自分の研究テーマと生物統計学のどちらか一方の進化についていくのもむずかしいと思っています．そうはいっても，できる範囲でがんばって勉強していきましょう．ずっと研究をしていたいですから．

- 検定と推定は，標本集団からの母集団についての推論である．
- 検定と推定は，母集団に想定する分布といくつかの仮定の下に行う．
- 点推定には 95％信頼区間を添付する．

■ 文　献
1) Yokomichi H, et al.：Survival of macrovascular disease, chronic kidney disease, chronic respiratory disease, cancer and smoking in patients with type 2 diabetes：BioBank Japan cohort. J Epidemiol 27(Suppl)：S98-S106, 2017

（横道洋司）

Column　論文 Check! ①

　論文の Methods の欄は，「ほかの研究者がそのデータでその通りに行えば，その通りの数字が出るように記載する」，とされている．筆者は，しばしば，この Methods に一部の決定的な要素を書き忘れて，雑誌への投稿前に慌てて加えている．書き忘れて雑誌から掲載を断られることもある．

　対策としては，自分のなかで「Methods はこの順でこれこれを書く」と決めておき，そのマニュアルを手元か頭のなかに置いておくことだろう．筆者はこの準備をしても，うっかりと記載を漏らしてしまう．雑誌投稿前の朝，冷めた眼で自分の原稿を「こう言われて自分は本当にこの研究を実行できるだろうか」と思いながら精読し，このうっかりとしたミスを発見するようにしている．

（横道洋司）

Column　論文 Check! ②

　研究者は，英語の勉強と一生付き合わないといけないと思う．人の書く英語を読んで，ネイティブの英語論文を読んで，「素敵な」単語や表現に出会うことがある．

　「素敵な」単語や表現は，偶然見つけた宝物のように思い，すぐに使ってしまいたい衝動に駆られる．論文の刊行後，その使い方が適切ではないことを知り，無理をしてしまった自分を知る．英語表現を適切かつ冷静に使える研究者になれるよう，念じている．

（横道洋司）

第 4 章 数量データ解析で用いられる

平均の検定

地域による血圧の差は偶然なのかがわかる

1 平均の検定の基本

1) 平均の検定の前提条件

　平均の検定とは2つ以上の集団の平均値に差があるかどうかを調べる検定である．つまり，この検定の帰無仮説は「比較する平均値に差がない」ということであり，統計学的にこの仮説を検定する．P 値が有意水準以下（通常，医学関連では5％以下）であれば，帰無仮説は棄却（否定）され，「比較する平均値に差がある」といえる．

　図1に平均の検定の種類を選択する際のおおまかな流れを示す．データが連続変数（カテゴリー・データでない）であり，正規分布を大きく逸脱していないかという点（正規性）が最初のポイントとなる．平均の検定とは正規分布の代表値である平均値の検定であり，データの分布が正規分布する場合に2群間の差を検出する能力が高い．平均値の検定の場合，標本サイズが十分大きければ，少し正規分布からはずれていても大きく結果が変わらないことも多いが，明らかに正規分布を逸脱した（非常に偏った）分布やカテゴリー・データの場合には，平均そのものが意味をもたないので，データの分布に左右されないノンパラメトリック法（第16～18章参照）やカイ2乗検定を用いて割合の差を検定するなどの方法が適切である．

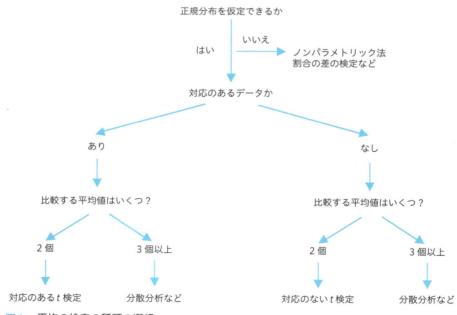

図1　平均の検定の種類の選択

2）正規分布の確認

　図2に示すように，データが正規分布する場合には左右対称の分布となり，平均値，中央値，最頻値は同様の値となるが，非常に偏った分布の場合にはこれらは異なる値となる．正規性の検討の基本的な方法は，平均値，中央値，最頻値が近い値であることを確認するとともに，ヒストグラムにより左右対称性や平均値周辺で頻度が最も高くなっているかを視覚的に確認することであるが，標本サイズが小さいとわかりにくいこともある．ほかの正規性の検討方法としては，正規確率紙による直線性の確認，尖度・歪度の検定，Kolmogorov-Smirnov検定などの方法が知られているが，統一的な判断基準があるわけではない．Kolmogorov-Smirnov検定など，データが正規分布するかどうかを統計学的に判定する「正規性の検定」は，標本サイズが大きいと有意な結果が出やすくなる（正規分布が棄却されやすくなる）．つまり，正規分布からのずれはわずかであっても，標本サイズが大きいと，統計学的には「正規分布していない」と判定されてしまう傾向がある．ただ，実際には平均値の検定が不適切なほど正規分布を逸脱していないことも多い．正規性の検定結果を過大評価せず，視覚的な確認も含め，よく吟味する必要がある．

> **memo　検定の結果の解釈**
> 検定の結果，帰無仮説を否定（棄却）できなかった場合，それは「比較する平均値が等しい」ことを保証するものではない点に注意する必要がある．「比較する平均値に有意な差を認めなかった」などと表現するのがよい．

question! 正規分布しない場合，どうすればよいでしょうか？

answer advice 医学関連のデータでは正規分布しないこともよくありますが，この場合，前述のようにノンパラメトリック法（第16～18章参照）やカイ2乗検定などを用いて割合を比較するなどの方法が1つの解決策です．ほかには，一見，正規分布していないようにみえても，対数をとる，逆数をとる，平方根をとるなど，データを変換することによって正規分布として取り扱える場合があり，この方法で解決している研究論文も数多くあります．医学研究でよく使われるのは対数をとる（対数変換する）方法で，対数をとった分布が正規分布する場合は対数正規分布とよばれます．

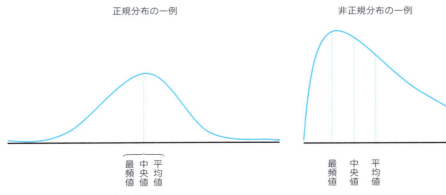

図2　データの分布と代表値

2 医学研究での平均の検定

1）対応のある検定

平均の検定には大きく分けて「対応のある」場合と「対応のない」場合がある．「対応のある」場合とは，たとえば同一対象者に対して少なくとも2回以上繰り返し測定を行った場合のことである．最も簡単な例としては，表1に示したように，降圧薬の効果を判定するために同一の対象者において降圧薬内服前後での収縮期血圧を比較するような場合である．「対応のある場合の検定」の複雑な例としては，何度も測定を繰り返し，時系列に沿って3つ以上のデータが存在する場合が考えられ，混合効果モデルや反復測定を含む分散分析などを用いて解析される．

表1 対応のあるデータの比較の例（降圧薬内服前後での収縮期血圧の比較）

ID	降圧薬内服前血圧(mmHg)	降圧薬内服後血圧(mmHg)	内服前後の血圧の差(mmHg)	血圧の差とその平均との差の2乗
1	170	160	10	25.0
2	170	170	0	25.0
3	169	166	3	4.0
4	169	166	3	4.0
5	168	168	0	25.0
6	168	156	12	49.0
7	168	156	12	49.0
8	167	170	−3	64.0
9	167	160	7	4.0
10	167	156	11	36.0
11	168	163	5	0.0
12	166	170	−4	81.0
13	166	155	11	36.0
14	166	178	−12	289.0
15	166	155	11	36.0
16	166	170	−4	81.0
17	166	152	14	81.0
18	164	142	22	289.0
19	164	156	8	9.0
20	164	170	−6	121.0

帰無仮説：降圧薬内服の前後で収縮期血圧の平均に差はない
（内服前後の収縮期血圧の平均の差は「0」である）

↓ 帰無仮説が統計学的に棄却されると，対立仮説が採択される

対立仮説：降圧薬内服の前後で収縮期血圧の平均に差がある
（内服前後の収縮期血圧の平均の差は「0」でない）

降圧薬内服前の収縮期血圧の平均(mmHg)	167.0
降圧薬内服後の収縮期血圧の平均(mmHg)	162.0
内服前後の収縮期血圧の平均の差(mmHg)	5.0
血圧の差とその平均との差の2乗(ID 1 の場合)	25.0
差の分散	68.8
差の標準偏差	8.3
差の標準誤差	1.9
検定統計量	2.7
P 値（関数 TDIST 使用）	0.01
P 値（関数 TTEST 使用）	0.01
差の95%信頼区間（上限）	8.9
差の95%信頼区間（下限）	1.1

表2 対応のないデータの比較の例①（飲酒習慣の有無による収縮期血圧の比較）

ID	収縮期血圧(mmHg)	飲酒習慣	血圧とその平均との差の2乗
1	155	あり	388.1
2	148	あり	161.3
3	145	あり	94.1
4	140	あり	22.1
5	134	あり	1.7
6	132	あり	10.9
7	129	あり	39.7
8	125	あり	106.1
9	125	あり	106.1
10	120	あり	234.1
11	144	なし	510.8
12	134	なし	158.8
13	129	なし	57.8
14	126	なし	21.2
15	118	なし	11.6
16	115	なし	41.0
17	114	なし	54.8
18	114	なし	54.8
19	110	なし	130.0
20	110	なし	130.0

帰無仮説：飲酒習慣の有無により血圧の平均に差はない
（飲酒習慣のある集団とない集団の血圧の平均の差は「0」である）

↓ 帰無仮説が統計学的に棄却されると，対立仮説が採択される

対立仮説：飲酒習慣の有無により血圧の平均に差がある
（飲酒習慣のある集団とない集団の血圧の平均の差は「0」でない）

飲酒習慣ありの平均	135.3
飲酒習慣なしの平均	121.4
平均値の差の絶対値	13.9
血圧とその平均との差の2乗(ID 1 の場合)	388.09
飲酒習慣ありの分散	129.3
飲酒習慣なしの分散	130.0
飲酒習慣有無を統合した分散	129.7
平均値の差の標準誤差	5.1
検定統計量	2.7
P 値（関数 TDIST 使用）	0.01
P 値（関数 TTEST 使用）	0.01
差の95%信頼区間（上限）	24.6
差の95%信頼区間（下限）	3.2

memo 混合効果モデル

固定効果と変量効果の2つを考慮することから，混合効果モデルとよばれ，従属変数(目的変数)が連続データで，繰り返し測定を行っている場合に用いられることがある．固定効果とはある変数において特定の水準が従属変数に及ぼす影響のことである(介入研究における標準薬に対する新薬の効果など)．一方，変量効果とは，研究対象者の個人差や研究施設間差などのばらつきが従属変数に及ぼす影響のことである(繰り返し測定のデータから推定)．混合効果モデルを実際に使用する際は，どの変数を変量効果に指定するかなどの判断がやや高度であることや，計算手技も複雑であることから，専門家に相談するほうがよい．

2) 対応のない検定

「対応のない」場合とは，独立した(まったく別の)集団間で平均値を比較する場合である．簡単な例としては，表2のように飲酒習慣のある集団とない集団で収縮期血圧を比較する場合などであり，比較する平均が2つの場合には「対応のないt検定」を行う．やや複雑な例として，表3に示した介入研究のようなパターンもある．2群のうち1群には降圧薬を投与，もう1群にはプラセボ(偽薬)を投与し，収縮期血圧の変化を2群間で比較するというような解析では，各対象者の収縮期血圧値の内服前後の差(変化)を計算し，その平均を群間で比較する．つまり，降圧薬投与群とプラセボ群という

表3 対応のないデータの比較の例②(介入研究における降圧薬の効果の比較)

ID	割付	投薬前血圧 (mmHg)	投薬後血圧 (mmHg)	投薬前後の血圧差 (mmHg)	血圧差と平均との 差の2乗
1	投与群	178	145	33	139.2
2	投与群	176	178	−2	538.2
3	投与群	172	168	4	295.8
4	投与群	170	155	15	38.4
5	投与群	170	140	30	77.4
6	投与群	168	130	38	282.2
7	投与群	164	135	29	60.8
8	投与群	162	140	22	0.6
9	投与群	162	145	17	17.6
10	投与群	160	134	26	23.0
11	プラセボ群	180	175	5	9.0
12	プラセボ群	176	140	36	784.0
13	プラセボ群	170	156	14	36.0
14	プラセボ群	168	175	−7	225.0
15	プラセボ群	168	160	8	0.0
16	プラセボ群	166	160	6	4.0
17	プラセボ群	166	166	0	64.0
18	プラセボ群	164	148	16	64.0
19	プラセボ群	164	154	10	4.0
20	プラセボ群	160	168	−8	256.0

帰無仮説：投薬前後の血圧差の平均は投与群とプラセボ群の間で差がない
　　　　　(投薬前後の血圧差の平均の2群間の差は「0」である)

↓　帰無仮説が統計学的に棄却されると，対立仮説が採択される

対立仮説：投薬前後の血圧差の平均は投薬群とプラセボ群の間で差がある
　　　　　(投薬前後の血圧差の平均の2群間の差は「0」ではない)

投与群の平均	21.2
プラセボ群の平均	8.0
平均の差の絶対値	13.2
血圧とその平均との差の2乗(ID 1の場合)	139.2
投与群の分散	163.7
プラセボ群の分散	160.7
投与群・プラセボ群を統合した分散	162.2
平均値の差の標準誤差	5.7
統計量	2.3
P値(関数 TDIST 使用)	0.03
P値(関数 TTEST 使用)	0.03
差の95％信頼区間(上限)	25.2
差の95％信頼区間(下限)	1.2

独立した群間での平均値の比較となるので,「対応のない t 検定」を用いることになる.

3) 分散分析の考え方

分散分析には一元配置分散分析,二元配置分散分析,三元配置分散分析,繰り返し測定(経時データ)を含む分散分析など多様な形がある.欠損値の生じにくい計画的な実験データの分析などでよく用いられるが,医学関連データにおいても独立した3群以上の平均値を比較したい場合や経時データの解析を行いたい場合などに使用される.

最もシンプルな形である一元配置分散分析を例にとると,A群,B群,C群の独立した(対応のない)3群があり,血圧の平均を比較したいとき,t 検定をA－B,B－C,C－Aの組み合わせで3回行う方法を思いつくかもしれないが,この方法は適切ではない.その理由は,A－B,B－C,C－Aの組み合わせでそれぞれ有意水準5%の t 検定を3回行うと,3回のうちいずれかが有意になる確率は約14%[$1-(0.95)^3=0.14$]となり,全体として有意に出やすくなってしまうからである.このような問題を検定の多重性という.そこで,全体で有意水準5%未満になるように調整しながら群間の比較を行うために,分散分析とそれに付随した多重比較法が用いられる.具体的には,まず,一元配置分散分析によって,全体として3群間に有意な差があるかどうかを判定し,次に,有意差がある場合,多重比較法によって,どの群とどの群の間に有意差があるのかを検定する.

多重比較法には人名のついた多くの統計手法が開発されている.総当たりですべての群間比較をしたい場合や,基準となる群を1つ決めてそれ以外の群との比較をしたい場合などがあるが,どのような比較をしたいかにより使用する手法が異なる.手計算では困難なので,通常,統計ソフトを用いて行う.

3 平均の検定の読み方

1) 対応のある検定

表1に示したように,降圧薬内服前後での血圧に差があるかを検定する場合,ここでの帰無仮説は「降圧薬内服の前後で収縮期血圧に差はない」であり,これを「対応のある t 検定」を用いて統計学的に検定する.P 値が有意水準以下(通常,医学関連では5%以下)であれば,帰無仮説は棄却(否定)され,「降圧薬内服の前後で血圧に差がある」ことになる.表1では P 値は0.01と有意水準(0.05)より低く,収縮期血圧は降圧薬内服後に有意に低下しているといえる.

2) 対応のない検定

表2に示したように,飲酒習慣の有無により血圧の平均に差があるかを検定する場合,ここでの帰無仮説は「飲酒習慣の有無により血圧の平均に差はない」であり,P 値が有意水準以下であれば,帰無仮説は棄却され,対立仮説の「飲酒習慣の有無により血圧の平均に差がある」ことになる.計算の結果,P 値は0.01と有意水準(0.05)より低く,血圧は飲酒習慣のある集団で有意に高いといえる.

3) 信頼区間の読み方

95%信頼区間の上限値,下限値は,真の値が95%の確率で信頼区間の範囲内にあることを示している.表1,表2のいずれにおいても,95%信頼区間の上限値,下限値がともに0を超えていることは,平均の差の真の値が95%の確率で0より大きい(正の値である)ことを示しており,これは有意水準5%で帰無仮説を棄却することと同等である.

4 平均の検定の求め方

Excelを用いる場合には,[分析ツール]を使用する方法,関数TTESTを使用する方法,自分で統計量を計算して検定する方法がある.[分析ツール]では,平均の検定については,t 検定,一元配置

分散分析，二元配置分散分析などが実施でき，P 値の計算が可能である．ただし，前述した分散分析の多重比較はできない．［分析ツール］が見当たらない場合は，分析ツールを組み込む（アドインする）必要がある．［分析ツール］の組み込み方については，ソフトウェアのヘルプを参照されたい．また，t 検定および各種の分散分析ともに統計ソフトを用いれば容易に実行可能である．ここでは，t 検定の内容を理解するために，関数 TTEST を使用する方法と自分で統計量を計算して検定する方法について説明する．

Excel ①では対応のあるデータをもつ標本サイズ 20 の場合を想定して，対応のある t 検定を行っている．ある ID の者について，変数 1 と変数 2 は対応したデータとなっている．変数 1 と変数 2 の差の平均値とその標準誤差がわかれば検定統計量（たとえば t 検定であれば t 分布に従う t 値）が求められ，P 値を求めることができる．まず，公式に沿って計算方法を説明する．

① 各 ID における変数 1 と変数 2 の差（d_i）を求め，その平均［M：AVERAGE(D2：D21)］を求める．差（d_i）は，統一されていれば変数 1，変数 2 のどちらからどちらを引いてもよい．ここでは変数 1（x_i）－変数 2（y_i）に統一している．

② 差の平均（M）と変数 1 と変数 2 の差（d_i）との差（$d_i - M$）を ID ごとに計算し，それを 2 乗してその総和を求める［SUM(E2：E21)］．これを標本サイズから 1 を引いた数（ここでは 19）で割ると差の分散（V）が求められ，その平方根をとると標準偏差（SD）が求められる．

③ 差の標準偏差（SD）を標本サイズ（ここでは 20）の平方根で割ると差の標準誤差（SE）が求められる．差の平均（M）の絶対値を差の標準誤差（SE）で割ると，検定統計量（T）が求められる．検定統計量（T）は自由度が標本数－1（ここでは 19）の t 分布に従うので，検定統計量（T）をその自由度の t 分布の表と照らし合わせて P 値を求めることも可能であるが，ここでは Excel の関数 TDIST を用いて P 値を求める．P 値＝TDIST（検定統計量，自由度，片側検定・両側検定の指定）で計算される．なお，疫学では通常「両側検定」を使うと考えておいたほうが無難である．

> **memo　自由度**
>
> 自由度を本質的に理解するには，数学的知識が必要であり，なかなかむずかしい．統計ソフトなどでは自動的に計算され，結果が出力されるので，あまり意識する必要はないが，「統計に用いる分布の形は自由度により異なり，同じ検定統計量でも自由度により P 値が異なるので，P 値計算のためには，自由度を指定する必要がある」ということは最低限理解しておくとよい．

次に Excel 関数 TTEST を使用し，P 値を求める．P 値＝TTEST（変数 1 のセル範囲，変数 2 のセル範囲，片側検定・両側検定の指定，対応のある・なしの指定）で計算されるので，前述の複雑な計算を行わずに簡便に P 値を求めることができる．

表 1 では差の平均の 95％信頼区間を求めている．前述したように差の平均の検定統計量 T は自由度が標本数－1 の t 分布に従うので，平均の 95％信頼区間は次のようにして求められる．

上限：平均 ＋［自由度（標本数－1）の t 分布の上側 2.5 パーセンタイル値］×（平均の標準誤差）
下限：平均 －［自由度（標本数－1）の t 分布の上側 2.5 パーセンタイル値］×（平均の標準誤差）
※上側 2.5 パーセンタイル値とは 97.5 パーセンタイル値（97.5％点値）と同じである．

自由度が標本サイズ－1 である t 分布の上側 2.5 パーセンタイル値は，t 分布の表を参照してもその値を得ることができるが，Excel の関数 TINV を用いると簡単に求められる．たとえば，自由度 19 で両側確率 5 パーセンタイル値（片側確率の上側 2.5 パーセンタイル値）に相当する t 値は，TINV(0.05,19) により 2.09 と計算される．t 分布は左右対称の分布であり，片側確率の上側 2.5 パーセン

Excel ①

	A	B	C	D	E
1	ID	変数1 (x_i)	変数2 (y_i)	変数1と変数2の差 (d_i)	d_iとM（差の平均）との差の2乗
2	1	x1	y1	=B2-C2	=POWER((D2-D22),2)
3	2	x2	y2	=B3-C3	=POWER((D3-D22),2)
4	3	x3	y3	=B4-C4	=POWER((D4-D22),2)
5	4	x4	y4	=B5-C5	=POWER((D5-D22),2)
6	5	x5	y5	=B6-C6	=POWER((D6-D22),2)
7	6	x6	y6	=B7-C7	=POWER((D7-D22),2)
8	7	x7	y7	=B8-C8	=POWER((D8-D22),2)
9	8	x8	y8	=B9-C9	=POWER((D9-D22),2)
10	9	x9	y9	=B10-C10	=POWER((D10-D22),2)
11	10	x10	y10	=B11-C11	=POWER((D11-D22),2)
12	11	x11	y11	=B12-C12	=POWER((D12-D22),2)
13	12	x12	y12	=B13-C13	=POWER((D13-D22),2)
14	13	x13	y13	=B14-C14	=POWER((D14-D22),2)
15	14	x14	y14	=B15-C15	=POWER((D15-D22),2)
16	15	x15	y15	=B16-C16	=POWER((D16-D22),2)
17	16	x16	y16	=B17-C17	=POWER((D17-D22),2)
18	17	x17	y17	=B18-C18	=POWER((D18-D22),2)
19	18	x18	y18	=B19-C19	=POWER((D19-D22),2)
20	19	x19	y19	=B20-C20	=POWER((D20-D22),2)
21	20	x20	y20	=B21-C21	=POWER((D21-D22),2)
22				=AVERAGE(D2:D21)	=SUM(E2:E21)

（べき乗の関数／べき乗の底／べき乗の指数）

計算の手順1（公式に従って計算する方法）

手順1　各IDの対応のある変数の差（d_i）を求める
　　　変数の差（d_i）= $x_i - y_i$

手順2　変数の差（d_i）の平均（M）を求める
　　　差の平均（M）= AVERAGE(D2:D21) = D22

手順3　変数の差（d_i）と差の平均（M）の差を2乗しすべて加え，（標本数−1）で割り，差の分散（V）を求める
　　　差の分散（V）= SUM(E2:E21)/19 = E22/19

手順4　差の分散（V）の平方根をとり，差の標準偏差（SD）を求める
　　　差の標準偏差（SD）= SQRT(E22/19)

手順5　差の標準偏差（SD）を n（ここでは20）の平方根で割り，標準誤差（SE）を求める
　　　差の標準誤差（SE）= SQRT(E22/19)/SQRT(20)

手順6　検定統計量（T）を以下の式から求める
　　　検定統計量（T）= 差の平均の絶対値（Mの絶対値）/ 差の標準誤差（SE）
　　　　　　　　　　　= ABS(AVERAGE(D2:D21))/(SQRT(E22/19)/SQRT(20))

手順7　Excel関数TDISTを用いてP値を求める
　　　P値 = TDIST(統計量（T），自由度，片側・両側検定の指定) = TDIST(統計量（T），19，2)
　　　対応のあるt検定では自由度は標本数から1を引いた値で，ここでは19となる
　　　片側検定指定は「1」，両側検定指定は「2」．通常，両側検定指定で「2」とする

計算の手順2（Excel関数TTESTを用いた方法）

この関数はt分布に従い，検定統計量を計算し，P値を算出する
書式は次のような形をとる
　P値 = TTEST(変数1のセル範囲，変数2のセル範囲，両側・片側検定の指定，対応のある・なしの指定)
各構成成分は次のようになる
①変数1セル範囲はここではB2からB21を示す．B2:B21のようにコロンでつなぐ
②変数2セル範囲はここではC2からC21を示す．C2:C21のようにコロンでつなぐ
③両側・片側検定の指定は，片側検定「1」，両側検定「2」とする．通常，両側検定「2」を指定
④対応のある・なしの指定では，下記のような指定が可能．ここでは「1」を指定
　「1」は対応のあるt検定
　「2」は対応のないt検定（等分散の2標本の場合）
　「3」は対応のないt検定（等分散でない2標本の場合）

　P値 = TTEST(B2:B21,C2:C21,2,1)

タイル値は両側確率にすると2倍になるので，両側確率の5パーセンタイル値と同じである．t分布表は自由度と両側確率から構成されているので，自由度19，両側確率5％（片側確率を提示している表の場合は2.5％）に一致する部分のt値を確認するとよい．実際に95％信頼区間を計算すると次のようになる．

95％信頼区間の上限：$9.95 + 2.09 \times 2.12 = 14.38$
95％信頼区間の下限：$9.95 - 2.09 \times 2.12 = 5.52$

Excel②では標本サイズ20の集団Aと標本サイズ15の集団Bにおいて，「対応のないt検定」を行う方法を示している．集団Aと集団Bは独立した集団であり，IDはそれぞれの集団のなかでの識別を意味し，集団Aと集団Bで重複している者はいない．また，集団Aと集団Bは分散が等しいと仮定できることとする．集団Aと集団Bの平均の差とその標準誤差がわかれば検定統計量が求められ，P値を求めることができる．まず，公式に沿って計算する方法について説明する．

①集団Aと集団Bの平均を求める[M_1：AVERAGE(B3：B22)，M_2：AVERAGE(D3：D17)]．
②集団A，B間の平均の差の絶対値[D：ABS(AVERAGE(B3：B22)−AVERAGE(D3：D17))]を求める．
③集団Aの各IDのデータ（変数：x_i）と平均(M_1)との差($x_i - M_1$)を2乗してその総和を求める[SUM(E3：E22)]．
④③で計算した値を標本サイズから1を引いた数（ここでは19）で割り，集団Aの分散(V_1)を計算する．同様にして集団Bの分散(V_2)を求める．
⑤集団A，Bの分散を統合した全体の分散(V_p)を求める．各集団の分散(V_1，V_2)にそれぞれの標本サイズから1を引いた数[(n_a-1)，(n_b-1)]をかけて，両者を足す[$V_1 \times (n_a-1) + V_2 \times (n_b-1)$]．それを両集団の標本サイズを足し合わせたものから2を引いた数($n_a + n_b-2$)で割ると，2つの変数の分散を統合した全体の分散(V_p)となる．
⑥平均の差の標準誤差(SE)を求めるために，統合した全体の分散(V_p)に各集団の標本サイズの逆数の和[$(1/n_a) + (1/n_b)$]をかけたものの平方根をとる．
⑦集団間の平均の差の絶対値(D)を平均の差の標準誤差(SE)で割ると，検定統計量(T)が求められる．検定統計量(T)は自由度が$n_a + n_b-2$であるt分布に従うので，対応のある場合と同様にExcelの関数TDISTを使ってP値を求める．なお，ここでの自由度は各集団の標本サイズから1を引いて足したものである[(n_a-1)＋(n_b-1)]．

対応のあるt検定と同様に，Excel関数TTESTを使用してP値を求める．対応のあるt検定と異なるのは，対応のある・なしの指定で，対応のないt検定（等分散の2標本の場合）を指定するということのみである．

> **memo** 等分散でない場合の対応のないt検定
> 分散とは標準偏差を2乗したもので，データの広がりの程度を意味しており，等分散でないというのは比較する2群のデータの広がり方が異なることを意味する．等分散の場合の対応のないt検定では，データの広がり方が同じような正規分布の平均値を比較することを前提としている．図1には示していないが，2群の分散が大きく異なる場合には，Welch（ウェルチ）のt検定とよばれる方法を行ったほうがよいといわれている．

表2に飲酒習慣のある集団とない集団の血圧の比較の例を用いて，対応のないt検定の計算法を示した．また，前述したように，平均の差の検定統計量(T)は自由度が$n_a + n_b - 2$であるt分布に従うので，対応のあるt検定と同様に平均の差の95％信頼区間を次のようにして求めている．

Excel ②

	A	B	C	D	E	F
1	集団A		集団B		x_iとM_1 (x_iの平均) との差の2乗	y_iとM_2 (y_iの平均) との差の2乗
2	ID	変数1の値 (x_i)	ID	変数2の値 (y_i)		
3	1	x1	1	y1	=POWER((B3-A23),2)	=POWER((C3-C23),2)
4	2	x2	2	y2	=POWER((B4-A23),2)	=POWER((C4-C23),2)
5	3	x3	3	y3	=POWER((B5-A23),2)	=POWER((C5-C23),2)
6	4	x4	4	y4	=POWER((B6-A23),2)	=POWER((C6-C23),2)
7	5	x5	5	y5	=POWER((B7-A23),2)	=POWER((C7-C23),2)
8	6	x6	6	y6	=POWER((B8-A23),2)	=POWER((C8-C23),2)
9	7	x7	7	y7	=POWER((B9-A23),2)	=POWER((C9-C23),2)
10	8	x8	8	y8	=POWER((B10-A23),2)	=POWER((C10-C23),2)
11	9	x9	9	y9	=POWER((B11-A23),2)	=POWER((C11-C23),2)
12	10	x10	10	y10	=POWER((B12-A23),2)	=POWER((C12-C23),2)
13	11	x11	11	y11	=POWER((B13-A23),2)	=POWER((C13-C23),2)
14	12	x12	12	y12	=POWER((B14-A23),2)	=POWER((C14-C23),2)
15	13	x13	13	y13	=POWER((B15-A23),2)	=POWER((C15-C23),2)
16	14	x14	14	y14	=POWER((B16-A23),2)	=POWER((C16-C23),2)
17	15	x15	15	y15	=POWER((B17-A23),2)	=POWER((C17-C23),2)
18	16	x16			=POWER((B18-A23),2)	
19	17	x17			=POWER((B19-A23),2)	
20	18	x18			=POWER((B20-A23),2)	
21	19	x19			=POWER((B21-A23),2)	
22	20	x20			=POWER((B22-A23),2)	
23	=AVERAGE(B3:B22)		=AVERAGE(D3:D17)		=SUM(E3:E22)	=SUM(F3:F17)

計算の手順1(公式に従って計算する方法)

n_a：変数1の標本数　　n_b：変数2の標本数

手順1　変数の平均と平均の差の絶対値を求める
変数1の平均(M_1)＝AVERAGE(B3:B22)
変数2の平均(M_2)＝AVERAGE(D3:D17)
平均の差の絶対値(D)＝ABS(AVERAGE(B3:B22)−AVERAGE(D3:D17))

手順2　変数の分散を求める
変数1の分散(V_1)＝SUM(E3:E22)/(n_a−1)
変数2の分散(V_2)＝SUM(F3:F17)/(n_b−1)

手順3　2つの変数の分散を統合した全体の分散(V_p)を求める
統合した分散(V_p)＝((n_a−1)＊V_1+(n_b−1)＊V_2)/(n_a+n_b−2)

手順4　平均の差の標準誤差(SE)を求める
平均の差の標準誤差(SE)＝SQRT(A＊V_p)
※Aは各変数の標本サイズの逆数の和で，A＝(1/n_a)+(1/n_b)

手順5　検定統計量(T)を求める
検定統計量(T)＝平均の差の絶対値(D)/平均の差の標準誤差(SE)

手順6　対応のある検定同様に Excel 関数 TDIST を用いて P 値を求める
P値＝TDIST(統計量(T),自由度,片側・両側検定の指定)＝TDIST(統計量(T),33,2)
対応のないt検定では自由度は両集団の標本数の合計から2を引いた値で，ここでは33
片側検定指定は「1」，両側検定指定は「2」．通常，両側検定の「2」を指定

計算の手順2(Excel 関数 TTEST を用いた方法)

対応のある検定と同様に行うが，対応のある検定とない検定の指定部分は，対応のない検定(等分散の2標本の場合)「2」を指定する

P値＝TTEST(B3:B22,D3:D17,2,2)

上限：平均の差 ＋ 自由度が $n_a + n_b - 2$ である t 分布の上側 2.5 パーセンタイル値 × 平均の差の標準誤差

下限：平均の差 － 自由度が $n_a + n_b - 2$ である t 分布の上側 2.5 パーセンタイル値 × 平均の差の標準誤差

t 分布の上側 2.5 パーセンタイル値は関数 TINV を利用して，自由度 18 で両側確率 5% の t 値は TINV(0.05,18) によって計算される（＝ 2.1）．以上より平均の差の 95% 信頼区間を求めると次のようになる．

上限：$13.9 + 2.1 \times 5.1 = 24.6$
下限：$13.9 - 2.1 \times 5.1 = 3.2$

- 明らかに正規分布から逸脱している場合は t 検定や分散分析を使用するべきでない．
- 対応がある場合と対応がない場合で検定方法が異なる．
- 3 つ以上の平均値を比較したいときは分散分析を使用する．有意水準 5% の t 検定を繰り返し実施してはいけない．

（渡邊　至）

Column　検定の意味

　通常の検定では「母集団では差はない」という帰無仮説を設定し，この帰無仮説の下で観察された事象が出現する確率（有意確率）を計算し，これが有意水準（通常は 0.05）以下だと「偶然に起こった事象ではない」と判断し，帰無仮説を棄却して対立仮説を採用し，結論として「有意差あり」としている．そこで考えなければならないのは，計算された有意確率が 0.05 よりも大きな場合である．

　検定結果は，概念的ではあるが「実力の差×標本サイズ」で決定する．実力の差とは，たとえば 2 群間の平均の差の大きさ，割合の差の大きさなどである．これが小さくても（医学的，あるいは公衆衛生学的に取るに足らない差であっても），標本サイズが大きければ有意差は観察される．逆に差が大きくても標本サイズが小さい（研究デザインによって，このようなことは日常茶飯事に起こっている）と，計算された有意確率が大きくて，「有意差なし」という結論になることも多い．有意差が観察されなかった場合，群間に差がないということが統計学的に保証されたわけではない．あくまでも「偶然に起こった可能性もある」ということである．したがって，結論の表現として「差がなかった」ではなく，「有意差は観察されなかった」とするべきである（実際に差があることは，数値をみてのとおりである）．「有意ではないが，○○○○の差が観察された」という表現でもよいだろう．

　本文中で紹介しているが，母集団が正規分布するかどうかの検定法がある．2 群間の分散が等しいかどうかの検定もある．これらはそれぞれ，「母集団は正規分布する」，「母集団では 2 群間で分散は等しい」というのが帰無仮説であり，標本サイズが小さいと有意な結果にはならず，だからといって前述のとおり，正規分布や等分散が保証されたわけではない．一方で標本サイズが大きいと，多くの場合有意な結果が出て，帰無仮説が棄却される．このような検定は行わないほうがよい．これも本文中に記載されているが，自分の目でみて，自分の頭で判断することが最も重要である．

（中村好一）

第5章 カテゴリー・データ解析で用いられる

割合の検定

男女の喫煙率の差は偶然なのかがわかる

1 割合の検定の基本

本項ではカテゴリー・データに関する割合の検定について解説する(順位データの検定については第16章を参照).

カテゴリー・データの検定方法にはいくつかあるが,一般的に離散量のデータを連続量の確率密度関数(連続型確率変数の分布を表す関数)に近似させる方法がとられる(離散量,連続量については第2章を参照).以下の①から⑤に分類して,近似する確率密度関数とともに示す.

①母比率(母集団におけるある事象の割合)の差の検定……正規分布に近似
②独立性の検定……カイ2乗分布に近似
③適合度の検定……カイ2乗分布に近似
④McNemar検定(McNemar's test)……カイ2乗分布に近似
⑤Fisherの直接確率検定(Fisher's exact test)……確率密度関数への近似はしない

ここでは,最初に第4章の平均の検定(連続量のデータの検定)と同様に正規分布に近似する母比率の差の検定(①)を説明し,次にカイ2乗検定(chi-square test)による独立性の検定(②)とFisherの直接確率検定(⑤)を説明する.④については,4 割合の検定の求め方でふれる.

1)母比率の差の検定

標本サイズがある程度大きいデータ(たとえば50以上)において,離散量の確率分布を連続型の確率密度関数である正規分布に近似させる方法である.2群間の平均値の比較と同様の方法で,2群間で母比率に差があるかどうかを検定するもので,標本はそれぞれ別々の母集団から無作為抽出されたものとする.

2つの標本比率(標本におけるある事象の割合)の差を標準化したZ値[*1]を計算し(補足①参照),標準正規分布(平均が0,分散が1の正規分布)をもとにP値を求める(95%信頼区間の求め方については第4章を参照).離散量の分布を連続量の分布に近似させるため,Z値は大きめに算出される.それを補正するため,Yatesの補正(Yates' correction)を行う.

なお,比率を求めたカテゴリーの発生確率が小さく(あるいは大きく),カテゴリーに含まれる(あるいは含まれない)標本の数が5以下になるような場合は,⑤のFisherの直接確率検定を用いる.

2)独立性の検定(カイ2乗検定)

標本サイズがある程度大きいデータ(たとえば50以上)において,離散量の確率分布を連続型の確率密度関数であるカイ2乗分布に近似させる方法である.ある母集団から得られた標本において,2つのカテゴリー変数間に関連があるかどうか(2つの変数が独立かどうか)を検定する.

カイ2乗検定の具体的な方法を説明する.まず,データを2×2表の形式(クロステーブル:cross

---

note [*1] Z値:ある確率変数xが平均μ,分散σ^2の正規分布に従うとき,xから平均μを引いて標準偏差σで割るという標準化を行ったときに得られる値.

補足① 母比率の差の検定

標本サイズが大きい場合に,連続量の確率分布である正規分布に近似させる検定である.
母比率が p_1 および p_2 の母集団から,大きさが n_1, n_2 の標本を抽出したとき,あるカテゴリーの発生確率 ($\overline{p_1}$, $\overline{p_2}$) は,

$$\overline{p_1} = m_1/n_1$$
$$\overline{p_2} = m_2/n_2$$

で表される.
「2つの母比率に差がない ($p_1 - p_2 = 0$)」を帰無仮説として検定を行う.n_1, n_2 が大きいとき,母比率 p_1, p_2 を2つの標本を併合した p で代用する.

$$p = \frac{m_1 + m_2}{n_1 + n_2}$$
$$q = 1 - p$$

とおくと,2つの標本比率の差を標準化した Z 値は次の式で表される.

$$Z = \frac{|\overline{p_1} - \overline{p_2}|}{\sqrt{pq\left(\frac{1}{n_1} + \frac{1}{n_2}\right)}}$$

P 値は,標準正規分布を用いて Z 値に対応する確率から求まる.
Z 値は大きめに算出されるため,Yates の補正を行う.Yates の補正をした Z 値は次の式で表される.

$$Z = \frac{|\overline{p_1} - \overline{p_2}| - 0.5 \times \left(\frac{1}{n_1} + \frac{1}{n_2}\right)}{\sqrt{pq\left(\frac{1}{n_1} + \frac{1}{n_2}\right)}}$$

---

table,あるいは分割表:contingency table)に整理する.表1では,実測値が事象1と事象2のそれぞれ「あり」,「なし」に分けられる場合を考える.

次に,周辺部(margin)の度数をもとに各セルについて表2のように期待値を求める.実測値と期待値の差が大きいほど,偶然では起こりえない確率で事象1と事象2が起きていると考えられる.

表1 カイ2乗検定における実測値の表

		事象2 あり	事象2 なし	合計
事象1	あり	a	b	a+b
事象1	なし	c	d	c+d
合計		a+c	b+d	n=a+b+c+d

表2 カイ2乗検定における期待値の表

		事象2 あり	事象2 なし	合計
事象1	あり	(a+c)×(a+b)/n	(b+d)×(a+b)/n	a+b
事象1	なし	(a+c)×(c+d)/n	(b+d)×(c+d)/n	c+d
合計		a+c	b+d	n=a+b+c+d

補足② カイ2乗値の計算

実測値と期待値の差をもとに，カイ2乗値を計算する．なお，$n=a+b+c+d$ とする．

$$\chi^2 = \frac{\{a-(a+c)\times\frac{a+b}{n}\}^2}{(a+c)\times(a+b)/n} + \frac{\{b-(b+d)\times\frac{a+b}{n}\}^2}{(b+d)\times(a+b)/n} + \frac{\{c-(a+c)\times\frac{c+d}{n}\}^2}{(a+c)\times(c+d)/n}$$

$$+ \frac{\{d-(b+d)\times\frac{c+d}{n}\}^2}{(b+d)\times(c+d)/n}$$

$$= \frac{[\frac{\{a(a+b+c+d)-(a+c)\times(a+b)\}}{n}]^2}{(a+c)\times(a+b)/n} + \frac{[\frac{\{b(a+b+c+d)-(b+d)\times(a+b)\}}{n}]^2}{(b+d)\times(a+b)/n}$$

$$+ \frac{[\frac{\{c(a+b+c+d)-(a+c)\times(c+d)\}}{n}]^2}{(a+c)\times(c+d)/n} + \frac{[\frac{\{d(a+b+c+d)-(b+d)\times(c+d)\}}{n}]^2}{(b+d)\times(c+d)/n}$$

$$= \frac{(a^2+ab+ac+ad-a^2-ab-ac-bc)^2}{n\times(a+c)\times(a+b)} + \frac{(ab+b^2+bc+bd-ab-b^2-ad-bd)^2}{n\times(b+d)\times(a+b)}$$

$$+ \frac{(ac+bc+c^2+cd-ac-ad-c^2-cd)^2}{n\times(a+c)\times(c+d)} + \frac{(ad+bd+cd+d^2-bc-bd-cd-d^2)^2}{n\times(b+d)\times(c+d)}$$

$$= \frac{(ad-bc)^2}{n\times(a+c)\times(a+b)} + \frac{(ad-bc)^2}{n\times(b+d)\times(a+b)} + \frac{(ad-bc)^2}{n\times(a+c)\times(c+d)} + \frac{(ad-bc)^2}{n\times(b+d)\times(c+d)}$$

$$= \frac{(ad-bc)^2 \times \{(b+d)\times(c+d)+(a+c)\times(c+d)+(a+b)\times(b+d)+(a+b)\times(a+c)\}}{n\times(a+b)\times(a+c)\times(b+d)\times(c+d)}$$

$$= \frac{(ad-bc)^2 \times \{(a+b+c+d)\times(c+d)+(a+b+c+d)\times(a+b)\}}{n\times(a+b)\times(a+c)\times(b+d)\times(c+d)}$$

$$= \frac{(ad-bc)^2 \times n^2}{n\times(a+b)\times(a+c)\times(b+d)\times(c+d)}$$

$$= \frac{(ad-bc)^2 \times n}{(a+b)\times(a+c)\times(b+d)\times(c+d)}$$

この式で得られる値は大きめに算出されるため，Yates の補正を行う．
カイ2乗値（Yates の補正あり）

$$= \frac{(|ad-bc|-n/2)^2 \times n}{(a+c)(b+d)(c+d)(a+b)}$$

この数値が 3.84 よりも大きければ有意水準 5％で，6.64 よりも大きければ有意水準 1％で統計学的に有意となる．
（この式の「$-n/2$」の部分を Yates の補正項とよぶ）．

カイ2乗値（χ^2）は，単に各セルについて実測値と期待値の差を計算して足し合わせるのではなく，各セルの実測値と期待値の差を2乗し，期待値で割ったものを足し合わせることにより得られる．一般的な数式で表せば，次のようになる．

$$\chi^2 = \sum \frac{(O-E)^2}{E}$$

ここで O は実測値，E は期待値である．計算式の詳細は補足②に示す．

離散量の分布を連続量の分布に近似させるため，カイ2乗値は大きめに算出される．それを補正するため，Yates の補正を行う．なおカイ2乗検定には両側，片側の区別はない．

表2では2×2表について説明したが，2つの要因について3つ以上のカテゴリーからなる m×n

表をもとにカイ2乗検定を行うことも可能である．なお2×2表の併合については第9章を参照されたい．

母比率の差の検定が，2つの別々の母集団からの標本を扱っていたのに対し，この独立性の検定では，1つの母集団からの標本をもとに2つの要因を扱うところが異なる．ただ，2値変数の2つの要因についてカイ2乗検定を行った場合，母比率の差の検定と独立性の検定が本質的に同じ結果となる（補足③参照）ことから，両者は混同されがちである．標本抽出の方法と要因の性質を吟味し，母比率の差の検定については「母比率に差があるかどうか」，独立性の検定については「2つの要因が独立かどうか（2つの要因の間に関連があるかどうか）」を検定したものとして結果を記述しなければならない．

question!
どうしてカイ2乗分布というのですか？

answer advice
カイ2乗検定の一般的な方法は Pearson のカイ2乗検定とよばれるもので，本項でもその方法に基づいて説明をしています．この方法を考案した Karl Pearson（1857-1936）はイギリスの数理統計学者で，彼がギリシャ文字のなかから χ（カイ）を選んだようです．

補足③　本質的に同じ2つの検定

表1の実測値の表における事象1の「あり」，「なし」を，母比率を比較する2群とする．それぞれの群における事象2の「あり」の割合から母比率の差の検定をすることを考える．なお，$n = a+b+c+d$ とする．

$\overline{p_1} = a/(a+b)$, $\overline{p_2} = c/(c+d)$
$p = (a+c)/n$, $q = (b+d)/n$, $n_1 = a+b$, $n_2 = c+d$

であるから，ここで Z^2 を計算すると，次のとおりカイ2乗値と一致することがわかる．

$$Z^2 = \frac{(\frac{a}{a+b} - \frac{c}{c+d})^2}{(\frac{a+c}{n}) \times (\frac{b+d}{n}) \times (\frac{1}{a+b} + \frac{1}{c+d})}$$

$$= \{\frac{a(c+d) - c(a+b)}{(a+b) \times (c+d)}\}^2 \times \frac{n^2 \times (a+b)(c+d)}{(a+c)(b+d)(a+b+c+d)}$$

$$= \frac{(ad-bc)^2}{(a+b)^2(c+d)^2} \times \frac{n(a+b)(c+d)}{(a+c)(b+d)}$$

$$= \frac{n(ad-bc)^2}{(a+b)(c+d)(a+c)(b+d)}$$

つまり，標本サイズが大きい場合の母比率の差の検定は，2×2表のカイ2乗検定と本質的に同じである．

---

3) Fisher の直接確率検定

ここまで紹介した母比率の差の検定と独立性の検定は，離散型の確率分布を連続型の確率密度関数である正規分布とカイ2乗分布にそれぞれ近似させるものであった．これらは，標本サイズが大きい場合や，数値の偏りが小さい場合に利用可能な方法である．逆に標本サイズが小さい場合，起こり

うる数値の組み合わせを系統的に数え上げることが可能になることから，確率そのものを正確に計算することができるようになる．そこで提案されたのが，Fisherの直接確率検定である．具体的には，2×2表において，いずれかのセルの期待値が5以下のときは，この方法を用いるとされる．

正規分布やカイ2乗分布に近似させる検定方法と本質的に異なり，起こりうる場合の数をすべて数え上げて確率を計算する．

まず，カイ2乗検定と同様に，2×2表（事象1と事象2をそれぞれ「あり」，「なし」に分ける）を作る（表1）．

Fisherの直接確率検定は，次の3つの手順で行う．

① 実際に観察された度数（実測値）の組み合わせが得られる確率を計算する．
② 周辺部の度数を固定して得られるほかの組み合わせについても，同様に確率を計算する．
③ 実測値の組み合わせと，それ以上に極端な（起こる確率の小さい）組み合わせが得られる確率を合計し，有意水準と比較する．

実測値の組み合わせが得られる確率 P 値は，次の式で表される（記号！は階乗）．

$$P = [(a+b)!(c+d)!(a+c)!(b+d)!]/(a!b!c!d!n!)$$

階乗の計算を避けるため（technic 階乗と組み合わせ参照），計算式を次のように展開し，組み合わせを使う式に変形する．

$$P = [(a+b)!/(a!b!)] \times [(c+d)!/(c!d!)] \times \{[(a+c)!(b+d)!]/n!\}$$
$$= {}_{a+b}C_a \times {}_{c+d}C_c / {}_nC_{a+c}$$

掛け算が続くことで計算の途中でオーバーフローが起きないよう，念のため掛け算と割り算の順番を入れ替える．

$$= {}_{a+b}C_a / {}_nC_{a+c} \times {}_{c+d}C_c$$

question! どうしてFisherの直接確率検定というのですか？

answer advice 考案者Fisher（Sir Ronald Aylmer Fisher）の名により，Fisherの直接確率法として知られています．標本サイズが小さい場合に用いられ，確率そのものを計算することができるため，確率密度関数への近似を行いません．Fisher's exact testの訳としては「正確確率検定」のほうが正確です．もともと片側検定として考案されたものですが，後述のように両側検定も可能です．

question! 標本サイズが大きな場合，直接確率検定を用いてはいけませんか？

answer advice そのようなことはありません．コンピュータのオーバーフローに注意さえすれば，標本サイズが大きくてもかまいません．むしろ，統計学者のなかには「すべてのカイ 2 乗検定は直接確率検定にしたほうがよい」と主張する人もいます．

technic　階乗と組み合わせ

直接確率検定の計算式には階乗が含まれているが，標本サイズが大きいと観測されたデータより極端な場合の数は爆発的に増加する．そのためコンピュータでもオーバーフローする可能性があり注意が必要である．後述で紹介する方法で階乗FACT ではなく組み合わせ COMBIN を用いるのもそのためである．

2　医学研究での割合の検定

1) 医学研究で用いられる割合の検定

医学研究で最もよく用いられる割合の検定はカイ 2 乗検定であろう．2 つの要因について 2×2 表を作成し，検定を行うものである．その 2×2 表において，いずれかのセルの期待値が 5 以下のときは Fisher の直接確率検定を用いることになるが，ある程度の大きさのサンプルが得られていて，極端に低い割合で発生する事象をみるのでなければ，まずはカイ 2 乗検定を行ってみることになる．その場合，多くの項目について手当たり次第に検定を行うのではなく，仮説をもって，有意差が出た場合に解釈可能な項目について検定を行うのが望ましい．

2) 割合の検定が用いられる研究デザイン

医学研究においてカイ 2 乗検定は，断面調査（横断研究）で用いられることが一般的である．ロジスティック回帰などの高度な解析に進む前に，カイ 2 乗検定で，データがどのように分布しているのかを調べる必要がある．そのためには，十分な数のサンプルが集められたか，データのサンプリングに偏りがないか，収集したデータは妥当であったかなどに留意しながら，検定結果を吟味するのが望ましい．

3　割合の検定の読み方

国民生活基礎調査の匿名データをもとに，高血圧通院者の自覚症状の実態を調査した結果を例として紹介する．表 3[1)] は男女別，高血圧通院の有無別に自覚症状をみたものである．表頭に高血圧通院の有無を，表側に自覚症状の項目を示している．表中には，それぞれの自覚症状を有する人数と割合を表示している．P 値はカイ 2 乗検定により計算されており，有意水準 5％では男性のすべての項目と女性の頭痛以外の項目が有意である．このように，非常に小さい値（ここでは 0.001）以上の P 値については，そのまま記載するのが最近の傾向である．

この論文の本文では，独立性の検定としてカイ 2 乗検定を行ったことは明示されていないが，「頭痛を呈する者の割合は，男性では，高血圧通院者における割合が高血圧通院なしの者より有意に多かった．女性は男性より頭痛を呈する人数が多く，高血圧通院者と高血圧通院なしの者の割合には差がな

表3 割合の検定の例（カイ2乗検定）

研究の概要	
研究デザイン	国民生活基礎調査の匿名データを用いた横断研究
対象者	20歳以上の10,218人
アウトカム	自覚症状の有無
曝露	高血圧による通院
結果	高血圧通院者では，動悸，肩こり，足の浮腫とだるさの訴えが認められた

	男性			女性		
	高血圧通院		P値	高血圧通院		P値
	なし n(%)	あり n(%)		なし n(%)	あり n(%)	
総数	4,237	640	—	4,601	740	—
頭痛	107(2.5)	25(3.9)	0.045	294(6.4)	52(7.0)	0.513
耳鳴り	117(2.8)	44(6.9)	<0.001	135(2.9)	53(7.2)	<0.001
動悸	47(1.1)	22(3.4)	<0.001	94(2.0)	40(5.4)	<0.001
肩こり	294(6.9)	84(13.1)	<0.001	675(14.7)	160(21.6)	<0.001
足のむくみやだるさ	47(1.1)	24(3.8)	<0.001	184(4.0)	73(9.9)	<0.001

男女別，高血圧通院有無別にみた自覚症状
n は人数で，%は高血圧通院有無別にみた割合を示す
〔月野木ルミ，他：高血圧通院者が抱える自覚症状の実態調査：平成22年国民生活基礎調査匿名データ．日本公衛誌 65：89-94, 2018〕

かった（通院あり：7.0%，通院なし：6.4%）．」というように結果を記述しており，高血圧通院の有無と自覚症状の割合に関連があったかどうか（独立であったかどうか）が記述されている．

この表は本論文に掲載されており，また，別の表では脳卒中，狭心症・心筋梗塞などの通院状況，年齢，喫煙状況，日常生活動作障害といった基本的属性を男女別，高血圧通院の有無別に示している．基本的属性のいずれの項目も，男女とも高血圧通院の有無別にカイ2乗検定で有意差を認めている．これらの結果をふまえて，本論文ではさらに，ロジスティック回帰により，男女別および男女を統合して自覚症状と高血圧通院の関連を分析している．頭痛については，年齢，喫煙状況，日常生活動作障害で調整したところ，男女とも頭痛のオッズ比は有意ではなかった．結果的に多変量解析で有意でない項目も，カイ2乗検定では有意になることがあることに注意が必要である．

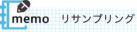 memo　リサンプリング

月野木らの論文[1]は国民生活基礎調査の一部を厚生労働省で再抽出（リサンプリング）したデータを用いている．厚生労働省に対して所定の手続きを行った後に匿名データの提供を受けるものであるが，元の調査と同様の手順で再抽出がされること，また個人情報保護に関する問題が生じないことから，学術研究などに有用であると考えられる．

4 割合の検定の求め方

1) 母比率の差の検定

式①

	A市	B市
喫煙者	a	b
非喫煙者	c	d
合計	n_1	n_2

A市とB市の20歳代の男性について，それぞれn人ずつを無作為抽出して喫煙者数を調べた．A市の喫煙者がa人，B市の喫煙者がb人のとき，A市とB市で喫煙者割合に差があるかどうかを検定する．

$\overline{p_1} = a/n_1$
$\overline{p_2} = b/n_1$
$p = \dfrac{a+b}{n_1+n_2}$
$q = 1-p$
$Z = \dfrac{|\overline{p_1}-\overline{p_2}|}{\sqrt{pq(\dfrac{1}{n_1}+\dfrac{1}{n_2})}}$ （Yatesの補正なし）

$Z = \dfrac{|\overline{p_1}-\overline{p_2}|-0.5\times(\dfrac{1}{n_1}+\dfrac{1}{n_2})}{\sqrt{pq(\dfrac{1}{n_1}+\dfrac{1}{n_2})}}$ （Yatesの補正あり）

Excel①

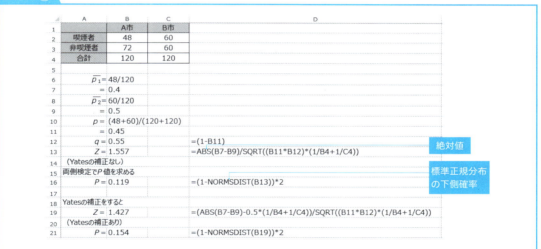

Excelを用いた母比率の差の検定の方法を示した（式①，Excel①）．標本サイズがある程度大きいデータにおいて，2群間で母比率に差があるかどうかを検定している．2つの標本比率の差を標準化したZ値を求め，標準正規分布をもとにP値を求める．離散量の分布を連続量の分布に近似させることでZ値が大きめに算出されるため，Yatesの補正を行う．なお，1−NORMSDISTとするのは，標準正規分布関数におけるZ値を超える部分の面積に着目しているためである．

2）独立性の検定（カイ 2 乗検定）

式②

実測値

		事象 2		合計
		あり	なし	
事象 1	あり	a	b	a+b
	なし	c	d	c+d
合計		a+c	b+d	a+b+c+d

期待値

		事象 2		合計
		あり	なし	
事象 1	あり	$\{(a+c)(a+b)\}/n$	$\{(b+d)(a+b)\}/n$	a+b
	なし	$\{(a+c)(c+d)\}/n$	$\{(b+d)(c+d)\}/n$	c+d
合計		a+c	b+d	a+b+c+d

$$\text{カイ 2 乗値（Yates の補正なし）} = \frac{(ad-bc)^2 \times n}{(a+b)(a+c)(b+d)(c+d)}$$

$$\text{カイ 2 乗値（Yates の補正あり）} = \frac{(|ad-bc|-n/2)^2 \times n}{(a+b)(a+c)(b+d)(c+d)}$$

Excel②

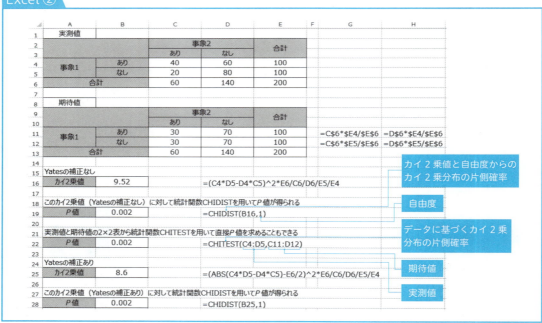

Excel を用いたカイ 2 乗検定の方法を示した（式②，Excel②）．実測値の周辺部の度数をもとに，期待値の 2×2 表を作成する．

実測値の表と期待値の表があれば，Excel では関数 CHITEST を使ってカイ 2 乗検定の P 値を得ることも可能である（Yates の補正はされない）．もちろんカイ 2 乗値の公式から計算した P 値と同じ結果が得られる．

3) 適合度の検定（カイ2乗検定）

式③

日本人の血液型はおおまかにA型40％，O型30％，B型20％，AB型10％であることが知られている．
ある日本人の集団 n 人について血液型を調べたところ以下の度数分布が得られた．この集団の分布が日本人全体の分布と異なるかどうかを検定する．

	A型	O型	B型	AB型	合計
実測値	a	b	c	d	n
期待値	$n\times 0.4$	$n\times 0.3$	$n\times 0.2$	$n\times 0.1$	n

実測値と期待値の差をもとに，カイ2乗値を計算する．

カイ2乗値 $= \sum \dfrac{(O-E)^2}{E}$ （O は実測値，E は期待値）

Excel③

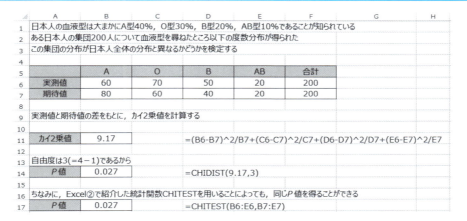

Excelを用いた適合度の検定の方法を示した（式③，Excel③）．これは，カイ2乗検定の特殊な場合として，$1\times k$ 表を検定するものである．$1\times k$ 表は，一般的に度数分布表とよばれるもので，複数のカテゴリーからなる1つの事象について，それぞれのカテゴリーにおける出現数を記録したものである．得られた度数分布が，ある母集団の分布と適合するかどうかを，カイ2乗値をもとに検定する．独立性の検定と同様，離散量の確率分布を連続型の確率密度関数であるカイ2乗分布に近似させる方法であるため，標本の数はある程度大きくなければならない（それぞれのカテゴリーの実測値，期待値とも5以上であることが求められる）．

Excelで実測値と期待値それぞれの $1\times k$ 表を作成する．カイ2乗値を実際に計算して関数CHIDISTを用いて P 値を求めても，実測値と期待値の表から関数CHITESTを用いて P 値を求めても，同じ結果が得られる．

4) McNemar 検定

式④

		検査 B		合計
		陽性	陰性	
検査 A	陽性	a	b	a+b
	陰性	c	d	c+d
合計		a+c	b+d	a+b+c+d

カイ2乗値（Yates の補正なし）＝ $\dfrac{(b-c)^2}{b+c}$

カイ2乗値（Yates の補正あり）＝ $\dfrac{(|b-c|-1)^2}{b+c}$

Excel④

	A	B	C	D	E
1			検査B		合計
2			陽性	陰性	
3	検査A	陽性	84	18	102
4		陰性	26	12	38
5	合計		110	30	140
6					
7	カイ2乗値	1.45		=(D3-C4)^2/(D3+C4)	
8	(Yatesの補正なし)				
9	P値	0.23		=CHIDIST(B7,1)	
10					
11	カイ2乗値	1.11		=(ABS(D3-C4)-1)^2/(D3+C4)	
12	(Yatesの補正あり)				
13	P値	0.29		=CHIDIST(B11,1)	

　Excel を用いた対応のある 2 群についての検定方法を示した（式④，Excel④）．平均の検定では，第 4 章で「対応のある t 検定」が紹介されているが，割合の検定においては McNemar 検定を用いる（対応のない割合の検定にはカイ 2 乗検定または Fisher の直接確率検定を用いる）．いうまでもないが，データの対応づけは事前に行っておかなければならない．この検定は 2 群の割合の差を検定するもので，「対応のある割合の差はない」を帰無仮説とする．帰無仮説で「割合の差はない」という言葉が出てくるところは母集団の割合の差の検定に似ているが，検定そのものはカイ 2 乗検定の特殊な方法である．

　事象 1 と事象 2 のともに「あり（a）」あるいはともに「なし（d）」が帰無仮説に一致する部分で，検定では「あり」と「なし」の組み合わせ（b，c）のみに注目する．そのため式も b と c のみで表される．

　2×2 表が示されているが，これまで示してきた 2×2 表と見方が異なることに注意していただきたい．ここでは，ある検査 A と検査 B が同じ対象者に対して実施される場合の例を示している．2 つの検査が同等の感度，特異度であれば陽性と陰性の人数は一致し，陽性と陰性の組み合わせの人数も等しくなるはずである．得られた P 値は 0.29 なので，5％水準で有意ではなく，2 つの検査に有意な差はないことがわかる．

> **memo　マッチド・ペア**
>
> 対応のある 2 群の検定は，同じ対象者という 1 人ずつについて用いられるだけでなく，マッチド・ペアとよばれる 1 組ずつについても用いられる．第 9 章のオッズ比でも説明があるが，症例対照研究では 1 人の症例について性・年齢をマッチさせた 1 人の対照を選んで曝露状況を調べることが行われる．

5）Fisherの直接確率検定

式⑤

実測値

		事象2		合計
		あり	なし	
事象1	あり	a	b	a+b
	なし	c	d	c+d
合計		a+c	b+d	n

①実際に観察された度数（実測値）の組み合わせが得られる確率を計算する．

$P = {}_{a+b}C_a / {}_nC_{a+c} \times {}_{c+d}C_c$

②周辺部の度数を固定して得られるほかの組み合わせについても同様に確率を計算する．

(1)
a´	b´	a+b
c´	d´	c+d
a+c	b+d	n

(2) ⋮

(3) ⋮

⋮

(1) $P = {}_{a+b}C_{a´} / {}_nC_{a+c} \times {}_{c+d}C_{c´}$

(2) ⋮

(3) ⋮

⋮

③実測値の組み合わせと，それ以上に極端な（起こる確率の小さい）組み合わせが得られる確率を合計し，有意水準と比較する．

Excelを用いたFisherの直接確率検定の方法を示した（式⑤，Excel⑤）．ここに示した2×2表は，母比率の差の検定や独立性の検定，適合度の検定の2×2表と同じ見方をすればよい．連続型の確率密度関数に近似させる方法ではないため，期待値を計算する必要はない．数学で学んだ階乗（factorial）や組み合わせ（combination）が出てくるためむずかしい印象があるが，原理を理解すれば簡単である．

Pitfall　仮説と検定方法

カテゴリー・データに関する割合の検定の方法をいくつか紹介したが，2群の母比率を比較するのか，2つの要因の関連を検討するのかなど，どの方法を用いるかは仮説によって異なってくる．また，対応のある2群についてはMcNemar検定を用い，セルの期待度数が5以下となる場合はFisherの直接確率検定を用いるなど，データの性質をよく知り，不適切な検定方法を使わないように注意されたい．

Excel ⑤

	A	B	C	D	E	F
1	実測値					
2				事象2		
3			あり	なし	合計	
4	事象1	あり	2	10	12	
5		なし	6	2	8	
6		合計	8	12	20	

8 ①実際に観察された度数（実測値）の組み合わせが得られる確率を計算する

10 P 0.015 =COMBIN(E4,C4)/COMBIN(E6,C6)*COMBIN(E5,C5)

12 実はこの程度の度数なら，階乗（FACT）を用いてもオーバーフローさせることなく計算が可能である

14 P 0.015 =FACT(E4)*FACT(E5)*FACT(C6)*FACT(D6)/FACT(E6)/FACT(C4)/FACT(D4)/FACT(C5)/FACT(D5)

16 ②周辺部の度数を固定して得られる他の組み合わせについても同様に確率を計算する

	(1)			(4)			(7)		
18	0	12	12	3	9	12	6	6	12
19	8	0	8	5	3	8	2	6	8
20	8	12	20	8	12	20	8	12	20

	(2)			(5)			(8)		
22	1	11	12	4	8	12	7	5	12
23	7	1	8	4	4	8	1	7	8
24	8	12	20	8	12	20	8	1	20

	(3)			(6)			(9)		
26	2	10	12	5	7	12	8	4	12
27	6	2	8	3	5	8	0	8	8
28	8	12	20	8	12	20	8	12	20

組み合わせ

		P	
31	(1)	0.000	=COMBIN(D18,B18)/COMBIN(D20,B20)*COMBIN(D19,B19)
32	(2)	0.001	=COMBIN(D22,B22)/COMBIN(D24,B24)*COMBIN(D23,B23)
33	(3)	0.015	=COMBIN(D26,B26)/COMBIN(D28,B28)*COMBIN(D27,B27)
34	(4)	0.098	=COMBIN(H18,F18)/COMBIN(H20,F20)*COMBIN(H19,F19)
35	(5)	0.275	=COMBIN(H22,F22)/COMBIN(H24,F24)*COMBIN(H23,F23)
36	(6)	0.352	=COMBIN(H26,F26)/COMBIN(H28,F28)*COMBIN(H27,F27)
37	(7)	0.205	=COMBIN(L18,J18)/COMBIN(L20,J20)*COMBIN(L19,J19)
38	(8)	0.050	=COMBIN(L22,J22)/COMBIN(L24,J24)*COMBIN(L23,J23)
39	(9)	0.004	=COMBIN(L26,J26)/COMBIN(L28,J28)*COMBIN(L27,J27)
40	合計	1.000	=SUM(B31:B39)

42 ③実測値の組み合わせと，それ以上に極端な（起こる確率の小さい）組み合わせが得られる確率を合計し，有意水準と比較する

44 実測値の組み合わせ(3)と，それ以上に起こる確率の小さい組み合わせ(1), (2), (9)の確率の合計は，
45 P= 0.000+0.001+0.015+0.004
46   = 0.019（四捨五入のため0.02とはならない）

48 これは有意水準5%（=0.05）より小さいので有意である．なお片側検定の場合は，反対側に極端な組み合わせである(9)
49 を除き，(1), (2), (3)の合計と有意水準を比較する

---

point

- 正規分布に近似する「母比率の差の検定」とカイ2乗分布に近似する2×2表の「独立性の検定」は本質的に同じである．
- カイ2乗検定には，独立性の検定や適合度の検定があり，適合度の検定はカイ2乗検定の特殊な場合として$1 \times k$表を検定するものである．
- Fisherの直接確率検定は，2×2表においていずれかのセルの期待値が5以下のときに用いる．

■ 文　献
1) 月野木ルミ，他：高血圧通院者が抱える自覚症状の実態調査：平成22年国民生活基礎調査匿名データ．日本公衛誌 65：89-94, 2018

（西　信雄）

第6章 数量データ同士の解析で用いられる

相関係数

年齢と血圧は関連するかどうか判定できる

1 相関係数の基本

　2つの数量データ同士の関連をみるための基本的な統計指標が相関係数（correlation coefficient）である．横断研究で用いられることが多く，「この集団では肥満度が高いほど血圧が高いのか」とか，「食物繊維の摂取量と血清LDLコレステロール値とは負の関連があるのか」などといった仮説を検証するためにまず算出するのが相関係数であろう．

　本項で解説するのは，正確にはPearsonの積率相関係数（Pearson's product-moment correlation coefficient）であるが，2つの変数が体重や血圧値といった数量データであり，かつ，両変数が正規分布することが前提となる．そして2つの変数が「直線的な関係」にどれほど近いかを示す指標となる．変数が正規分布しない場合や，関係が直線的でない場合は，Spearmanの順位相関係数（第18章）を用いるほうがよい．

　相関係数は，-1から1までの範囲の値をとる．相関分析をする際は，2つの変数（xとyとする）の関係が直線的かどうかを確かめるうえでも，対象者のデータをx軸とy軸による平面上にプロットした散布図（scatter gram）を書くことを習慣づけたい．散布図におけるプロットが，傾きが正（xの増加とともにyも増加）の直線上に完全に並ぶ場合が相関係数1であり，傾きが負（xの増加とともにyが減少）の直線上に完全に並ぶ場合が相関係数-1である．xとyが完全に無関係の場合，相関係数は0となる．

2 医学研究での相関係数

　医学研究における相関係数は，2つの数量データの間に関連があるかどうかの目星をつける際に用いられる．たとえば，肥満度と収縮期血圧の関連を検討した横断研究を例に考えてみよう．肥満度と血圧の関係については，肥満が内臓脂肪蓄積やインスリン抵抗性を介して高血圧の原因となることはよく知られているが，逆に高血圧者で認めるインスリン抵抗性が高インスリン血症を介して肥満を助長する可能性も否定できない．また，食事の量が増えると塩分摂取量も多くなるため，食べ過ぎが肥満と高血圧の両者に影響を与えている可能性もある．このように，肥満と高血圧のどちらが先かについての判断がむずかしい場合でも「肥満と血圧の間に関係があるかどうか」を確認することは可能である．

　インターマップ研究は，栄養と血圧に関する国際共同研究である[1]．日本からも，北海道，富山県，滋賀県，和歌山県の4施設から40歳代，50歳代の男女1,145例の対象者が参加している．そこで，40歳代男性の対象者288名の肥満と血圧の関係をみてみよう．肥満度（body mass index；BMI）をx軸に，収縮期血圧をy軸にとって，散布図を書くと図1のようになる．この関係について相関係数を求めると，相関係数は0.34（P値は<0.0001）となり，「この2つの変数の間には関連がある」，す

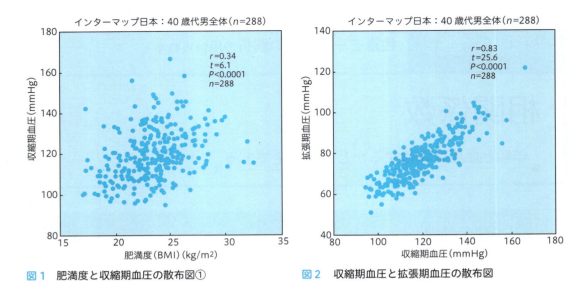

図1　肥満度と収縮期血圧の散布図①　　　　図2　収縮期血圧と拡張期血圧の散布図

表1　相関係数と相関の強弱の評価

相関係数の絶対値	相関の評価
0.0〜0.2	相関がない
0.2〜0.4	弱い相関がある
0.4〜0.7	中程度の相関がある
0.7〜1.0	強い相関がある

なわち「相関がある」ことがわかる．

3　相関係数の読み方

　一般に人間集団を対象とした研究において相関係数が1や−1になることはありえない．相関係数の値とこれに対応する相関の強弱の評価については定まったものはないが，表1のような目安もある．

　前述の図1と同じ対象者において，収縮期血圧と拡張期血圧の相関を示す散布図を図2に示す．図1の相関係数は0.34，図2の相関係数は0.83である．相関係数の大きな図2の関係のほうが，より一直線上に並んでいるという散布図のイメージをつかんでもらいたい．

　相関係数を算出する場合，統計学的に有意な相関があるかについての検定（相関の有意性の検定）を同時に行うのが一般的である．統計ソフトを用いれば統計量 t 値，およびこれに対応する有意確率 P 値が算出される．一般に P 値が5％（0.05）未満であれば統計学的に有意な相関があるとする．相関係数が正であれば有意な正の相関（positive correlation），負であれば有意な負の相関（negative correlation）と表現する．"negative" correlation の記載では，相関関係が negative（負の相関）なのか，相関の有意性が negative（有意な関連がない）なのかまぎらわしいこともあり，negative correlation の代わりに inverse correlation という表現を用いることもある．

　図1の収縮期血圧と肥満度の相関は，対象者数288人での分析であるが，相関係数は0.34でも統

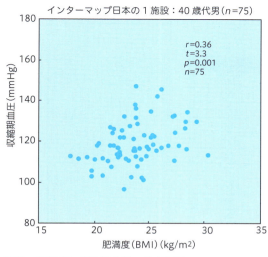
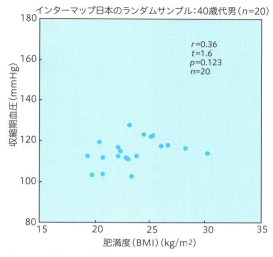

図3　肥満度と収縮期血圧の散布図②　　　図4　肥満度と収縮期血圧の散布図③

計学的にはかなり強い有意性（$P < 0.0001$）を示している．図3はその一部の集団（対象者数75人）での結果であるが，ほぼ同じ相関係数0.36であっても統計学的な有意性は弱くなる．さらに小さなランダムサンプル（20人）で分析した場合（図4），やはり同程度の相関係数（0.36）であっても統計学的には有意ではなくなる．このように統計学的な有意性は表1に示す相関の強弱の評価，すなわち相関係数の値の大きさとは必ずしも一致せず，対象集団の規模が大きくなると表1の「相関がない」や「弱い相関がある」の範囲でも，統計学的には強い有意性を示すことになる．統計学的な有意性とは別に，課題としている健康問題への絶対値としての影響の大きさを考慮したうえで，結果を社会に発信する必要がある．

> **trend + α**　相関係数と回帰式
>
> ここでは散布図と回帰直線の概念を示す目的で，同じデータ（収縮期血圧と拡張期血圧）を用いている．しかし第7章でも述べるが，「x軸とy軸に従属関係がない場合には相関係数と散布図」であり，2つの血圧は「どちらか一方が他方に影響を及ぼす」関係ではないので，これに該当する．一方「x軸とy軸を規定する従属関係がある場合には回帰直線（回帰式）」であり，x軸が年齢，y軸が収縮期血圧などの場合がある．

4　相関係数の求め方

1）Excelでの計算例

10人の対象者の収縮期血圧と拡張期血圧のデータを例として，Excelを用いた相関係数の算出方法を説明しよう．Excel①に収縮期血圧と拡張期血圧のデータを示した．まず，これらの2変数を用いて散布図を作成する．Excel①のA2～B11を選択して，［挿入］→［グラフ］→［散布図］と進むと，図5aに示した散布図ができる．散布図ではずれ値がないかどうか確認し，問題なければ次のステップへ進む．

作成した散布図の各プロットを選択して右クリックし，［近似曲線の追加］を選ぶ．近似曲線の書式設定の［近似曲線のオプション］から［線形近似］を選ぶ．続いて下欄にある［グラフに数式を表示する］および［グラフにR-2乗値を表示する］をチェックする．その結果，図5bのような直線と数式を得ることができる．

表示された直線は1次回帰直線であり，数式の係数は「回帰係数（regression coefficient）」である（回

Excel ①

	A	B
1	収縮期血圧	拡張期血圧
2	146	100
3	117	60
4	125	78
5	107	66
6	102	55
7	100	66
8	137	75
9	101	65
10	130	80
11	158	96

単位 mmHg

Excel ②

	A	B	C
1	決定係数（r^2）	0.7942	
2	相関係数（r）	0.89	=SQRT(B1)
3	標本サイズ（n）	10	
4	Fisher変換値（Z）	1.43	=FISHER(B2) ← Fisher変換
5	標準誤差	0.38	=1/SQRT(B3-3)
6	Zの下限	0.69	=B4-1.96*B5
7	Zの上限	2.17	=B4+1.96*B5 ← Fisher変換の逆関数
8	相関係数の95%信頼区間（下限）	0.60	=FISHERINV(B6)
9	相関係数の95%信頼区間（上限）	0.97	=FISHERINV(B7)

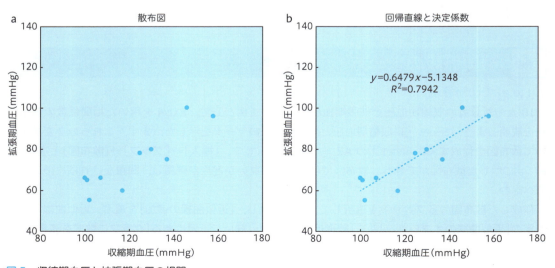

図5　収縮期血圧と拡張期血圧の相関
a：散布図，b：回帰直線と決定係数

帰分析については第7章参照）．相関係数は同時に示された r^2 の平方根，すなわち r である．この例では，$r = 0.89$ となる．ちなみに r^2 を「決定係数（coefficient of determination）」という．相関係数は，Excel 上でも関数 CORREL（列1，列2）を用いて直接求めることもできる．

次に，Excel ①のデータを用いて母集団の相関係数の推定を行うことにする（Excel ②）．標本データから得られた標本相関係数 r は，母集団の真の相関係数の推定値である．標本相関係数の分布は，n が十分大きな場合は，Fisher の Z 変換（双曲線正接の逆関数で変換）を行うことで，近似的に平均値 Z，分散 $1/(n-3)$ の正規分布に従う．そこで，まず，算出した相関係数を Fisher 変換する．Excel では Excel ②に示したように Fisher 変換をコマンドとして指定できる（関数 FISHER）．Fisher 変換した相関係数の 95％信頼区間は，標準誤差 $1/\sqrt{(n-3)}$ をもとに，Z を中心に標準誤差の ± 1.96 倍の区間幅から求められる．この信頼区間の下限値，上限値を Fisher 変換の逆関数（関数 FISHERINV）で戻すと，標本相関係数 r の 95％信頼区間の下限値，上限値を求めることができる．今回の結果では，10人の収縮期血圧と拡張期血圧における相関係数の 95％信頼区間は，下限が 0.60，上限が 0.97 であった．この解釈は，相関係数の 95％信頼区間が「0」をまたいでいないので，これらの 2 変数には統計学的に有意な正の相関があるということになる．

question!　「決定係数」とは何を表しているのですか？

answer advice　決定係数は，2 変数間での分散の割合を示しています．Excel ②の例では，r^2 値は約 0.8 ですが，これは収縮期血圧におけるばらつきの 80％は拡張期血圧のばらつきと関連している，ということを示しています．つまり，拡張期血圧がわかれば，収縮期血圧のばらつきの 80％が説明できる，ということです．

2）偏相関係数

これまで述べてきた相関係数は，2 つの変数の 1 対 1 の関連のみを分析したものであり，単相関係数ともよぶ．ところが，たとえば血圧値と肥満度（BMI）との相関があった場合でも，この相関が加齢や飲酒といったほかの因子による血圧の上昇によって強められている可能性もある．この場合，年齢や飲酒量の影響を調整した相関係数を算出したい．多変量解析によってほかの因子を調整した相関係数を偏相関係数（partial correlation coefficient）とよび，統計ソフトを用いると重回帰分析（multiple linear regression analysis）のオプションによって算出できる．

多くの変数を用いた分析を行う場合は，2 変数の 1 対 1 の相関をみるだけでは，ほかの多くの交絡因子（confounding factor）の影響を除外できない．できるだけすべての変数間の相関係数を算出したマトリックス（correlation matrix）を作成し，変数間の相関の全体像を把握してから，交絡因子の影響を考慮した分析を進めるべきだろう．

5　相関係数の落とし穴

1）相関と因果関係

相関係数が 2 つの変数の間の「関連の強さ」をみる 1 つの指標ではあるが，関連（relationship）があることから因果関係（causal relationship）があると短絡的に理解してはいけない．特に研究デザインが横断研究であるときは慎重に解釈しなければならず，論文作成の際も考察や結論の表現に注意すべ

きである．因果関係成立の条件については疫学の教科書などを参照されたい．

2) 直線的な関係でない場合

前述したように，相関をみる場合，2つの変数の関係が直線的であることを前提にしている．しかし，たとえば関連がU字型をしている場合もある（図6a）．この場合は相関係数を用いて2変数の関連をみることは困難であり，散布図をみて関連のかたちを確認する必要がある．一方の変数をカテゴリー化して，各カテゴリーにおける平均値を比較して，関連が直線的かどうか確認する方法もある．

3) はずれ値に注意

図6bのように1つだけ飛び離れた値があるために強い相関を示すが，この1点を取り除いて分析すると相関は弱かったということがある．このように「はずれ値」の存在には注意する必要がある．分析している変数の分布をあらかじめ確認しておくことは基本である．また，散布図で視覚的に確認しておくことも重要である．

4) 関連がないのに相関がある

異なる因子をもった複数の集団をまとめて分析すると，みせかけの相関が生じることがある（図6c）．たとえば，年齢とともに上昇する2つの検査値があったとする．若い集団と高齢の集団をあわせて分析すると強い相関がみられるが，若い集団と高齢の集団を分けてみるとそれぞれの集団では相関がないということがありうる．疫学ではこのような効果を交絡（confound）という．交絡因子の影

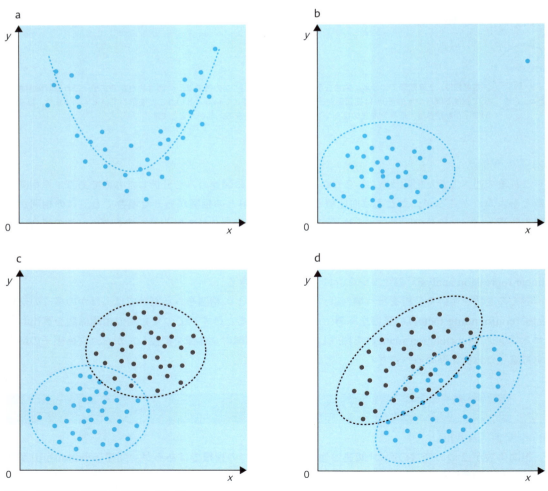

図6 相関係数が実体を反映しない例

響を取り除くには，交絡因子の層別に分析したり，交絡因子を統計学的に調整した偏相関係数を算出したりする方法がある．

5）関連があるのに相関がない

図6c とは逆のパターンで，異なる要因をもった複数の集団をまとめて分析したために，本来ある相関がみえなくなることもある（図6d）．この場合も，影響している要因で層別にした分析をしたり，要因を調整した偏相関係数を算出したりすれば，相関を見出すことが可能である．

> **point**
> ■ 相関係数を算出する際に必ず散布図を確認する．
> ■ 散布図では，はずれ値の扱いに注意する．
> ■ 相関係数に限らないが，統計学的な有意性のみに注目せず，係数そのものの大きさも考慮する．

■ 文 献

1) Stamler J, et al.：INTERMAP：background, aims, design, methods, and descriptive statistics（nondietary）. J Human Hypertens17：591-608, 2003

（櫻井　勝・三浦克之）

Column 作図の重要性

　以前，コンピュータでの作図が一般的ではなく，手書きしていた時代に，最も作成が困難だったのが散布図である．47都道府県で2つの変数の関係を観察する場合（たとえば，失業率と自殺死亡率の関係），47の点を2次元の座標軸のなかにプロットする必要があった．

　これがコンピュータが活用できるようになると，データが入力されていれば，瞬時にコンピュータが作成してくれるようになった．ありがたい話である．何がありがたいかというと，本文中にもあるように2つの数量データの関連を相関係数で観察する場合，1次線形（直線的な関係）でない関連を見落とすので，散布図での観察は必須で，これが容易にできるようになったということである．生データをみていてもはずれ値などを見つけることも可能（もちろん，見落としも多い）だが，曲線的な関連や，複数の群が混在した関連などは散布図がないと，見つけ出すことは困難であろう．

　散布図が容易に観察できる現在では，「相関係数だけをみて，散布図をみてなかったために関係を見落としました」ということは許されない．

（中村好一）

第 7 章 数量データ同士の解析で用いられる

線形回帰

年齢で最大心拍数は決まるのかどうかがわかる

1 線形回帰の基本

　第 6 章では 2 変数間の相関について述べたが，さらに，2 変数の関係の記述，つまりある対象について一方のみの値を知っているときに，もう一方の変数の値を予測できるようにしたいことがある．このような 2 変数の値の関係を記述する方法として，回帰 (regression)，または回帰分析とよばれる手法がある．一般に，回帰は，y および 1 つ以上の変数 x_1，x_2，……に関するデータがある場合に，x_1，x_2，…の関数として y を説明する，ないしは x_1，x_2，……から y を予想するための数学的モデルを見つけ出す方法である．

　回帰は，①予測（年齢から最大心拍数を予想したい），②標準曲線（standard curve：未知サンプルで得られた反応から濃度を決定するために，測定される物質の既知濃度と分析反応のグラフにおいて直線や曲線が利用される），③交絡因子の調整，④関連要因の分析，などの目的で使用される．

2 線形回帰の実際

1）単回帰

　まずはじめに線形回帰のなかでも最も単純な形態である単回帰について説明する．回帰直線の一般式は $y = a + bx (+ \varepsilon)$ である．ここで，a は $x = 0$ のときの y の値であるので切片 (intercept) であり，b は直線の傾き (slope，回帰係数) である．一般に ε は，表示されないことが多いが，誤差項を示している．後で述べるようにパラメータ a，b を求めるためにこの誤差を利用する．

　表 1 は，14 歳から 40 歳までの健康な男性 12 人の最大心拍数を示した．年齢と最大心拍数にはどのような関係があるだろうか．

　表 1 の年齢と最大心拍数の値をプロットした散布図が図 1 である．直線は回帰直線とよばれるものである．その式は，表 2 にあるパラメータを用いる．定数 226 が切片であり，年齢の回帰係数 b に示された -1.066 が傾きである．回帰直線は，$y = 226.139 - 1.066x$ で示される．傾きがマイナスなので，年齢とともに最大心拍数が低下していることがわかる．なお，標準回帰係数は，独立変数の年齢を，平均 0，分散 1 の正規分布に換算して示した回帰係数である．定数および年齢の回帰係数の検定（帰無仮説は 0 である）には t 分布を用いている．

表 1　健康な男性 12 人の年齢と最大心拍数の関係

年齢（歳）	14	15	16	18	20	22	26	29	30	34	36	40
最大心拍数（回/分）	220	212	200	204	206	200	194	196	202	190	190	180

表2は，SPSSを使用して得られたものである．表1のデータをSPSSに入力し，[分析]→[回帰]→[線性]と選択し，従属変数(目的変数)は最大心拍数を選択し，独立変数(説明変数)には年齢を投入(強制投入法)する．図1は，[分析]→[回帰]→[曲線性]と選択し，従属変数は最大心拍数を選択し，独立変数には年齢を投入(強制投入法)する．モデルは，[1次]を選択する．[回帰式に定数項を含む]，[モデルの曲線をプロット]にチェックする．

このような回帰式を用いれば，年齢により最大心拍数が予測できる．簡便な最大心拍数の予測式，最大心拍数＝220－年齢は広く知られている．個人個人に運動負荷試験をして，最大心拍数を求める手間が省けるので，運動指導などでよく利用された．意外なことに，この簡便な式は，実験から得られた回帰式ではない．実験により得られた年齢と最大心拍数の関係を示す回帰式は多数あり，人種，性，年代，疾患，負荷方法，トレーニングの有無などによって回帰式はさまざまである[1]．すべての人に適用できる1つの予測式はないというのが結論である．最大心拍数＝220－年齢は，年齢とともに最大心拍数が低下するというこれまでの数多くのデータ(回帰式)から，遠くかけ離れていないということで使用されてきた歴史があるようだ[1]．

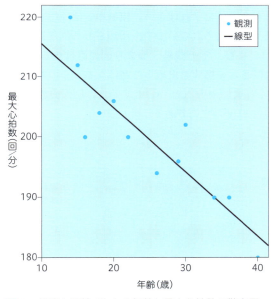

図1　健康な男性12人の年齢と最大心拍数の散布図

表2　パラメータの推定値

モデル		非標準化係数(回帰係数)		標準化係数(標準回帰係数)	t値	有意確率
		b	標準誤差			
1	(定数)	226.139	4.772		47.391	0.000
	年齢	−1.066	0.181	−0.881	−5.892	0.000

従属変数は最大心拍数(回／分)

> **memo 平均への回帰**
>
> 回帰に関して，注意すべき用語として，平均への回帰という用語がある．これは，現代生物学および計量生物学の創始者の1人であるFrancis Galtonの著書「Hereditary Genius」(1869)のなかで使われた用語である．この場合の回帰とは，例外的な特徴をもつ両親(たとえば，非常に背が高いとか知能が高いなど)の子どもの特性が一般集団の平均に近くなる傾向を意味した．それゆえ，"平均への回帰(regression to the mean)"といわれる(疫学辞典，日本疫学会監訳)[2]．現代的な意味でいうと，介入研究などを行う場合に，初回の計測で異常者だけ(たとえば，血圧の高い者)を集めて介入を実施すると，そこには偶然変動も含まれるために，全体の平均値は次回の測定時には必ず正常に近づく(血圧が下がる)現象をいう．

> **Pitfall 回帰と相関**
>
> 単回帰は相関ときわめて近い関係にあり，混同しやすい．回帰と相関はいくつかの点で異なることがあるので注意が必要である．相関ではxとyの変数を入れ替えても同じである(相関係数は変化しない)が，回帰ではxとyの変数を入れ替えると回帰式は異なる．また，相関では母集団からの無作為の抽出が前提であるが，回帰においては任意に標本を選ぶことも可能である．生態学的研究，たとえば国別の1日塩分摂取量と高血圧有病率の関係を示す回帰直線や未知のサンプルで得られた反応から濃度を決定するための標準曲線においては任意に標本(対象)が選ばれている．目的に応じて使い分けることが重要である．

2) 単回帰の回帰直線の求め方

a. 最小2乗法

ある観測値x_1に対して，y_1と予測値$a + bx_1$との距離を求めて予測の誤差と考え，その誤差をすべて合わせたものが最小になるようにすればよい．誤差項εは理想とする真の回帰曲線からの距離で観念的なものであり，現実には求められないので，予想される回帰直線からの各測定値の差(図2)を残差(誤差の推定値に相当)とよび，その残差，つまり回帰直線からの距離の2乗を求め，その総和を最小にするように直線の傾きとy切片を求めることになる．この方法は最小2乗法とよばれる．

各観測値を(x_1, y_1)，(x_2, y_2)，……，(x_n, y_n)とすると，回帰直線および傾きbは次の式で表される．ただし，$\bar{x}$はxの平均，$\bar{y}$はyの平均である．

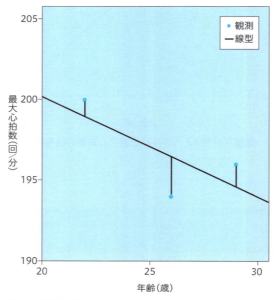

図2 残差の例
年齢と最大心拍数の回帰式と各観測値の差

$$y = \bar{y} + \frac{\sum_{i=1}^{n}(x_i - \bar{x})(y_i - \bar{y})}{\sum_{i=1}^{n}(x_i - \bar{x})^2}(x_i - \bar{x})$$

$$b = \frac{\sum_{i=1}^{n}(x_i - \bar{x})(y_i - \bar{y})}{\sum_{i=1}^{n}(x_i - \bar{x})^2}$$

b．母集団の回帰係数 β の検定と 95％信頼区間

標本から計算された回帰係数（標本回帰係数）は b で表し，母集団の回帰係数は β で表す．母回帰直線は $y = a + \beta x$ で，帰無仮説は $\beta = 0$ の検定である．β の推定値は b である．このとき，次の式は自由度 $n-2$ の t 分布に従う．$\beta = 0$ としたときの t 値より t 分布を参照して検定する．

$$t = \frac{b - \beta}{S_e / \sqrt{\sum_i (x_i - \bar{x})^2}}$$

ここで，観測値 y_i と回帰直線による推定値 y_{fit} の差の平方和を用いて残差の標準誤差（S_e）は次の式で表す．

$$S_e = \sqrt{\frac{\sum_i (y_i - y_{fit})^2}{n - 2}}$$

これより傾きの標準誤差 $S_e(b) = \frac{S_e}{S_{xx}}$ が求められる．傾き b の 95％信頼区間は，$b \pm t_{0.975} S_e(b)$ である．ここで t の自由度は $n-2$ である．

> **memo** 残差による検討
>
> 直線回帰は，回帰直線周囲の y 値のバラツキが正規分布に従い，その標準偏差がすべての x の値において等しいと仮定している．これらの仮定をおおまかにテストする最もよい方法は，残差プロットを調べることである．残差は，実際の y_i 値から予測した y_{fit} 値を引いたものに等しい．残差は，点が直線の上方にある場合は正で，点が回帰直線の下方にある場合は負になる．x の値に対して残差をプロットすると，x の値すべてについて点は上下に等しく散らばっていなければならない．たとえば，直線の上方または下方に偏りがみられたり，隣り合う点が密集する大きな集積がある場合には，直線回帰は不適切と考えられる．

3）線形回帰の種類

回帰は統計的手法としては頻繁に用いられ，その種類も多い．線形回帰と非線形回帰に分けられるが，非線形回帰の特殊なものが線形回帰といえる．ここでの線形の意味は，パラメータに関して線形（1次式）であることである．一般化線形回帰で利用されるガンマ分布，2項分布，Poisson 分布の分布自体は，曲線だが，パラメータに関しては線形（1次式）である．数学的には，y を1つのパラメータで偏微分するとすべてのパラメータが消えることに意味がある．線形回帰といわれるものには次のようなものがある．

a．単回帰

これは，最も一般的な回帰法である．結果の変数 y は測定値である．x 変数は1つである．x 対 y

のグラフは直線である．回帰直線の一般式は $y = a + bx$ である．

b. 重回帰

2つの変量の関係をみる場合に相関と同様，単回帰はよく用いられる方法であるが，実際には，単回帰が用いられる場面は限られてくる．ある事象を1つの要因のみで「説明」できることは皆無に等しい．多くの交絡因子の存在があるからである．単回帰分析の拡張として，独立変数を複数個もつ重回帰分析がよく知られている．

重回帰のモデル式は次のように表現される．

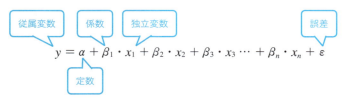

$$y = a + \beta_1 \cdot x_1 + \beta_2 \cdot x_2 + \beta_3 \cdot x_3 \cdots + \beta_n \cdot x_n + \varepsilon$$

（従属変数，係数，独立変数，定数，誤差）

y は従属変数とよばれるものである．一般に連続変数である．それぞれの x は，独立変数とよばれる．数量データや数量データの変換値，カテゴリー・データ（性別，既往歴の有無）である．a は定数であり，β はそれぞれの変数の回帰係数（regression coefficient）である．最後の変数 ε は誤差を表す．通常の直線回帰と同様，重回帰も誤差が正規分布に従うことを仮定している．

c. ロジスティック回帰

ここでは，y は，死亡と生存，がん罹患と非罹患のような2値変数（または比率）であり，医学研究で利用されることが多い線形回帰の1つである．独立変数は1つでもよいが，多くの場合，複数の独立変数が用いられる．ロジスティック回帰については第10章で述べる．2項分布自体は，曲線だが，パラメータに関しては線形，つまり1次式である（第10章でパラメータに関しては1次式であることを確認しよう）．

d. 比例ハザード回帰

ここでは，y は生存時間である．重回帰分析において，y を連続変数である生存時間としたモデルが想定されるが，実際のデータに適用するにはいくつかの問題がある．生存時間の代わりに，瞬間死亡率（ハザード）を用いたモデルを想定する．独立変数は1つでもよいが，ロジスティック回帰同様，複数の変数が用いられる．比例ハザード回帰は第11章で述べる．

e. 一般線形回帰と一般化線形回帰

単回帰や重回帰は，正規分布に基づいた推定を行い，一般線形回帰（general linear model）に含まれる．用語がまぎらわしいが，正規分布に制限せず，ガンマ分布，2項分布，Poisson分布などさまざまな分布に対応したものが一般化線形回帰（generalized linear model）である．パラメータの推定法（最小2乗法，最尤法など）が異なるが，どちらも線形回帰であることは変わりない．

---

memo　非線形回帰

線形回帰では線形パラメータが必要だが，非線形回帰では必要ない．線形パラメータとの関係を適切にモデル化できない場合は，線形回帰ではなく非線形回帰を使用する．非線形式はさまざまな形式があり，取りうる形式は無限にある．2次曲線，3次曲線，S字曲線，指数関数曲線などさまざまである．SPSSでは，［分析］→［回帰］→［曲線］を選択し，モデルに示される曲線を選べる．非線形回帰の例として，年齢で最高心拍数を予測したモデルもある[3]．

最大心拍数 = 202.8 − 0.533 × 年齢 − 0.0006 × 年齢^4/1000

trend + α 一般化推定方程式（generalized estimating equations）

従属変数 y は，一般に独立した測定であることが前提であるが，独立でない場合がある．たとえば，各個人の肺機能障害の評価のためのスパイロメータによる繰り返し測定，下痢の有無の経時的変化などの，同一個人の測定値である．この場合には，一般化線形回帰をさらに発展させた一般化推定方程式を利用する必要がある．

3 医学研究での線形回帰

1）医学研究で用いられる線形回帰

単回帰で述べた予測式も，重回帰を用いれば，多数の因子を含む，より正確な予測式を求めることができる．医学研究では，性と年齢は最も重要な交絡因子であり，性・年齢調整が必須となる．相関や単回帰を用いる場合，性別，年代別で分析する方法があるが，そのために膨大な例数が必要となり現実的ではない．重回帰モデルを使用すれば，交絡因子の調整ができる．ある特定の因子 x（変数）の影響に関心がある場合，ほかの因子 x，性，年齢，喫煙習慣などにおける差に対してデータを調整したい場合に用いることができる．また，多くの因子を含む巨大なデータを解析して，どの因子がアウトカム（従属変数）に関係があるか分析できる．標準回帰係数を用いれば変数間の影響の程度も比較が可能となる．

a. 回帰係数，標準回帰係数

回帰係数は単回帰の勾配に相当するものであるが，独立変数の単位に影響される．そこで，すべての独立変数を，同等に平均 0，分散 1 の正規分布であると換算して，大小が比較できるように示した回帰係数が「標準回帰係数」である．標準化により相関係数のような −1 から 1 までの値をとる（相関係数と同じ意味ではないことに注意）．標準回帰係数によって各独立変数の従属変数への影響が比較できる．予測式のように標準化しないで用いる場合もある．

b. 偏相関係数

相関における偏相関係数は，重回帰を使っても等価に求められる．

c. 重相関係数

R は重相関係数（multiple correlation coefficient）とよばれるものであり，相関における相関係数 r に相当するものである．R square（R^2）はモデルが従属変数をどれくらい予測するかを評価するときに用いられる指標である．調整済み（adjusted）R^2 は帰無仮説が正しいときに偶然に期待される予測値を差し引いて示したものである．

2）モデルに含める独立変数の選択

医学研究では，性，年齢など多数の独立変数を考慮した研究が必須となる．ではどのような変数を選択すればよいのであろうか．たくさんの変数のなかからどの変数を選び，よいモデルを得るにはどのようにすればよいのであろうか．

変数の選択に際しては，ある程度の常識が必要である．医学研究では性，年齢，おそらく喫煙などは常識的にモデルに含まれるであろう．特定の変数が，従属変数を予測するのに重要であるという研究結果がある場合，そのような変数は当然選択されるべきである．単相関で従属変数に有意（有意水準 5％）に関連した変数を選ぶという方法もよく用いられる．この場合，有意水準を一般的な 5％ ではなく，10％ としている場合もある．

変数相互に強い相関がある場合（多重共線性という）それらの変数を選択すると信頼性の低い（重回帰では偏相関係数を求める場合，分散共分散行列の計算を行うが，独立変数間に相関が高いものがあると逆行列が求まらなくなる）重回帰式となる．たとえば，体重，身長，肥満度は相互に強い関連があり，これらの変数を同時に選択することは好ましくない．目的にもよるが，体格の指標としてどれ

か1つの変数を選ぶことが望ましい．このような指標としてBMIが最適であり，よく用いられる．

一般に，例数に比較して変数が多いのはモデルとしては不適切である．モデルを選択する前に，受け入れられるモデルの変数の最大個数を前もって決めておくことも有用である．例数 n の平方根または，$n/10$ を超えないほうがよいといわれている．同様に，少数例のデータに重回帰を適用すべきでない．一方，例数が非常に多ければ，わずかな効果でも統計的に有意になってしまうので注意が必要である．例数が多い場合には，重回帰式の重相関係数の2乗（R^2）が0.1以下で有意であるとの研究結果がみられる．これは，そのモデルでは従属変数の変動の10%以下しか説明していないことを意味している．

次に，モデルを自動的に選択する方法について述べる．変数をすべての可能な組み合わせのモデルにあてはめて調べるとよい．この方法は，全組み合わせ回帰とよばれるが，変数が多い場合には計算に時間がかかりすぎる．実際には，逐次選択法［ステップワイズ法(stepwise procedure)］を用いることが多い．ステップワイズ法は多くの統計パッケージに採用されている．一度に1つずつ新しい x 変数を加えていく方法［変数増加法(forward)］や，逆に一度に1つずつ変数を減していく方法［変数減少法(backward)］，途中の変数の組み合わせにより有意でなくなる独立変数を除去する方法(変数増減法)がある．

最近では，パソコンの進歩により，変数のすべての可能な組み合わせのモデルから，赤池情報量基準値(Akaike's Information Criterion；AIC，値が小さいほどモデルのあてはまりがよいことを表す)を参考に相対的に最も適したモデルを選び出し，結果を得ることが可能となった．

question! たくさんの変数のなかからどの変数を選び，よいモデルを得るにはどのようにすればよいのですか？

answer advice 本文中の 2) モデルに含める独立変数の選択 の項目に述べていますが，それ以外に統計的処理の前に十分検討した仮説を立てることが特に重要であることをつけ加えます．明確な仮説もなくモデルを作ることは避けるべきです．また，SPSS統計処理においては，モデルの適合度，多重共線性の診断，R^2 の変化量など P 値だけでなく，よいモデルのための指標が準備されているのでチェックしておく必要があります．

4 線形回帰の読み方

表3[4]は，生活習慣病に対する個別支援プログラムによる重点支援の医療費への影響を調べたものである．医療費(外来医療費，薬剤医療費，外来総医療費，入院医療費，総医療費)について重点支援事業実施前後の増減要因を，重回帰分析の手法で検討している．従属変数はある地域の外来医療費，薬剤医療費，外来総医療費，入院医療費，総医療費である．独立変数はその地域における各費用の実施前の値，年齢，高血圧，高脂血症，糖尿病のいずれかの投薬の有無，重点支援の有無，開始時喫煙の有無である．ステップワイズ線形重回帰分析を用いた分析結果を示す．回帰係数は標準回帰係数を示した．

外来総医療費は実施前の外来医療費が高いほど増加が少なく，年齢が高いほど，また生活習慣病投薬があるほど高くなった．一方，生活習慣病に対する重点支援の有無が有意に関連し，重点支援することにより外来総医療費が有意に減少することが示された（$P = 0.011$）．

表3　ステップワイズ線形重回帰分析による医療費増加要因の解析

研究の概要	
研究デザイン	縦断研究　保健事業評価
対象者	ある地域の20〜69歳の基本健康診断受診者
アウトカム	対象者のレセプト情報に基づく医療費指標の変化
曝露	生活習慣病の重点支援事業の有無
結果	重点支援の有無が有意に関連し，支援することにより外来総医療費が有意に減少することが示された

医療費項目	実施前費用		年齢		投薬の有無		支援の有無	
	回帰係数	P値	回帰係数	P値	回帰係数	P値	回帰係数	P値
外来医療費	−0.699	<0.001	0.216	0.003	0.195	0.010		NS
薬剤医療費	−0.171	0.035	0.260	0.002	0.284	0.001	−0.107	0.055
外来総医療費	−0.378	<0.001	0.268	0.001	0.297	0.001	−0.208	0.011
入院医療費	−0.738	<0.001				NS		NS
総医療費	−0.551	<0.001	0.235	0.003	0.290	0.001		NS

NS：有意差なし．喫煙習慣，BMIは有意な関連はみられなかった
〔岡山　明，他：個別健康支援プログラムの医療経済評価に関する研究．日本医事新報 4248：22-28，2005〕

5　線形回帰の求め方（重回帰）

　血中脂質成分A（mg/dL）が内臓脂肪面積（cm^2）と関連があるという仮説の研究を想定しよう．血中脂質成分Aと年齢や喫煙との関連が推定されている場合，脂質成分A物質と内臓脂肪面積（cm^2）の2変数間の単回帰分析では，年齢や喫煙の影響を考慮できない．このような場合，重回帰分析が有効である．表4のようなデータ（あくまで演習用のデータである）をSPSSを用いて処理しよう．

　SPSS統計パッケージより表4のデータを読み取り，［分析］→［回帰］→［線形回帰］と選択し，従属変数は脂質成分A物質を選択し，独立変数には内臓脂肪面積，年齢，喫煙を投入（強制投入法）する．さらに統計オプションで回帰係数の推定および95％信頼区間をチェックする．

　結果は表5，6のとおりであり，それを表5にまとめた．血中脂質成分Aは，内臓脂肪面積と喫煙とは有意の関連がみられたが，年齢とは有意な関連はなかった．今回の研究目的からすれば，年齢や喫煙の影響を考慮しても血中脂質成分Aは内臓脂肪と有意の関連（または有意の正の相関）があるといえる．

　表7では $R = 0.741$ であり，$R^2 = 0.548$ であり，従属変数の変動の54.8％が従属されるということである．これは比較的よく説明されているほうであろう．前述したように，分析の例数が多い場合には重相関係数が小さくても有意となるので，要チェックである．ここでは調整済み（adjusted）R^2も示してあるが，これは帰無仮説が正しいときに偶然に期待される予測値を差し引いて示したものである．

表4 年齢，喫煙，血中脂質成分 A，内臓脂肪面積

No.	脂質成分 A (mg/dL)	内臓脂肪面積 (cm²)	年齢（歳）	喫煙（本数 / 日）
1	15	40	42	10
2	10	42	66	20
3	5	39	45	0
4	3	60	46	0
5	2	55	47	10
6	3	68	50	5
7	5	70	63	10
8	6	72	52	0
9	3	100	43	0
10	3	120	56	5
11	2	115	45	0
12	8	60	42	10
13	9	74	60	20
14	10	82	61	0
15	38	200	58	10
16	30	110	61	30
17	22	110	63	20
18	17	180	60	0
19	18	185	62	20
20	15	200	56	0
21	10	150	62	10
22	12	200	65	10

表5 重回帰分析の結果①

	モデルの要約			
モデル	R	R^2	調整済み R^2	推定値の標準誤差
1	0.741[a]	0.548	0.473	6.830

[a] 予測値：（定数），喫煙（本数 / 日），内臓脂肪面積（cm²），年齢（歳）

表6 重回帰分析の結果②

		係数[a]									
モデル		非標準化係数		標準化係数 β	t 値	有意確率	B の 95.0%信頼区間		相関		
		B	標準誤差				下限	上限	ゼロ次	偏	部分
1	（定数）	2.791	11.255		0.248	0.807	−20.855	26.437			
	内臓脂肪面積 (cm²)	0.098	0.032	0.582	3.104	0.006	0.032	0.164	0.532	0.591	0.492
	年齢（歳）	−0.132	0.246	−0.116	−0.537	0.598	−0.650	0.385	0.439	−0.126	−0.085
	喫煙（本数 / 日）	0.609	0.206	0.566	2.954	0.008	0.176	1.042	0.512	0.571	0.468

[a] 従属変数 脂質成分 A(mg/dL)
ゼロ次相関係数：2 つの変数間の相関係数，通常の相関係数
部分相関係数：従属変数 y と独立変数 x_1，独立変数 x_2 がある場合，x_1 から x_2 の影響を除いた場合の y と x_1 相関係数
偏相関係数：y からも x_2 の影響を取り除き x_1 からも x_2 の影響を取り除いた相関係数，つまり x_2 という変数に影響されない x_1 と y との相関係数

表7　血中脂質成分Aと年齢，喫煙，内臓脂肪との関連

	標準回帰係数	偏相関係数	P 値
年齢（歳）	−0.116	−0.126	0.598
喫煙（本／日）	0.582	0.571	0.008
内臓脂肪面積（cm^2）	0.582	0.591	0.006

$R=0.741$, adjusted R square $=0.473$, F 値 $=7.287$ ($P=0.002$)

point

- 回帰は，①傾向の探索，②予測，③標準曲線，④交絡因子の調整，⑤関連要因の分析などさまざまな目的で使用される．
- 目的に応じて非標準回帰係数，標準回帰係数，偏相関係数などの係数を表示する．
  いくつかの x 変数から y を予測する式：非標準回帰係数を用いた回帰式．
  交絡因子の調整や，関連要因の分析：標準回帰係数または偏相関係数．

■ 文　献
1) Robergs RA, et al.：The surprising history of the "HRmax=220-age" equation. J Exerc Physiol Online 5：1-10, 2002
2) Last MJ（編）：日本疫学会訳：疫学辞典　第3版．日本公衆衛生協会，2000
3) Londeree BR, et al.：Effect of age and other factors on maximal heart rate. Res Quarter Exerc Sport 53：297-304, 1982
4) 岡山　明, 他：個別健康支援プログラムの医療経済評価に関する研究．日本医事新報 4248：22-28, 2005

（黒沢洋一）

Column　平均への回帰（再）

　人の受け売りであるが，とてもわかりやすい説明がある．サイコロを100個振ると，大体同じ数（それぞれ15〜20個程度）のサイコロが1から6までの目をそれぞれ提示する．そして平均（の期待値）は3.5である．このなかから6の目を出したサイコロだけを集めて再度振ると，やはり1から6までほぼ均等に出て，平均は3.5であろう．
　同様に，大勢の人の血圧を測定する．そこで観察された値には偶然変動も含まれる．このなかから一定以上の高い血圧を呈した者だけを集めて再度測定すると，血圧の分布は低いほうに移動する．最初に6の目を出したサイコロだけ集めて再度振っても平均が3.5となるのと同様である．
　血圧が高い者に対しての介入効果を観察する場合，まず対象者選定のための血圧測定を行い，その結果，血圧が高い者だけを集めて対象者として介入を行う．しかし，ここで測定した血圧を介入前の血圧としてはいけない．介入がなくても，次回に測定すると平均への回帰により，対象者集団の血圧は低いほうにシフトする．改めて血圧を測定してこれを介入前の血圧とし，介入後の血圧と比較して，介入の効果を判定するべきである．

（中村好一）

第8章 横断研究・コホート研究・ランダム化比較試験で用いられる

共分散分析

年齢構成の違いを考慮した平均の差を観察するツール

1 共分散分析の基本

1) 分散分析とは

　共分散分析は，分散分析とのかかわりが強いため，まずは分散分析について述べる．分散分析は，2群以上の平均値の比較に用いられる検定方法である．ここでは，降圧薬を低用量，中用量，高用量服用する3グループの収縮期血圧の仮想データをもとに話を進めたい．各グループには30人の対象者があるとして，90人全体の平均値を$MEAN_T$，低用量群，中用量群，高用量群の収縮期血圧（SBP）の平均値を$MEAN_L$，$MEAN_M$，$MEAN_H$とする．

低用量群の収縮期血圧：SBP_{L1}, SBP_{L2}, SBP_{L3}, SBP_{L4}, SBP_{L5} … SBP_{L29}, SBP_{L30}
中用量群の収縮期血圧：SBP_{M1}, SBP_{M2}, SBP_{M3}, SBP_{M4}, SBP_{M5} … SBP_{M29}, SBP_{M30}
高用量群の収縮期血圧：SBP_{H1}, SBP_{H2}, SBP_{H3}, SBP_{H4}, SBP_{H5} … SBP_{H29}, SBP_{H30}

標本データ全体の平均値：$MEAN_T$
低用量群の平均値：$MEAN_L$
中用量群の平均値：$MEAN_M$
高用量群の平均値：$MEAN_H$

　この場合，標本全体のばらつきを示す偏差平方和（SS_T）は 式A で求められる．つまり各データと全体平均値の差の2乗を合計した値となる．また3つのグループ間のばらつきを示す偏差平方和（SS_M）は 式B で求められ，各グループの平均値と全体平均値の差の2乗を合計した値となる．さらにグループ内データのばらつきを示す偏差平方和（SS_R）は 式C で表され，標本データとグループ平均値との差の2乗の合計となる．この場合，全体の偏差平方和は，グループ間偏差平方和とグループ内偏差平方和の合計に一致する．グループ内平方和は，グループによる効果が取り除かれたランダムなバラツキであるため残差平方和ともよばれる（表1）．

　偏差平方和を自由度で除した値が，平均平方和とよばれる分散である．残差による分散（グループ内分散）を分母，グループ間分散を分子とする分散比が大きければ，グループ間の平均値の差が存在することを意味する．分散比がF検定[*1]を用いて有意に大であった場合，帰無仮説，すなわち $MEAN_L = MEAN_M = MEAN_H$ を棄却する．

①標本データ全体の偏差平方和：SS_T
$$SS_T = (SBP_{L1} - MEAN_T)^2 + (SBP_{L2} - MEAN_T)^2 + (SBP_{L3} - MEAN_T)^2 \cdots$$

---

note [*1] F検定：2つの標本の母集団の分散（母分散）が等しいかについて，F統計量を用いて検定する方法．

表1　分散分析表

要因	平方和 sum of square	自由度	平均平方和 mean square	F 値
グループ間	SS_M	df_M	$MS_M = SS_M/df_M$	MS_M/MS_R
グループ内	SS_R	df_R	$MS_R = SS_R/df_R$	
全体	SS_T			

$$+ (SBP_{M1} - MEAN_T)^2 + (SBP_{M2} - MEAN_T)^2 + (SBP_{M3} - MEAN_T)^2 \cdots$$
$$+ (SBP_{H1} - MEAN_T)^2 + (SBP_{H2} - MEAN_T)^2 + (SBP_{H3} - MEAN_T)^2 \cdots \boxed{式A}$$

②グループ間の偏差平方和：SS_M
$$SS_M = (MEAN_L - MEAN_T)^2 + (MEAN_M - MEAN_T)^2 + (MEAN_H - MEAN_T)^2 \quad \boxed{式B}$$

③グループ内の偏差平方和：SS_R
$$SS_R = (SBP_{L1} - MEAN_L)^2 + (SBP_{L2} - MEAN_L)^2 + (SBP_{L3} - MEAN_L)^2 \cdots$$
$$+ (SBP_{M1} - MEAN_M)^2 + (SBP_{M2} - MEAN_M)^2 + (SBP_{M3} - MEAN_M)^2 \cdots$$
$$+ (SBP_{H1} - MEAN_H)^2 + (SBP_{H2} - MEAN_H)^2 + (SBP_{H3} - MEAN_H)^2 \cdots \boxed{式C}$$

2）線形回帰モデルで表した分散分析

　分散分析について，分散比を用いた分析として捉えた場合，共分散分析とのかかわりを理解することがむずかしいが，分散分析を線形回帰分析の1つとして捉えると，共分散分析を理解しやすい．分散分析は，グループ効果を表すダミー変数を用いることによって，線形回帰分析で表現することができる（ 式D ）．中用量群を表すダミー変数（Middle）と高用量群を表すダミー変数（High）を用いると，低用量群は Middle ＝ 0，High ＝ 0，中用量群は Middle ＝ 1，High ＝ 0，高用量群は Middle ＝ 0，High ＝ 1 となる（表2）．

　この場合，分散分析は，収縮期血圧を従属変数（目的変数），2つのダミー変数を独立変数（説明変数），ダミー変数 Middle の回帰係数を b_1，ダミー変数 High の回帰係数を b_2，切片を b_0 とする 式D で表される．この場合，低用量群の収縮期血圧の平均値は b_0，中用量群の平均値は $b_0 + b_1$，高用量群の平均値は $b_0 + b_2$ となり，b_1 は低用量群と中用量群との差，b_2 は低用量群と高用量群との差を表す．

ダミー変数を用いた重回帰モデルで表した分散分析
　$SBP = b_0 + b_2 High + b_1 Middle + 誤差$　 式D

＜低用量群の場合＞
　$High = 0,\ Middle = 0$　を代入
　$SBP = b_0 + (b_2 \times 0) + (b_1 \times 0) + 誤差$
　$MEAN_L = b_0 + 誤差$

＜中用量群の場合＞
　$High = 0,\ Middle = 1$　を代入
　$SBP = b_0 + (b_2 \times 0) + (b_1 \times 1) + 誤差$
　$MEAN_M = b_0 + b_1 + 誤差$

＜高用量群の場合＞
　$High = 1,\ Middle = 0$　を代入
　$SBP = b_0 + (b_2 \times 1) + (b_1 \times 0) + 誤差$
　$MEAN_H = b_0 + b_2 + 誤差$

表2　降圧薬別の3グループのダミー変数

	ダミー変数1 中用量(Middle)	ダミー変数2 高用量(High)
低用量服用者	0	0
中用量服用者	1	0
高用量服用者	0	1

$MEAN_M - MEAN_L = b_1$
$MEAN_H - MEAN_L = b_2$

3）分散分析から共分散分析へ

　分散分析を表す重回帰モデルにおいて，独立変数に共変量（Covariate）を加えた 式E が，共分散分析を表す．たとえば，収縮期血圧と低用量，中用量，高用量の降圧薬服用との関連を検討する場合に，交絡因子として年齢を加えたモデルが 式F である．この場合，低用量群における収縮期血圧の年齢調整平均値（age adjusted $MEAN_L$）が $b_0 + b_3 \times$（平均年齢）＋誤差，中用量群の年齢調整平均値（age adjusted $MEAN_M$）は $b_0 + b_1 + b_3 \times$（平均年齢）＋誤差，高用量群の年齢調整平均値（age adjusted $MEAN_H$）は $b_0 + b_2 + b_3 \times$（平均年齢）＋誤差となり，b_1 は低用量群と中用量群と年齢調整平均値の差，b_2 は低用量群と高用量群の年齢調整平均値の差を表す．

　ダミー変数を用いた重回帰モデルで表した共分散分析
　　$SBP = b_0 + b_3 Covariate + b_2 High + b_1 Middle + 誤差$　　式E
　　$SBP = b_0 + b_3 年齢 + b_2 High + b_1 Middle + 誤差$　　式F

　　age adjusted $MEAN_H = b_0 + b_2 + b_3 \times 年齢 + 誤差$
　　age adjusted $MEAN_M -$ age adjusted $MEAN_L = b_1$
　　age adjusted $MEAN_H -$ age adjusted $MEAN_L = b_2$

4）共分散分析の前提条件：回帰直線の平行性

　共分散分析では，すべてのデータを用いて回帰直線の傾きを求めるが，グループごとに回帰直線の傾きが異なる場合には結果が不正確となる．グループ間の回帰直線が平行であることは，グループ効果と共変量の間に交互作用[★2]がないことを意味しており，実際には，グループ変数と共変量の交互作用項の有意性を検定する．

2　医学研究での共分散分析

1）共分散分析を用いた交絡の調整の特色（重回帰分析との比較）

　交絡因子とは，曝露とアウトカムの関連において，真の関係とは異なった観察結果をもたらす第3の因子のことである[1]．分析段階で，交絡因子の影響を制御する方法として層化と数学的モデリングを用いた多変量解析があるが，共分散分析は数学的モデリングの1つである．曝露とアウトカムが

---

note ★2 交互作用：ある因子が，アウトカムに及ぼす効果が，第3の因子の影響によって，強められたり，弱められたりする現象のこと．この場合は，ある共変量がアウトカムに及ぼす効果がグループの特性によって強められたり，弱められたりすることを指す．

ともに数量データで示される場合に，交絡因子とは独立した関連を検討する方法として重回帰分析がある．両者の関連は曝露を表す独立変数が1増加する場合に，アウトカム変数が変化する量(回帰係数)で示される．たとえば曝露を年齢，アウトカムを収縮期血圧，交絡因子を食塩摂取量とした場合，収縮期血圧を従属変数，年齢と食塩摂取量を独立変数とする重回帰分析から，年齢が1歳増加する場合に，食塩摂取量とは独立して，収縮期血圧が約 0.4 mmHg 上昇するなどの結果が示される．このように曝露およびアウトカムに数量データが用いられた分析は，情報量を捨てずに厳密な分析が行われている点で優れているが，曝露の単位あたりの変化に伴うアウトカムの変化量の情報は，結果の解釈がむずかしい場合がある．一方，共分散分析は，曝露がカテゴリー・データで示され，アウトカムが数量データで示される場合に，交絡因子の影響を制御した関連を明らかにするために用いられる．まず交絡因子の影響を考慮せず，グループごとの平均値の比較を行ったのち，共分散分析を用いて，交絡因子による影響で調整したグループごとに調整平均値の比較を行う．年齢が40歳代，50歳代，60歳代の3つのカテゴリーに分類された場合，40歳代，50歳代，60歳代における塩分摂取量で調整した収縮期血圧の平均値が示されることになる．たとえば40歳代の収縮期血圧の平均値が 135 mmHg で，50歳代では 139 mmHg，60歳代では 143 mmHg と示されることになる．変化量のみで示された場合に比べて，各年代の平均値で示されることでわかりやすくなる場合がある．

2) 層化分析後に用いやすい共分散分析

　交絡の影響を制御する方法として層化がある．1つや2つの交絡因子を確実に，わかりやすく行うことができる点で優れた方法であるが，多くの交絡因子の影響を制御することができないというデメリットがある．そこで最も重要な1～2つの交絡因子について層化分析を行った後，そのほかの交絡因子について数学的モデリングによる制御を試みることがある．この場合に，共分散分析を用いて調整を行えば，層化された各グループの平均値をそのほかの交絡因子で調整した値を提示できるので，結果が理解しやすい．

3) 共分散分析が用いられる研究デザイン

　共分散分析は，ある時点で測定した曝露量とアウトカムの関連を検討する横断研究や，曝露あり群となし群の観察期間中のアウトカムの変化量を検討するコホート研究においても用いられる．さらに，ランダム化比較試験(RCT)においても用いられることがある．無作為割り付けは，交絡因子の影響を制御する優れた方法であるが，特にサンプルサイズが比較的少ない研究では，制御しきれない場合が存在する．そこで既知の測定可能な交絡因子については，介入前に測定しておき，アウトカムのグループ別平均値の比較の際には，共分散分析を用いて調整するのである．

3　共分散分析の読み方

1) 横断研究

　表3[2])は，冬季に多発する脳梗塞や心筋梗塞の要因を調査する目的で，60歳以上の一般高齢者を対象として実施された横断研究の結果で，冬の日中室温と血小板数の関連を検討している．日中室温と血小板数を数量データとして扱った単回帰分析では1℃室温が上昇した場合の血小板数の変化を表す回帰係数が -1.42(95%信頼区間，-0.50～-2.33)で，有意な負の関連を認めた．また独立変数に年齢(5歳階級)，性別，ヘマトクリット値を加えた重回帰分析でも，回帰係数は -1.36(-2.26～-0.45)と有意であった．1,095人の対象者を，曝露要因である日中室温の三分位数に基づき，寒冷群，中等度群，温暖群に分類した場合，日中平均室温はそれぞれ，11.7℃，16.2℃，20.1℃であった．この3群の平均血小板数は，239.3×10^9/L，228.2×10^9/L，226.5×10^9/L で，最も室温の低い寒冷群と比べて，中等度群，温暖群では有意に少なかった．共分散分析で3群の平均値を年齢(5歳階級)，性別，ヘマトクリット値，外気温，外出時間，日長で調整した値は，239.6×10^9/L，228.7×10^9/L，

表3 共分散分析を用いた横断研究の例

研究の概要	
研究デザイン	横断研究
対象者	60歳以上の一般高齢者 1,095人
曝露	日中の室温
アウトカム	血小板数
結果	日中室温の3分位グループで分けた寒冷群，中等度群，温暖群の比較から，寒い部屋で過ごす対象者は，血小板数が高い関連がみられた

	寒冷群 ≤14.4℃ n=365	中等度群 14.4–17.9℃ n=365	温暖群 >17.9℃ n=365	回帰係数 (95% CI)
平均日中室温，℃	11.7	16.2	20.1	
血小板，mean(SE) 10^9/L	239.3 (3.1)	228.2 (3.1)	226.5 (3.1)	−1.42 (−0.50〜−2.33)
寒冷群との差(95% CI)	reference	11.1 (2.5〜19.7)	12.8 (4.2〜21.4)	
P for difference		0.01	<0.01	
調整平均値*(SE), 10^9/L	239.6 (3.3)	228.7 (3.1)	225.7 (3.3)	−1.66 (−2.73〜−0.58)
寒冷群との差(95% CI)	reference	10.9 (2.1〜19.7)	13.9 (4.2〜23.6)	
P for difference		0.02	<0.01	

* 年齢(5歳階級)，性別，ヘマトクリット値，外気温，外出時間，日長で調整

〔Saeki K, et al. : Platelet count and indoor cold exposure among elderly people: A cross-sectional analysis of the HEIJO-KYO study. J Epidemiol 27：562-567, 2017〕

225.7×10^9/L で同様に寒冷群と比べて，中等度群，温暖群では有意に少なかった．

2) RCT

表4[3]には，就寝前2時間から就寝後2時間の室温を14℃にした寒冷群と24℃にした温暖群で，早朝の血圧上昇の指標である血圧モーニングサージに及ぼす影響を比較したRCTの結果を示す．対象者は平均32.0歳の健康な男女146人で，無作為に寒冷群76人と温暖群70人に割り付けられた．自由行動下血圧計により15分間隔で連続測定された血圧値から，夜間の血圧最低値のその前後30分の平均値である夜間最低収縮期血圧を求め，起床後2時間の収縮期血圧の平均値との差から，血圧モーニングサージが算出された．温暖群に比べて寒冷群の血圧モーニングサージは7.6 mmHg大きく，共分散分析を用いて，交絡因子である年齢，性別，BMI，喫煙の有無で調整した平均値においても，7.2 mmHg(95%信頼区間，3.9〜10.5)と有意な差を認めた($P < 0.01$)．

4 共分散分析の求め方

表3[2]で示した日中室温と血小板数の関連のデータにおいて，日中室温の三分位グループ別に，年齢(5歳階級)，性別で調整した平均血小板数を共分散分析で求める．Excelによる計算はむずかしいため，本項では，SPSSを用いた分析を示す．

表4 共分散分析を用いた RCT の例

研究の概要	
研究デザイン	RCT
対象者	健康な男女(平均32.0歳) 146人
アウトカム	血圧モーニングサージ
介入	就寝前2時間から起床後2時間までの室温(14℃ vs. 24℃)
結果	温暖群に比べ寒冷群では，有意に血圧モーニングサージが高かった

	寒冷群	温暖群	P 値
血圧モーニングサージ，mmHg	21.9	14.3	
平均値の差		7.6 mmHg	<0.01
調整平均値の差		7.2 mmHg	<0.01

〔Saeki K, et al. : Influence of room heating on ambulatory blood pressure in winter: a randomised controlled study. J Epidemiol Community Health 67：484-490, 2013〕

1) 回帰直線の平行性の確認

共分散分析を行う前に，その前提として，共変量とアウトカムの関連を示す回帰直線の傾きがグループ間で均一かを調べるために，共変量とグループ変数に有意な交互作用が存在するかを確認する．SPSS の分析結果を表5 に示す．このモデルの従属変数は血小板数で，独立変数はグループ変数である日中室温(三分位グループ)，共変量である年齢(5歳階級)，性別に加えて，交互作用項である日中室温×年齢，日中室温×性別が含まれている．その結果，日中室温×年齢の有意確率は 0.486，日中室温×性別の有意確率は 0.587 で，ともに有意ではないため，有意な交互作用は存在しないことが確認されたことになる．

2) 共変量で調整した平均値の推定

年齢(5歳階級)，性別で調整した平均値の推定結果を表6 に示す．推定値は，回帰モデルに共変量の平均値を代入して計算されている．日中室温が最も低い第1三分位の血小板数の調整平均値は 238.538 × 10^9/L で，その 95%信頼区間は 232.546～244.530 であることがわかった．

3) 調整平均値の差の検定

次に，日中室温の三分位数で分けたグループ間の調整平均値の差の検定を行う．表7 には3群の調整平均の差の検定結果を示す．3群の平均値を比較する場合には，多重比較検定の結果，P 値が実際より過小評価されることに注意が必要であるが，表7 には Sidak 法[★3] により調整された P 値が表示されている．日中室温の第1三分位と第2三分位の血小板数の平均値の差は，10.007 × 10^9/L で，その信頼区間は −0.321～20.335，$P = 0.061$ で有意ではないのに対して，日中室温の第1三分位と第3三分位の血小板数の平均値の差は，11.670 × 10^9/L で，その信頼区間は 1.341～22.000，$P = 0.021$ で有意であると解釈できる．

note [★3]Sidak 法：3群以上の多群間の比較(多重比較)の場合に，検定する回数に応じて，P 値を調整する方法として Bonferroni 法が知られているが，検定結果が保守的(有意になりにくい)になる．この問題を改善する方法として開発された方法[4]．

表5　回帰直線の平行性の確認

被験者間効果の検定					
従属変数：血小板数					
ソース	タイプIII平方和	自由度	平均平方	F値	有意確率
修正モデル	163,837.629[a]	8	20,479.704	6.024	0.000
切片	10,918,169.445	1	10,918,169.445	3,211.430	0.000
日中室温	2,748.165	2	1,374.083	0.404	0.668
年齢	25,753.492	1	25,753.492	7.575	0.006
性別	83,658.220	1	83,658.220	24.607	0.000
日中室温×年齢	4,908.495	2	2,454.247	0.722	0.486
日中室温×性別	3,627.666	2	1,813.833	0.534	0.587
誤差	3,692,165.555	1,086	3,399.784		
総和	62,444,409.000	1,095			
修正総和	3,856,003.184	1,094			

[a] $R^2 = .042$（調整済み $R^2 = .035$）
タイプIII平方和：各要因別の平方和を求める方法として Type I から IV が知られている．各要因に欠損値がなく，データ数が同じ場合は，同じ結果となる

表6　調整平均値の推定

推定値				
従属変数：血小板数				
日中室温 (三分位群)	血小板の平均値 (10^9/L)	標準誤差	95% CI	
			下限	上限
第1三分位群	238.538	3.054	232.546	244.530
第2三分位群	228.531	3.051	222.545	234.518
第3三分位群	226.868	3.051	220.881	232.855

point

- 共分散分析は，線形回帰モデルで考えると理解しやすい．
- 共分散分析は，交絡因子で調整した平均値をグループ間比較する場合に用いられる．
- グループ変量と共変量の間に交互作用がないかを確認する．

表7 各群の調整平均値の差の検定

ペアごとの比較							
従属変数：血小板数							
日中室温 (I)	日中室温 (J)	血小板の平均値の差 (I–J)	標準誤差	有意確率[a]	95％平均差 CI[a]	
					下限	上限
第1三分位 (I)	第2三分位 (J)	10.007	4.319	0.061	−0.321	20.335
	第3三分位 (J)	11.670*	4.319	0.021	1.341	22.000
第2三分位 (I)	第1三分位 (J)	−10.007	4.319	0.061	−20.335	0.321
	第3三分位 (J)	1.663	4.314	0.973	−8.653	11.979
第3三分位 (I)	第1三分位 (J)	−11.670*	4.319	0.021	−22.000	−1.341
	第2三分位 (J)	−1.663	4.314	0.973	−11.979	8.653

* 平均値の差は有意水準5％で有意である
[a] 多重比較の調整：Sidak

■ 文　献
1) 中村好一：交絡因子とその制御．基礎から学ぶ楽しい疫学．第3版，医学書院，97-98，2013
2) Saeki K, et al.：Platelet count and indoor cold exposure among elderly people：A cross-sectional analysis of the HEIJO-KYO study. J Epidemiol 27：562-567, 2017
3) Saeki K, et al.：Influence of room heating on ambulatory blood pressure in winter：a randomised controlled study. J Epidemiol Community Health 67：484-490, 2013
4) Morikawa T：Statistical Approaches to Multiplicity Issues in Clinical Trials. Jpn J Biomet 29：S26-27, 2008

（佐伯圭吾）

Column　独立変数（説明変数）の選び方

　多変量解析を行う際にいつも悩むのが，「どの変数を独立変数としてモデルに投入するか」という課題である．人によって考えはさまざまだが，編者は次のように考えている．
　医学や保健科学研究における多変量解析を使用する目的は，①（予測）モデルの形成と，②交絡因子の制御，のどちらかである．後者の場合，交絡因子として作用する可能性がある変数はすべて独立変数としてモデルに組み込み，交絡因子としての影響を最小限に抑える必要がある．よくみかける方法だが，単変量解析で統計学的に有意であった変数を多変量解析で独立変数として投入する，というものがあるが，これは理論的には誤りである．単変量解析における統計学的な有意性にかかわらず，交絡因子はすべて組み込むべきである．しかし，多くの変数のなかから取り上げる変数を抽出する際の参考として，統計学的有意性を使用することまで否定するものではない．
　一方，予測モデルの形成では，「組み込む独立変数の数は少ないほうがモデルとしてはすっきりとしてスマートで使いやすいが，独立変数の数が多いほうがモデルの正確性はよくなる」という二律背反の課題を抱える．そこで本文でも紹介しているように，変数漸増法，変数漸減法，ステップワイズ法などの手法が提唱されてきたが，編者はこれらは1つの多変量解析の結果を出すのに労力と時間を要した時代の遺物と考える．コンピュータが進歩した現在，1つの多変量解析を行うのにそれほどの時間も労力も要しないので，すべての独立変数候補を「組み込む／組み込まない」の総当たりで全部解析を行い，そのなかから最も当てはまりのよいモデルを採用するのが最良の方法と考える．独立変数候補が5個あれば，$2^5 = 32$回の多変量解析を行えばよい．そのうえで指標としてAIC（Akaike's Information Criterion, 赤池情報量規準：赤池弘次先生（故人）が開発したもので，数量化理論とは異なり，世界中でAICとして通用する）を用いて最適なモデルを選定すればよい．

（中村好一）

第9章 症例対照研究・横断研究で用いられる

オッズ比
曝露のインパクトを比較するモノサシ

1 オッズ比の基本

1) オッズとオッズ比

　オッズの概念は「賭け」を通じて誕生したといわれている．16世紀に入り「確率」の概念が定着するまでの間，人々は賭け事の勝敗を比較するモノサシとしてオッズを用いていた．「賭け」におけるオッズの定義は「勝敗の比（勝ち／負け）」である．表1に3種類の賭け（引き分けなし，勝負の総数10回）を例示した．賭けA，B，Cのオッズはそれぞれ1/9，3/7，5/5（＝1）である（便宜上それぞれa，b，cとした）．オッズは「比」なので単位はない．

　オッズ比は文字どおり「オッズの比」である．オッズ比も「比」なので単位はない．だが，オッズ比の単位として「倍」を用いると解釈が容易になる．たとえば，賭けAを基準にした場合，（賭けAに対する）BおよびCのオッズ比は，それぞれb/a倍およびc/a倍となる．一方で，賭けCを基準にした場合，（賭けCに対する）AおよびBのオッズ比は，それぞれa/c倍およびb/c倍となる．このようにオッズ比は「何を基準にして何倍大きいか（小さいか）」を判断する指標である．基準にした項目のオッズ比は1となり，これをreferenceとよぶ．どの項目をreferenceに定めるかは解析者の自由である．

　賭けAとBの2項目だけを比較する場合，referenceはAかBのどちらか一方となる．Aをreferenceにした場合，Bのオッズ比はb/a倍となる（Aのオッズ比：a/a＝1）．一方でBをreferenceとした場合，Aのオッズ比はa/b倍となる（Bのオッズ比：b/b＝1）．このように，2項目間のオッズ比は互いに逆数の関係となる．

2) 確率とリスク比

　オッズと確率はそもそも概念が異なる．オッズが「比」であるのに対し，確率は「割合」である．賭けA～C（引き分けなし，勝負の総数10回）でそれぞれ「勝つ確率」を表2に示した．勝つ確率は，勝った回数を勝負した総数で除したものであり，単位は％（パーセント）である．

表1　オッズとオッズ比の概念

	勝負した総数	勝った回数	負けた回数	オッズ	オッズ比
賭けA	10回	1回	9回	1/9 (a)	1 (reference)
賭けB	10回	3回	7回	3/7 (b)	3.9
賭けC	10回	5回	5回	5/5 (c)	9

賭けAを基準とした場合のオッズ比は，
◆賭けA：a/a＝1.0 (reference)
◆賭けB：b/a＝3/7／1/9＝3.9 →解釈：賭けAと比較して3.9倍 勝ちやすい
◆賭けC：c/a＝5/5／1/9＝9.0 →解釈：賭けAと比較して9.0倍 勝ちやすい

勝つ確率の比を「リスク比」と定義し，オッズ比と同様に賭けAを reference にして B，C のリスク比を表2に示した．オッズとオッズ比の概念と見比べると，オッズ比とリスク比（＝確率の比）との値はまったく異なっていることがわかる．

3) オッズと確率，オッズ比とリスク比の関係

a. オッズと確率の関係

確率は合計が 1（＝100％）となるため，賭けに勝つ確率を p とした場合，負ける確率は $(1-p)$ と表される．勝つ確率と負ける確率は分母が共通（勝負の総数）なので，勝つ確率と負ける確率の比はオッズに相当し，オッズ＝$p/(1-p)$ と表すことができる（補足①参照）．このようにオッズと確率は，どちらか一方の値がわかれば他方も計算できる関係にある．

補足①　オッズと確率の関係

勝つ確率（％）＝勝った回数 / 勝負した総数＝p とすると，
負ける確率（％）＝ 1 − 勝つ確率 ＝ $(1-p)$ となる
◆勝つ確率 / 負ける確率＝（勝った回数 / 勝負した総数）/（負けた回数 / 勝負した総数）
　＝勝った回数 / 負けた回数
　＝オッズ
　∴ オッズ＝$p/(1-p)$

---

b. オッズ比とリスク比の関係

勝つ確率がとても小さい2種類の賭けXおよびYを想定する．賭けX，Yの勝つ確率をそれぞれ $p(x)$，$p(y)$ と定義した場合，賭けXに対するYのリスク比（＝勝つ確率の比）は $p(y)/p(x)$ となる．オッズ＝$p/(1-p)$ なので，賭けXに対するYのオッズ比は $p(y)/[1-p(y)]\,/\,p(x)/[1-p(x)]$ と表すことができる．$p(x)$ と $p(y)$ が十分に小さければ，オッズ比とリスク比は近似した値となる（補足②参照）．このように，オッズ比とリスク比はもともと別の概念だが，確率（リスク）が十分に小さい場合に限ってオッズ比≒リスク比とみなすことができる．

補足②　オッズ比とリスク比の関係

賭けX→勝つ確率（％）＝$p(x)$
賭けY→勝つ確率（％）＝$p(y)$　とした場合，
◆賭けXに対するYのリスク比（勝つ確率の比）は，$p(y)/p(x)$
◆賭けXに対するYのオッズ比は，

$$\text{オッズ比}=\frac{p(y)/[1-p(y)]}{p(x)/[1-p(x)]}\fallingdotseq\frac{p(y)}{p(x)}=\text{リスク比}$$

> $p(x)$ と $p(y)$ が十分に小さい場合に限り，オッズ比はリスク比に近似する

表2　確率とリスク比の概念

	勝負した総数	勝った回数	負けた回数	勝つ確率	勝つ確率の比（リスク比）
賭けA	10回	1回	9回	1/10（10％）	1（reference）
賭けB	10回	3回	7回	3/10（30％）	3
賭けC	10回	5回	5回	5/10（50％）	5

勝つ確率の比を「リスク比」と定義すると，賭けAを基準とした場合のリスク比は，
◆賭けA：10％/10％＝1.0倍（reference）
◆賭けB：30％/10％＝3.0倍→解釈：賭けAと比較して3.0倍 勝ちやすい
◆賭けC：50％/10％＝5.0倍→解釈：賭けAと比較して5.0倍 勝ちやすい

2　医学研究でのオッズ比

1) 医学研究で用いられるオッズ比

　医学研究で用いられるオッズ比は，賭け事とまったく同様の概念である．医学研究では表3に示す2×2表(two-by-two contingency table)が基本パターンとなる．医学研究においてオッズ比は「曝露のインパクトを比較するモノサシ」として用いられる．通常は曝露なし(＝非曝露群)をreferenceに設定し，これに対する曝露あり(＝曝露群)のオッズ比を計算する．表3に示すように，オッズ比＝ad/bcで表現できる．曝露とアウトカムに関連がなければオッズ比は1となり，関連が強いほど大きな(あるいは小さな)値となる．1より大きなオッズ比はリスクの上昇を示し，小さなオッズ比はリスクの低下(＝予防的効果)を示す．

　うどんはうどんでも，卵を入れたら「月見うどん」になり，油揚げを乗せたら「きつねうどん」になる．同じうどんでも2つはまったく別の食べ物である(食堂で月見うどんを頼んでも，きつねうどんは出てこない)．これと同様に医学研究では，同じ「相対危険」であっても扱われる疫学指標(研究デザイン)によって呼び名と定義が異なる．たとえば罹患率比，ハザード比，オッズ比などはすべて「相対危険」として用いられるが，それぞれ概念がまったく異なる指標である．

　医学研究では，相対危険とリスク比(＝確率の比)とは同意語として扱われる．しかし，リスク比とオッズ比とは同意語として扱われない[1]．その理由は，オッズ比≒リスク比となる条件が「アウトカムの頻度(確率)が十分小さいとき」に限定されるからである(補足②参照)．このため，同じ相対危険のなかでもオッズ比はほかの指標とは区別して用いられる．

2) オッズ比が用いられる研究デザイン

　オッズ比はおもに症例対照研究(case-control studies)で用いられる相対危険の指標である．症例対照研究は症例群(疾病罹患者)と対照群(疾病非罹患者)を研究者が作為的に割り当てる研究デザインであり，疾病の罹患率がわからないため，罹患率比を算出できない(ただし例外的に，後に示す「ネステッド・症例対照研究」は罹患率が算出できる特殊な研究デザインである)．症例対照研究でオッズ比が相対危険として用いられる理由は，まれな(頻度の低い)疾病ではオッズ比がリスク比に近似できるからである(補足②参照)．

　近年では，症例対照研究だけでなく横断研究などでもロジスティック回帰分析(logistic regression analysis)の活用によりオッズ比が応用されるようになっている．

 trend ＋α　　ロジスティック回帰分析とオッズ比

フラミンガム研究で紹介されて以降，ロジスティック回帰分析が医学研究において非常にポピュラーな分析手法となり，あらゆる研究デザインで頻用されるようになっている．最近では，症例対照研究で用いられたオッズ比よりも，ロジスティック回帰分析で算出されたオッズ比のほうが見かける頻度が圧倒的に高い．ロジスティック回帰分析ではオッズ比の算出により曝露のインパクトを容易に評価・比較できる．しかも，多変量解析により交絡の影響も調整できる．

表3　医学研究で用いられるオッズ比の基本

		(疾病)アウトカム		オッズ
		あり	なし	
曝露	あり	a	b	a/b
	なし	c	d	c/d

(曝露なし)に対する(曝露あり)のオッズ比は，
◆ a/b／c/d＝ad/bc

question! オッズ比と相対危険とはどのように異なるのですか？

answer advice 相対危険(relative risk)は「非曝露群と比較したときの曝露群のリスクの相対的な高さ(低さ)」であり，リスク比(risk ratio)と同義です[1]．ただし，相対危険は一般用語(generic term)であり，扱われる疫学指標(研究デザイン)によって呼び名と概念がまったく異なります．

具体的に，たとえばコホート研究では相対危険として「罹患率比」が用いられます．

$$罹患率比 = \frac{曝露群の罹患率}{非曝露群の罹患率}$$

- コホート研究や介入研究における「罹患率比，累積罹患比，死亡率比，ハザード比」
- 横断研究における「有病率比」
- 症例対照研究における「オッズ比」

これらの総称が相対危険です．

3 オッズ比の読み方

1) 症例対照研究

表4[2]に例示した症例対照研究は，Alzheimer病と診断された患者(＝アウトカムあり)を症例

表4　オッズ比の例①(症例対照研究)

研究の概要	
研究デザイン	症例対照研究
対象者	認知症の患者(66歳以上)約4万人から無作為抽出された症例・対照
アウトカム	Alzheimer病の罹患
症例群	Alzheimer病と診断された　1,796人
対照群	症例群と性・年齢などをマッチングさせた　7,184人
曝露	ベンゾジアゼピン(BZ)系薬剤の服薬歴(5年以上)
結果	BZ系薬剤の服薬歴のある人(曝露群)は，ない人(非曝露群)と比較して，Alzheimer病に罹患するリスクが高かった(調整オッズ比：1.4倍)

	症例群 ($n=1,796$)	対照群 ($n=7,184$)	オッズ比(95% CI)	
			粗オッズ比	調整オッズ比
BZ系薬剤の服薬歴 なし あり	$n=902$ (50%) $n=894$ (50%)	$n=4,311$ (60%) $n=2,873$ (40%)	1.0 1.5 (1.4〜1.7)	1.0 1.4 (1.3〜1.6)
1日あたり内服用量 服薬歴なし 低用量 中用量 高用量	$n=902$ (50%) $n=234$ (13%) $n=70$ (4%) $n=590$ (33%)	$n=4,311$ (60%) $n=1,051$ (15%) $n=257$ (4%) $n=1,565$ (22%)	1.0 1.1 (0.9〜1.3) 1.3 (1.0〜1.8) 1.9 (1.6〜2.1)	1.0 1.1 (0.9〜1.2) 1.3 (1.0〜1.7) 1.7 (1.5〜2.0)

[Billioti de GS, et al.：Benzodiazepine use and risk of Alzheimer's disease: case-control study. BMJ 349：g5205, 2014] (cases)，Alzheimer病と診断されてない者（アウトカムなし）を対照（controls）に設定している[2]．症例対照研究では交絡を制御する目的でマッチング（matching）がよく用いられる．この研究[2]では，症例1人につき性・年齢・通院年数をマッチさせて対照を選んでいる（matched pair）．

表4[2]のオッズ比はロジスティック回帰分析で計算されたものである（正確には，条件付きロジスティック回帰分析が用いられている）．2種類のオッズ比が示されているが，粗オッズ比（crude odds ratio）とは，単変量解析で得られた調整なし（unadjusted）のオッズ比のことである．一方で調整オッズ比（adjusted odds ratio）は，多変量解析により交絡の影響を取り除いたオッズ比のことである．この研究[2]では，交絡因子として種々の既往症（脳心血管障害，糖尿病，うつ病，不眠症など）が多変量解析により調整されている．

ベンゾジアゼピン（BZ）系薬剤の内服歴「あり」の調整オッズ比1.4は相対危険であり，その解釈は「BZ系薬剤の内服歴のない人（非曝露群）と比較して，ある人（曝露群）はAlzheimer病に罹患するリスクが1.4倍高い」となる．服薬歴「なし」はreferenceなので，オッズ比＝1である．1日あたりのBZ系薬剤の内服用量が低用量→中用量→高用量と多くなるにつれて調整オッズ比は上昇する傾向にあり，BZ系薬剤の内服（曝露）とAlzheimer病の罹患（アウトカム）には量反応関係があることが示されている．

2）ネステッド・症例対照研究

表5[3]に例示した研究は，通常の症例対照研究ではない．この研究は，コホート研究の参加者を対象として症例対照研究がデザインされており，この研究デザインをネステッド・症例対照研究（nested case-control studies）という．ネステッド・症例対照研究では，対象集団（コホート）を一定期間追跡するため，疾病の罹患率を算出することが可能となる．

表5[3]に示す曝露群（全体）のオッズ比4.47は相対危険であり，その解釈は「制酸薬を内服していな

表5　オッズ比の例②（ネステッド・症例対照研究）

研究の概要	
研究デザイン	ネステッド・症例対照研究
対象者	オランダの診療所に通院する患者50万人（7年間追跡）
アウトカム	肺炎の罹患
症例群	肺炎に罹患した　475人
対照群	症例群と性・年齢などをマッチングさせた　4,690人
曝露	制酸薬（H_2ブロッカー，PPI）の内服
結果	制酸薬を内服している人（曝露群）は内服していない人（非曝露群）と比較して，肺炎のリスクが高かった（調整オッズ比：4.5倍）

| | 累計 | 非曝露群 | 曝露群 | | |
			全体	H_2ブロッカー	PPI
患者数 （人・年）	n＝364,683 (977,893)	n＝345,224 (970,331)	n＝19,459 (7,562)	n＝10,177 (2,351)	n＝12,337 (5,191)
肺炎罹患者	n＝5,551	n＝5,366	n＝185	n＝54	n＝131
オッズ比 （95％信頼区間）	―	1.0 reference	4.47 (3.82〜5.12)	4.24 (3.18〜5.43)	4.63 (3.84〜5.43)

［Laheij RJ, et al.：Risk of community-acquired pneumonia and use of gastric acid-suppressive drugs. JAMA 292：1955-1960, 2004］

い人(非曝露群)と比較して,内服している人(曝露群)は肺炎に罹患するリスクが4.47倍高い」となる.この研究[3)]では,曝露群・非曝露群ともに観察集団の人・年が明らかとなっており,罹患率が算出できる.実際に計算してみると,非曝露群を基準とした曝露群の罹患率比は4.42となり,この値がオッズ比(4.47)と近似していることを実際に確認することができる.

表6[3)]は同じ研究の結果の一部である.制酸薬の内服状況と種類に関して,それぞれ「内服なし(reference)」に対するオッズ比が示されている.

たとえば制酸薬PPIを内服している人のオッズ比1.73(95%信頼区間:1.33〜2.25)の解釈は「制酸薬を内服していない人(非曝露群)と比較して,PPIを内服している人(曝露群)は肺炎に罹患するリスクが1.73倍高い」となる.95%信頼区間は,母集団におけるオッズ比の最低および最高の見積値と考えてよい.厳密には「母集団のオッズ比が1.33から2.25の間であれば,95%の確率でオッズ比1.73が観察される」という意味である.95%信頼区間の値が1.00をまたいでいれば統計学的に有意ではなく,1.00をまたいでいなければ統計学的に有意なオッズ比と解釈できる.

3) 横断研究

ロジスティック回帰分析で解析された横断研究の例を表7[4)]に示す.例示の研究は,日本全国から

表6 オッズ比の例③(ネステッド・症例対照研究)

	症例群 ($n=475$)	対照群 ($n=4,690$)	調整オッズ比 (95% CI)
制酸薬の内服状況			
内服なし	$n=230$	$n=3,010$	reference
現在内服中	$n=183$	$n=1,361$	1.27(1.06〜1.54)
最近の内服歴あり(30日以内)	$n=28$	$n=243$	1.08(0.78〜1.50)
制酸薬の種類			
内服なし	$n=264$	$n=3,356$	reference
PPI	$n=99$	$n=697$	1.73(1.33〜2.25)
H_2ブロッカー	$n=48$	$n=417$	1.59(1.14〜2.23)

[Laheij RJ, et al.:Risk of community-acquired pneumonia and use of gastric acid-suppressive drugs. JAMA 292:1955-1960, 2004]

表7 オッズ比の例④(横断研究)

研究の概要	
研究デザイン	横断研究(郵送によるアンケート調査)
対象者	全国から層化無作為抽出で選ばれた16〜49歳の女性(862人)
アウトカム	自傷行為(リストカットなど)の経験の有無

	自傷経験あり群 ($n=82$)	自傷経験なし群 ($n=780$)	粗オッズ比 (95% CI)	調整オッズ比 (95% CI)
高学歴(大学卒業以上)	6%	19%	0.3(0.1〜0.7)	0.4(0.2〜1.2)
習慣的な喫煙歴あり	40%	15%	3.8(2.3〜6.3)	2.6(1.4〜4.9)
両親の離婚の経験あり	27%	12%	2.7(1.6〜4.5)	1.5(0.8〜2.9)
虐待を受けた経験あり	30%	5%	8.3(4.6〜14.7)	5.2(2.5〜10.9)
人工妊娠中絶の経験あり	34%	15%	3.0(1.8〜5.0)	1.9(1.0〜3.5)

[阿江竜介,他:わが国における自傷行為の実態 2010年度全国調査データの解析. 日本公衆衛生雑誌 59:665-674, 2012]

層化無作為抽出で選ばれた女性 862 人から自傷行為（リストカットなど）の経験を聴取し，自傷経験の有無で 2 群に分けて解析した結果の一部である．表 6[3]のように，曝露要因が 2 値（あり・なし）の場合には reference が省略されることがある．この場合は，曝露要因「なし」に対する「あり」のオッズ比が示されている．曝露要因「高学歴」では，大学卒業以上を「高学歴」と定義し，それ以外（短大・高校卒業以下）に対するオッズ比が示されている．変数をどのように 2 値で定義するかは解析者の判断である．

たとえば，曝露要因「虐待を受けた経験あり」では調整オッズ比 5.2 であり，この結果は「（交絡因子の調整後も）自傷経験者は非経験者と比較して 5.2 倍虐待を受けた経験がある」と解釈できる．また，95％信頼区間が 1.0 より高い位置にあり，「自傷経験者では虐待を受けた経験を有する者の割合が有意に高い（自傷経験者＝ 30％，非経験者＝ 5％）」と解釈できる．一方で，曝露要因「高学歴」ではオッズ比が 1 を下回っており，高学歴ほど自傷経験者の割合が少ないことがわかる．

4　オッズ比の求め方

1）2×2 分割表を用いた場合のオッズ比

Excel を用いたオッズ比と 95％信頼区間の算出方法を示した．オッズ比は 95％信頼区間と併せて示すのが一般的である（これは医学研究の作法である）．

95％信頼区間の算出方法は 4 種類ほどあるが，式①，Excel ①では比較的簡単に計算できる 2 つの方法（Woolf の方法と統計検定量を用いた方法）を提示した．それぞれ一長一短を抱えるので，使用した方法を明示すればどれを使ってもそれほど問題は生じない．

オッズ比の検定にはカイ 2 乗検定を用いる（帰無仮説は「オッズ比＝ 1」）．式①，Excel ①に示す演算式でカイ 2 乗値を算出し，この値が 3.84（有意水準 5％）あるいは 6.64（有意水準 1％）より大きければ統計学的に有意なオッズ比と判定する．

Excel ではなく統計ソフトを使用すれば，オッズ比（および P 値）と 95％信頼区間が一瞬にして算出される．

2）対応がある場合のオッズ比

t 検定には「対応がある」場合と「対応がない」場合との 2 パターンがある（第 4 章参照）．これと同様に，症例対照研究におけるオッズ比の算出方法にも「対応がある」場合と「対応がない」場合がある．対応がある場合とは，たとえば「症例と対照がペアになっている場合（1 人の症例に対して性・年齢をマッチさせて 1 人の対照を選択する場合など）」や，「同一の個人に対する介入の前後でアウトカムを比較する場合」などである．この場合には，オッズ比と 95％信頼区間の算出方法に示した方法で計算するのは誤った方法であり，必ず「対応がある場合の」オッズ比の計算手法を用いる．

対応がある場合の症例対照研究では，2×2 表中の各セル（a～c）のなかの数値が，「個体の数」ではなく「ペアの数」になっているところに注意する（式②）．Excel ②[5]は潰瘍性大腸炎に関する症例対照研究[5]であり，2×2 表のセル内は「ペアの数」になっている．曝露は「人間関係がむずかしい職場での勤務歴」である．284 の症例と対照のペアのうち，症例に曝露があり対照に曝露がないペアが 81 ペア，症例に曝露がなく対照に曝露があるペアが 44 ペアである（再計算したので掲載の数値は論文の数値とは少し異なる）．検定および 95％信頼区間の計算方法は，前述のとおりである．

3）ロジスティック回帰分析を用いた場合のオッズ比

残念ながら Excel ではロジスティック回帰分析ができない．ロジスティック回帰分析による解析には SPSS や SAS，STATA などの統計ソフトを使用しなければならない．無料で入手できる統計ソフト「R（アール）」でもロジスティック回帰分析ができる．

統計ソフトを使用すれば，ロジスティック回帰分析によりオッズ比が簡単に（しかも瞬時に）算出できる．モデル内に共変量を同時に投入すれば多変量解析となり，交絡の影響を取り除くこともできる．

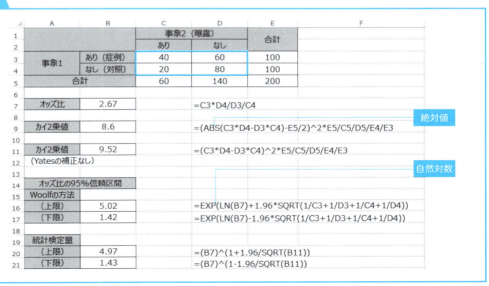

式①

		事象2		合計
		あり	なし	
事象1	あり	a	b	a+b
	なし	c	d	c+d
合計		a+c	b+d	$n = a+b+c+d$

青枠内が本質的な部分なので 2×2 表とよぶ，合計の部分を周辺部（margin）という．

カイ 2 乗値 $= (|b-c| - 0.5)^2 / (b+c)$

この数値が 3.84 よりも大きければ有意水準 5％で，6.64 よりも大きければ有意水準 1％で統計学的に有意となる．この式の「$-n/2$」の部分を Yates（イエーツ）の補正項とよぶ．下記の統計検定量を用いたオッズ比の 95％信頼区間を計算するときのカイ 2 乗値はこれを入れないものを用いる．

オッズ比の 95％信頼区間の
上限（Woolfの方法）$= \exp(\mathrm{Ln}(\mathrm{OR}) + 1.96 \times \sqrt{(1/a + 1/b + 1/c + 1/a)})$
下限（Woolfの方法）$= \exp(\mathrm{Ln}(\mathrm{OR}) - 1.96 \times \sqrt{(1/a + 1/b + 1/c + 1/a)})$
上限（統計検定量を用いた方法）$= \mathrm{OR}^{(1 + 1.96 * \sqrt{\chi^2})}$
下限（統計検定量を用いた方法）$= \mathrm{OR}^{(1 - 1.96 * \sqrt{\chi^2})}$

Excel①

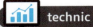 **technic** セル内に「ゼロ」が出てきた場合の対応

標本サイズが小さな場合には，2×2表のどこかのセルに「ゼロ」が出てくる場合がある．このようなときにオッズ比と95%信頼区間の算出方法の式を用いてオッズ比を計算すると，オッズ比は無限大（∞）またはゼロとなる．
下記は Creutzfeldt-Jakob 病の症例対照研究の結果である[6]．ヒト乾燥硬膜移植歴のある対象者が症例群（Creutzfeldt-Jakob 病を発病した患者）で 8 人いたのに対して，対照群では同様の既往（硬膜移植歴）のある者が 1 人もいなかった．計算式の分母にゼロがくるため，そのままオッズ比を計算すると無限大となる．このような場合には「それぞれのセルに 0.5 を加えてオッズ比を計算する」ことを紹介している教科書[7]があり，この方法を採用するとオッズ比は 36.9 となる．

	ヒト乾燥硬膜増殖歴		
	＋	－	合計
症例（Creutzfeldt-Jakob 病患者）	8	44	52
対照	0	96	96
合計	8	140	148

OR = (8×96)/{0×44}
　　= ∞

↓ 各セルに 0.5 を加える

	ヒト乾燥硬膜増殖歴		
	＋	－	合計
症例（Creutzfeldt-Jakob 病患者）	8.5	44.5	53
対照	0.5	96.5	97
合計	9	141	150

OR = (8.5×96.5)/{0.5×44.5}
　　= 36.9

[Nakamura Y, et al.：A case-control study of Creutzfeldt-Jakob disease in Japan：transplantation of cadaveric dura mater was a risk factor. J Epidemiol 10：399-402, 2000]

式②

		項目 2	
		属性β（＋）	属性β（－）
項目 1	属性α（＋）	a	b
	属性α（－）	c	d

a〜d は個体の数ではなくペアの数．

　カイ 2 乗値 = $(|b-c|-0.5)^2/(b+c)$

この数値が 3.84 よりも大きければ有意水準 5%で，6.64 よりも大きければ有意水準 1%で統計学的に有意となる．
この式の「－0.5」の部分を Yates の補正項とよぶ．下記の統計検定量を用いたオッズ比の 95%信頼区間を計算するときのカイ 2 乗値はこれを入れないものを用いる．

オッズ比の 95%信頼区間の
　上限（最尤推定法）= $\exp\{\ln(b/c) + 1.96 \times \sqrt{1/b + 1/c}\}$
　下限（最尤推定法）= $\exp\{\ln(b/c) - 1.96 \times \sqrt{1/b + 1/c}\}$

Excel ②

	A	B	C	D	E	F
1				対照		
2			曝露（＋）	曝露（－）	合計	
3	症例	曝露（＋）	38	81	119	
4		曝露（－）	44	121	165	
5		合計	82	202	284	
6						
7	オッズ比	1.84		=D3/C4		
8						
9	カイ2乗値	10.66		=(ABS(D3-C4)-0.5)^2/(D3+C4)		
10						
11	オッズ比の95%信頼区間					
12	（上限）	2.66		=EXP(LN(D3/C4)+1.96*SQRT(1/D3+1/C4))		
13	（下限）	1.28		=EXP(LN(D3/C4)-1.96*SQRT(1/D3+1/C4))		

[Nakamura Y, et al.：A case-control study of ulcerative colitis in Japan. J Clin Gastroenterol 18：72-79, 1994]

memo　分割表とロジスティック回帰分析

最近のトレンドとして，単変量解析の場合でも2×2表からオッズ比を求めるのではなく，ロジスティック回帰分析を用いて求めることが一般的となっている．すなわち，1個の独立変数（共変量）だけをモデル内に投入すれば単変量解析となり，統計ソフトがオッズ比と95％信頼区間を同時に計算してくれるからである．

 Pitfall　conditional or unconditional ?

ロジスティック回帰分析には「条件付き（conditional）」と「条件なし（unconditional）」がある．オッズ比と95％信頼区間の算出方法（1）2×2分割表を用いた場合のオッズ比）に示すような「対応がない場合」には「条件なし」ロジスティック回帰分析を用いるが，2）対応がある場合のオッズ比の計算手法に示すような「対応がある場合」には「条件付き」ロジスティック回帰分析を用いる．前者はいわゆる「普通の」ロジスティック回帰分析である．一方で後者は「対応のある場合」にのみ用いる手法であり，特殊なロジスティック回帰分析である．

普通の（条件なしの）ロジスティック回帰分析では，多変量モデルに性や年齢などの因子も同時投入して交絡を調整するのが一般的である．しかし症例対照研究では，3）オッズ比の読み方に例示した研究[2,3]のように，交絡の制御にマッチング（1人の症例に対して性・年齢などをマッチさせる）手法がよく用いられる．つまり，マッチさせた因子の分だけ交絡があらかじめ調整されている．条件付きロジスティック回帰分析は，このように症例と対照とがペアで扱われる（＝対応がある）場合にのみ用いられる手法である．

 question!

アウトカムが2値ならば，どんな研究デザインでもロジスティック回帰分析を使ってオッズ比を算出してよいのでしょうか？

 answer advice

完全に誤りではありません．理論的には可能です．しかし，アウトカムが発生するまでの「時間」を測っている研究デザイン（コホート研究や介入研究など）では，ロジスティック回帰分析ではなくCoxの比例ハザードモデルのような時間的要因を考慮した生存分析のほうが適しています．ロジスティック回帰分析ではオッズ比を用いて「関連の強さ」を示すことができますが，時間的要因は考慮されません．この点においては，ロジスティック回帰分析が「万能」な解析手法とはいえません．

最近では，統計ソフトを使って誰でも手軽にロジスティック回帰分析を行えるようになりました．ロジスティック回帰分析はオッズ比が簡単に算出できるうえ解釈も容易なので，多くの研究者にとって非常に使い勝手がよいのは確かです．しかし，「何でもかんでもロジスティック回帰分析」というのはあまり感心できません．

手元にある食材を最大限に活用して美味しい料理を創作するのと同様に，医学研究においても，手元にあるデータを最大限に活用して最適なエビデンスを提示できるような分析手法（料理手法）を選ぶのが大事です．

point

- 症例対照研究ではオッズ比を求めて，これを相対危険とする．
- 多変量解析ではロジスティック回帰分析を用いる．
- 対応がある場合とない場合では計算方法や用いるモデルが異なる．

■ 文　献

1) Porta M：RELATIVE RISK/ RISK RATIO. In：Porta M（eds）：A Dictionary of Epidemiology. 6th ed, Oxford University Press, Inc, 245-252, 2008
2) Billioti de GS, et al.：Benzodiazepine use and risk of Alzheimer's disease: case-control study. BMJ 349：g5205, 2014
3) Laheij RJ, et al.：Risk of community-acquired pneumonia and use of gastric acid-suppressive drugs. JAMA 292：1955-1960, 2004
4) 阿江竜介，他：わが国における自傷行為の実態 2010年度全国調査データの解析．日本公衆衛生雑誌 59：665-674, 2012
5) Nakamura Y, et al.：A case-control study of ulcerative colitis in Japan. J Clin Gastroenterol 18：72-79, 1994
6) Nakamura Y, et al.：A case-control study of Creutzfeldt-Jakob disease in Japan：transplantation of cadaveric dura mater was a risk factor. J Epidemiol 10：399-402, 2000
7) Fleiss JL：Statistical methods for rates and proportions. 2nd ed, John Wiley & Sons, 61-64, 1981

（阿江竜介・中村好一）

第10章 症例対照研究・横断研究で用いられる

ロジスティック回帰分析

性・年齢の交絡を排除したオッズ比も求めることができる

1 ロジスティック回帰分析の基本

　心筋梗塞発症に対する収縮期血圧や喫煙の影響を検討する症例対照研究を考えよう．このとき心筋梗塞発症は「心筋梗塞あり・なし」という2値変数で，収縮期血圧は連続量(mmHg)，喫煙は2値（現在喫煙あり・なし）で測定されているとする．このようなデータを解析する際，ロジスティック回帰モデル(logistic regression model)が用いられる．ロジスティック回帰モデルは，心疾患あり・なしなど2値変数がアウトカムのときの統計モデルであり，保健医療分野では「収縮期血圧（もしくは喫煙）が心筋梗塞発症と関連するか？」など，要因・結果間の関連を検討するときに用いられる．

　ロジスティック回帰モデルを理解するため，数式を導入しよう．2値変数 D を，ある事象の有無に対応して1か0をとる変数とする．たとえば，ある集団で追跡期間内に心筋梗塞を発症したかについて「あり」ならば $D=1$，「なし」ならば $D=0$ としたときのゼロ・イチデータがこれにあたる（発症データ）．また，ある集団で糖尿病の人を $D=1$，そうでない人を $D=0$ とした場合，有病の有無を表すゼロ・イチデータがこれにあたる（有病データ）．ロジスティック回帰モデルはこの2値変数が1である確率（割合，$D=1$）を p とおき，その確率 p が，たとえば収縮期血圧，喫煙の有無などの変数〔独立変数（説明変数）〕とどう関連するか説明するときに使用する統計モデルである．

　上記の確率 p と独立変数との関連は関数によって決めることができる．ロジスティック回帰モデルは，確率 p のロジット(logit)と k 個の独立変数($x_1, x_2, ... x_k$)との関係は以下の関数で示される．

$$\log \frac{p(x)}{1-p(x)} = a + \beta_1 x_1 + \beta_2 x_2 + \cdots + \beta_k x_k$$

ここで，$p(x)$ は独立変数が($x_1, x_2, ... x_k$)のもとでの p であることを示している．

> **memo　対数の表記**
>
> 対数の表記は $\log_x Y$ とするのが誤解のない書き方だが，底（x の部分）が10の常用対数や，e＝2.71828…の自然対数では x を省略して logY と表記することがある（というよりも，一般的かもしれない）．この場合に底が常用対数か自然対数かを明確にするために，自然対数の場合には lnY(log natural という意味)と記載することも多い．本文中の log の底は自然対数であり，ln と記載してもかまわない．

　ここで，なぜ数式の左辺（アウトカム）に確率 $p(x)$ そのものでなく，確率 p のロジットを用いたか？ という疑問がわく人もあるだろう．ある事象が起こる確率 $p(x)$ の起こらない確率 $1-p(x)$ に対する比はオッズ(odds)とよばれるが，その自然対数をとったものが確率 $p(x)$ のロジットである．後で示すように，この確率のロジットを独立変数（要因ともよばれる）で説明するロジスティック回帰モデルを用いることで，疫学指標であるオッズ比が推定される．この便利さのため保健医療分野ではロジス

ティック回帰モデルが多用されている.

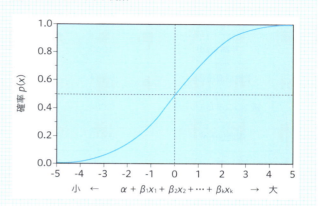

> **memo ロジスティック関数**
>
> グラフは，ロジスティック回帰モデルを $p(x)$ について解いたロジスティック関数
>
> $$p(x) = \frac{\exp(z)}{1+\exp(z)} = \frac{1}{1+\exp(-z)}$$
>
> の形状を示している．
>
> <要因の線形和>
> $z = \alpha + \beta_1 x_1 + \beta_2 x_2 + \cdots + \beta_k x_k$
>
> の値が大きくなるほど確率は1に近づき，事象が高い確率で起こることを表している．逆に，要因の線形和が小さくなるほど，確率 $p(x)$ は小さくなり，事象があまり起こらないことを表す．
> このように，ロジスティック回帰モデルは，要因の線形和 z に応じて事象の生起確率 $p(x)$ が $0<p(x)<1$ の範囲内に決定されるモデルである．

2 医学研究でのロジスティック回帰分析

1）ロジスティック回帰分析の例（コホート研究）

ロジスティック回帰分析の実例として，ボストン郊外フラミンガムの地域住民を対象に，心筋梗塞発症の関連要因を検討するため20年間追跡したコホート研究の解析結果を表1に示す．ここでの2値変数は，追跡期間内の心筋梗塞発症の有無（発症が1，非発症が0）であり，要因（独立変数）は，性（sex：男性が1，女性が0），年齢（age），収縮期血圧（sbp），総コレステロール（tc），喫煙（smoke：喫煙者が1，非喫煙者が0）である．ロジスティック回帰モデルの要因を示す係数 β_1，β_2，…，β_k と定数項 α は回帰係数とよばれる．これらの回帰係数を知ることができれば回帰モデルは完全に決定されるが，今回は20年間の追跡データから最尤法という方法を用いて推定された．ちなみにこの回帰係数の推定は複雑で，Excelではむずかしく，SASやSPSSなどの統計ソフトに頼るしかない．表1に回帰係数，標準誤差と P 値が示されているが，定数項以外の回帰係数はすべてプラスであり，男性は女性より，年齢・収縮期血圧・総コレステロールが高いほど，非喫煙者より喫煙者で心筋梗塞の発症確率が高いことがわかる．

なお，これらの回帰係数を用いて心筋梗塞の発症確率 $p(x)$ は以下の式で示される．

$$\log \frac{p(x)}{1-p(x)} = -14.6 + 0.629 \times \text{sex} + 0.065 \times \text{age} + 0.014 \times \text{sbp} + 0.004 \times \text{tc} + 0.61 \times \text{smoke}$$

これにより要因の値 $x =$（sex，age，sbp，tc，smoke）に応じて，その人の20年間での発症確率が予測できる．たとえば，「男，65歳，収縮期血圧170 mmHg，総コレステロール220 mg/dL で喫煙者」という人であれば x は $x=$（1, 65, 170, 220, 1）となるため，

$$\log \frac{p(x)}{1-p(x)} = -14.6 + 0.629 \times 1 + 0.065 \times 65 + 0.014 \times 170 + 0.004 \times 220 + 0.61 \times 1 = -5.876$$

$$p(x) = \frac{1}{1+\exp(5.876)} = 0.0028$$

この要因をもつ人は20年間で1,000人あたり2.8人（0.28％）の発症確率であることが推定できる．

表1 追跡調査に基づく心筋梗塞発症のロジスティック回帰分析

要因	回帰係数	標準誤差	P値
定数α	−14.6	4.35	< 0.001
性(sex)	0.629	0.254	< 0.02
年齢(age)	0.065	0.021	< 0.001
収縮期血圧(sbp)	0.014	0.006	< 0.02
総コレステロール(tc)	0.004	0.002	< 0.05
喫煙(smoke)	0.610	0.250	< 0.02

sex = 0 for 女, = 1 for 男
smoke = 0 for 非喫煙者, = 1 for 喫煙者

memo 分析結果の表示

ロジスティック回帰分析の結果を示す場合,回帰係数と標準誤差を表にすることはせずに,通常,後で説明するオッズ比とその95%信頼区間を表にする.

Pitfall ロジスティック回帰モデルの限界

追跡調査に基づいて発症や死亡要因を探るコホート研究では,対象者が追跡から脱落することが当然ながら起こる.この脱落存在下でのロジスティック回帰モデルの使用は限界がある.さらに,追跡期間の早期に発症した対象者と遅い時期に発症した対象者は,同じ発症としてカウントされるのみであり,発症までの時間は考慮されない.そこで,コホート研究ではロジスティック回帰モデルはあまり利用されず,脱落例を解析に含めて発症時点を考慮するCoxの比例ハザード回帰モデルやPoisson回帰モデルがよく使用される.ここでは,フラミンガム研究で危険因子分析にはじめてロジスティック回帰モデルが使用された歴史的流れ[1]にしたがって,ロジスティック回帰モデルの説明としてコホート研究での使用例から解説した.

2) ロジスティック回帰分析におけるオッズ比

前節ではロジスティック回帰モデルから発症確率が計算できることを示したが,保健医療分野では疫学指標であるオッズ比などのリスク評価に多用されている.たとえば,「収縮期血圧が10 mmHg高くなればリスクはどれほど増加するのか」といったことを数値で示すことができる.これからそのことを数式によって確認しよう.

memo 回帰係数とオッズ比

ある要因の1単位増加によるオッズ比は,その要因の回帰係数の指数 $\exp(\beta)$ として与えられる.血圧値の単位は1 mmHgであり,1 mmHgの増加に対するオッズ比ならば,$\exp(\beta)$ であるが,ここの例では,血圧10 mmHgの増加に対するオッズ比を求めているので,$\exp(10\beta)$ がオッズ比となる.

表1の統計モデルを次に示す.

$$\log \frac{p(x)}{1-p(x)} = \alpha + \beta_1 \text{sex} + \beta_2 \text{age} + \beta_3 \text{sbp} + \beta_4 \text{tc} + \beta_5 \text{smoke}$$

このとき,ある人のある時点での収縮期血圧値を sbp_0 とし,性,年齢,総コレステロール,喫煙

の値を sex, age, tc, smoke とすると，この人の発症確率 p_0 は，

$$\log \frac{p_0(x)}{1-p_0(x)} = \alpha + \beta_1 \text{sex} + \beta_2 \text{age} + \beta_3 \text{sbp}_0 + \beta_4 \text{tc} + \beta_5 \text{smoke} \cdots\cdots \boxed{\text{式 A}}$$

である．性，年齢，総コレステロール，喫煙の値が変わらず，収縮期血圧だけが 10 mmHg 増加した状況を考えると，その場合の発症確率 p_1 は，

$$\log \frac{p_1(x)}{1-p_1(x)} = \alpha + \beta_1 \text{sex} + \beta_2 \text{age} + \beta_3 (\text{sbp}_0 + 10) + \beta_4 \text{tc} + \beta_5 \text{smoke} \cdots\cdots \boxed{\text{式 B}}$$

となる．$\boxed{\text{式 B}} - \boxed{\text{式 A}}$ より，他の要因の項が消去されて収縮期血圧の項だけが残り，

$$\boxed{\text{式 B}} - \boxed{\text{式 A}} = \log \frac{p_1}{1-p_1} - \log \frac{p_0}{1-p_0} = \log \frac{p_1/(1-p_1)}{p_0/(1-p_0)} = 10\beta_3$$

$$\therefore \frac{p_1/(1-p_1)}{p_0/(1-p_0)} = \exp(10\beta_3) = \exp(10 \times 0.014) = 1.15$$

となる．左辺は，収縮期血圧が sbp_0 のときの発症確率のオッズに対する $\text{sbp}_0 + 10$ のときの発症確率のオッズの比となっている．これは，オッズ同士の比であり，オッズ比 (odds ratio) とよばれる．収縮期血圧の 10 mmHg の増加によるオッズ比は，ほかの要因の値が一定でありさえすれば，収縮期血圧値が何であっても 1.15 となる．すなわち，ほかの要因とは無関係に収縮期血圧 10 mmHg の増加は 1.15 倍の発症オッズをもたらすと考えることができる．

オッズ比は，発症確率 p が小さければ，$\frac{p_1/(1-p_1)}{p_0/(1-p_0)} \cong \frac{p_1}{p_0}$ と近似され，右辺は，収縮期血圧が sbp_0 のときの発症確率に対する $\text{sbp}_0 + 10$ のときの発症確率の比であり，p_0 を基準にしたときの p_1 の相対的な大きさを表している．これは相対危険 (relative risk) とよばれ，ここの例では，10 mmHg 増加すると相対危険が 1.15 倍となる，あるいは，リスクが 15％増加するということを意味している．このように，オッズ比は発症確率が小さい場合は相対危険としての解釈ができる．

ロジスティック回帰モデルによって，ある要因のリスクとしての大きさが，ほかの要因を調整したオッズ比，ひいては相対危険として評価できることになる．ロジスティック回帰モデルが利用される研究として前述のコホート研究のほかに，症例対照研究におけるオッズ比，横断研究（断面研究）における有病率の比較などがある．次にこれらについて紹介していく．

> **memo　相対危険と有病率比**
>
> 「p_0 を基準にした p_1 の相対的な大きさは相対危険 (relative risk) とよばれる」のであるが，一般的には p が死亡率や発症率の場合の用語である．p が有病率の場合は有病率比 (prevalence ratio) とよばれる．広義には，いずれも率の比であるので rate ratio の範疇にある．

3　ロジスティック回帰分析の読み方

1) 症例対照研究におけるロジスティック回帰分析

a. 症例対照研究におけるオッズ比

症例対照研究におけるロジスティック回帰モデル解析の話をする前に，症例対照研究とは何か，そのオッズ比をどう解釈するかについて説明する．

表2　症例対照研究で得られる 2×2 表

	症例 （発症あり）	対照 （発症なし）
要因への曝露あり	a	b
要因への曝露なし	c	d
計	a＋c	b＋d

　疾患発症から過去の要因曝露を探り，要因と疾患の関連を検討する研究デザインを症例対照研究とよぶ．症例対照研究は，要因の曝露から発症までを追跡するコホート研究とは時間的順序が逆であり，表2のような 2×2 表にまとめられる．

　症例対照研究は症例や対照の人数をはじめに設定し，過去の要因への曝露を探るデザインであるため，曝露ありの発症率や曝露なしの発症率の計算はできない．しかしながら，発症ありで曝露ありの割合 $\frac{a}{a+c}$ や曝露なしの割合 $\frac{c}{a+c}$ は計算でき，発症ありの曝露のオッズは $\frac{a/(a+c)}{(1-a)/(a+c)}=\frac{a}{c}$ で与えられる．同じように，発症なしの曝露のオッズは $\frac{b}{d}$ となる．したがって，発症有無による曝露のオッズの比であるオッズ比は $\frac{a/c}{b/d}=\frac{ad}{bc}$ で与えられる．

　もし，表2がコホート研究から得られたデータであったとすれば，曝露ありの発症オッズは $\frac{a/(a+b)}{(1-a)/(a+b)}=\frac{a}{b}$ で計算でき，曝露なしの発症オッズは $\frac{c/(c+d)}{(1-c)/(c+d)}=\frac{c}{d}$ となる．

　したがって，要因への曝露の有無による発症オッズ比は $\frac{a/b}{c/d}=\frac{ad}{bc}$ で与えられる．このオッズ比は，ちょうど症例対照研究における発症有無による曝露のオッズ比に一致している．このことは，症例対照研究で発症有無による曝露のオッズ比が，コホート研究から曝露の有無による発症オッズ比に対応することを示している．同様のことは症例対照研究でロジスティック回帰モデルを使用するときにも成立し，あたかもコホート研究から得られたかのような発症オッズ比が症例対照研究のロジスティック回帰モデルから求まる（technic 症例対照研究におけるロジスティック回帰モデルを参照）．なお，まれな疾患であればその発症オッズ比は相対危険に近似できる（technic コホート研究における発症相対危険と発症オッズ比参照）．

> **technic　コホート研究における発症相対危険と発症オッズ比**
>
> 表2がコホート研究でのデータのとき，要因曝露ありでの発症率（割合）は $\frac{a}{a+b}$，要因曝露なしでの発症率（割合）は $\frac{c}{c+d}$ である．したがって，要因曝露なしに対する要因曝露ありの発症相対危険は，$\frac{a/(a+b)}{c/(c+d)}$ である．
>
> まれな疾患の発症ならば，a は b に比べて，c は d に比べて十分小さいので，この相対危険は，$\frac{a/(a+b)}{c/(c+d)} \cong \frac{a/b}{c/d}=\frac{ad}{bc}$ で近似される．右辺は要因への曝露の有無による発症オッズ比であり，したがって，要因への曝露の有無による発症相対危険と要因への曝露の有無による発症オッズ比は近似的に一致することを示している．しかし，まれな疾患発症でなければ相対危険から大きくはずれる．この場合は，あくまでもオッズ比と理解しておくのが正しい．

technic 症例対照研究におけるロジスティック回帰モデル

オッズの観点からは，症例対照研究はコホート研究と見立てることができた．事実，コホート研究で使われるロジスティック回帰分析は症例対照研究での要因分析に適用される．そのからくりをみてみよう[2]．
コホート研究では，ある要因 x をもっている人の発症確率を $p(x)$ とし，この $p(x)$ のロジットにロジスティック回帰モデル：$\log \frac{p(x)}{1-p(x)} = \alpha + \beta_1 x_1 + \beta_2 x_2 + \cdots + \beta_k x_k$ を適用する．症例対照研究では，症例集団と対照集団から対象者が抽出されるが，その抽出率をそれぞれ π_1 と π_0 とすると，ある要因 x をもっている人がこの症例対照研究で症例として抽出される確率は $\pi_1 p(x)$，対照として抽出される確率は $\pi_0(1-p(x))$ である．したがって，この症例対照研究の全集団のなかでの症例の出現確率（割合）$r(x)$ は，

$$r(x) = \frac{\pi_1 p(x)}{\pi_1 p(x) + \pi_0(1-p(x))}$$

で与えられる．この $r(x)$ のオッズを計算すると $\frac{r(x)}{1-r(x)} = \frac{\pi_1 p(x)}{\pi_0(1-p(x))}$ となり，さらにロジットをみると，$\log \frac{r(x)}{1-r(x)} = \log \frac{\pi_1}{\pi_0} + \log \frac{p(x)}{1-p(x)} = \log \frac{\pi_1}{\pi_0} + \alpha + \beta_1 x_1 + \beta_2 x_2 + \cdots + \beta_k x_k$
となり，定数項に違いはあるが，コホート研究での発症確率 $p(x)$ のロジットに対応しており，要因にかかる回帰係数はコホート研究におけるロジスティック回帰モデルそのものになっている．
この意味するところは，症例対照研究においては，あたかも症例をコホート研究での発症例，対照を非発症例と見立てて，コホート研究と同じようにロジスティック回帰分析ができるということである．

b. 症例対照研究の文献例

症例に対して，性，喫煙習慣，採血日が同じような対照を選ぶ（マッチングという）症例対照研究のデザインで，冠動脈疾患発症リスクと炎症マーカーとの関連を検討した論文[3]を紹介する．統計解析セクションをみると，「We analyzed the association between biomarker levels and the risk of coronary heart disease using both conditional and unconditional logistic regression, with adjustment for matching factors. Because both analyses provided essentially the same results, we present the results of unconditional logistic regression…」とある．教科書的には，マッチングをして対照を選択したときの症例対照研究では，「マッチさせて症例が得られている」という条件を入れた条件付きロジスティック回帰分析が行われる．しかし本論文では，結果が異ならなかったという理由で，マッチング要因の性，喫煙習慣，採血日やほかの要因を調整した通常のロジスティック回帰分析を適用して，冠動脈疾患発症に対する炎症マーカーとして C-反応性蛋白（C-reactive protein；CRP）の有意性を認めている．

表3[3] にその結果を示す．ほかの要因を調整しても，1.0 mg/L 未満の CRP に対して 1.0～2.9 mg/L の CRP での冠動脈疾患発症オッズ比は 1.44，3.0 mg/L 以上の CRP では 1.68 であり，ともに有意であること，さらに，このオッズ比増加の検定においても 0.008 と有意であることから，炎症マーカーである CRP の高値は，冠動脈疾患リスクの増大を示していると結論している．

2）横断研究におけるロジスティック回帰分析
a. 横断研究におけるオッズ比

ある時点で要因と結果を収集し，要因の有無別の結果の割合（有病率）を比較する研究を横断研究という．横断研究は時間断面の対象者の状態把握を目的としており，対象者を追跡しないため，要因結果間の関連や因果関係は検討できない．一方，頻度の把握などを目的とした場合は簡便に実施できるため，調査として幅広く利用されている．横断研究でもほかの研究デザイン同様，ロジスティック回帰モデルを用いてオッズ比が推定される．横断研究におけるオッズ比使用の注意点として，有病率がまれなとき以外は有病率比として解釈できないことがある．一般に有病率が 10% を超えると有病率比とオッズ比の値の乖離が大きくなる．例として糖尿病有病率が 20% と 40% の集団の比較を考えると，有病率比は 2.0（＝0.4/0.2）であるのに対しオッズ比は 2.67（＝$\frac{0.4/0.6}{0.2/0.8}$）となる．このように横断研究におけるオッズ比を有病率比として解釈する場合は，有病率を確認しながら使用するのがよい．なお有病率比については，近年 Modified Poisson Regression などさまざまな統計モデルが提案され

表3 CRPと冠動脈心疾患リスク

研究の概要	
研究デザイン	コホート研究＋
対象者	Nurses' Health Study および Health Professionals Follow-up study の対象者
アウトカム	冠動脈疾患
症例群	冠動脈疾患と診断された男性 265 人，女性 239 人
対照群	年齢，喫煙，採血日でマッチさせた男性 529 人，女性 469 人
曝露	ベースライン時の CRP（炎症マーカー）
結果	炎症マーカー（CRP）の上昇が冠動脈疾患のリスクを増大させた

CRP の区分				
階級（mg/L）	< 1.0 mg/L	1.0～2.9 mg/L	> 3.0 mg/L	P 値
多変量調整＊	1.0	1.44（1.05～1.96）	1.68（1.18～2.38）	0.008

＊マッチング要因，両親の既往歴，飲酒，身体活動習慣などによる調整
〔Pai JK, et al.：Inflammatory markers and the risk of coronary heart disease in men and women. N Eng J Med 351：2599-2610, 2004〕

ている[4]．

b．横断研究の文献例

アメリカにおける第 3 回全国健康栄養調査（Third National Health and Nutrition Examination Survey；NHANES III）成績に基づいて，小児における喘息と関連する要因をロジスティック回帰モデルで解析した論文[5]を参照する．この論文は，有病率にロジスティック回帰モデルを適用している．統計解析セクションの記述をみると，「Logistic regression analysis was used to examine the relation between various explanatory variables and the probability of having an asthma diagnosis. The full model included age, gender, household size, body mass index, …」とあり，喘息有病率と独立変数の要因である年齢（age），性（sex），世帯数（size），BMI（bmi）などとの関連にロジスティック回帰モデルを適用し，要因が x のときの喘息有病率を $p(x)$ とすると，

$$\log \frac{p(x)}{1-p(x)} = \alpha + \beta_1 \text{age} + \beta_2 \text{sex} + \beta_3 \text{size} + \beta_4 \text{bmi} + \cdots$$

のモデルが使用されている．論文の記述のなかには，「ロジットは要因の線形和で表す」とは書いていないが，通常，断りがない場合は線形和である．もちろん，ある要因の 2 乗（たとえば bmi^2）や，要因同士の交互作用（たとえば sex × bmi など）を改めて 1 つの要因としてモデルに入れてもよい．

解析結果として，「In logistic models…, the only antioxidants significantly associated with asthma were vitamin C（ odds ratio=0.72 per mg/dl, 95 ％ confidence interval=0.55, 0.95 ）and α-carotene (odds ratio=0.95 per μg/dl, 95% confidence interval=0.90, 0.99).」と記載されている．vitamin C レベルは小児期の喘息有病率と負の有意な相関があると結論づけている．

表4 小児喘息有無の横断調査データ

	変数						
	asthma	age	sex	size	bmi	c (mg/dL)	・
個人1	0	6	0	3	19.8	0.89	・
個人2	1	13	1	4	18.2	1.02	・
個人3	0	8	1	5	20.0	0.56	・
個人4	1	9	0	5	17.9	0.76	・
・	・	・	・	・	・	・	

asthma＝1 for 喘息あり，＝0 for 喘息なし
sex＝1 for 男，＝0 for 女
c＝vitamin C

4 ロジスティック回帰分析の求め方

1) SASによるロジスティック回帰分析

SASでは，プロシジャコマンドで解析法を指定し結果を得ることになる．ロジスティック回帰モデルで解析するには，LOGISTICプロシジャを用いる[6]．

a. 横断研究での小児喘息の有病率調査を例として

表4のように，2値変数である変数名asthmaに，喘息の有無に応じて1あるいは0が入力され，age以下の独立変数にもデータが入力されているとする．

このとき，asthmaの有無と関連する独立変数(要因)の検出にロジスティック回帰モデルを使うなら，SASでは次のように入力すればよい(大文字はSASの指定語)．

```
PROC LOGISTIC DECENDING ;
MODEL asthma＝age sex size bmi c ;
RUN ;
```

回帰係数の推定値，その標準誤差，オッズ比などが出力される(出力の形式は最後の表7を参照のこと)．SASでのLOGISTICプロシジャは2値変数の小さい値を基準に考えるので，DECENDINGをつけなければ，MODELのasthmaで小さい値，ここでは0，つまり喘息なしの確率に対応する回帰係数が出力される．喘息ありのasthma＝1に対応する回帰係数を出力させる場合はDECENDINGをつける．もし，asthmaに喘息ありのとき0，喘息なしのとき1が入力されていれば，このDECENDINGは必要ない．

b. マッチングしていない症例対照研究(unconditional logistic analysis)

症例あるいは対照を表す2値変数をcaseとし，症例ならばcaseに1が，対照ならばcaseに2が入力されているとすると，この症例対照研究でのロジスティック回帰モデルは次のようになる．

```
PROC LOGISTIC ;
MODEL case＝独立変数の変数名 ;
RUN ;
```

c. マッチングされた症例対照研究(conditional logistic analysis)

b.マッチングしていない症例対照研究の例において，症例と対照がマッチングされていた場合には，この条件付きロジスティック回帰分析を使う．このときにはどの症例と対照がマッチングされたかが重要な情報であり，マッチングされた症例と対照の組を表す変数を作ることになる．

その変数名を setno とする．マッチングされた症例と対照の組は setno が同じ値である．別のマッチングされた症例と対照の組の setno は別の値ということである．

条件付きロジスティック回帰分析は PHREG プロシジャを用いる．

```
PROC PHREG；
STRATA setno；
MODEL case＝独立変数名；
RUN；
```

STRATA を入れるのが条件付きロジスティック回帰分析となる．

2) 3値変数のロジスティック回帰分析[6,7]

事象の有無を表す2値変数に対するロジスティック回帰モデルを扱ってきたが，3値変数の場合にロジスティック回帰モデルを適用するにはどうすればよいのだろうか．たとえば心電図所見をアウトカムとする研究で所見が「異常なし」，「軽度異常」，「異常」の3通り(カテゴリー)にグレード付けがされているとする．年齢や収縮期血圧などの要因が心電図異常とどういう関連があるか知りたい場合，どういう統計モデルを用いるのが適切であろうか．2値変数のロジスティック回帰モデルを適用するのであれば，0，1，2をどうにかして2つに分割しなければならない．たとえば，「異常なし」と「軽度異常＋異常」に分けて解析する，あるいは「異常なし＋軽度異常」とまとめて1つとし，「異常」と2分割して解析するなどがある．しかし，どうしても3カテゴリーをとるアウトカムのまま，解析したい場合もある．その場合は多項ロジスティック回帰という方法がある．

例として，3値変数である心電図所見 ecg の異常程度を 0，1，2 とし，独立変数名が age，sbp，bmi，tc，smoke の場合，心電図の異常の程度にどの要因と関連しているかを解析する．

データが表5のように各変数の列に読み込まれているとする．心電図所見を異常なし(ecg＝0)，軽度異常(ecg＝1)，異常(ecg＝2)の3値変数，喫煙の有無を喫煙なし(smoke＝0)，喫煙あり(smoke＝1)の2値変数として分類している．SASでは次のように入力する(通常のロジスティック回帰分析と同じである)．

```
PROC LOGISTIC DESCENDING；
MODEL ecg＝age sbp bmi tc smoke；
RUN；
```

表6に回帰係数の出力結果を示す．表中の有意性(カイ2乗統計量の列)と回帰係数の符号(回帰係数の列)をみると，age は有意に正の方向(significantly positive)に，tc は有意に負の方向(significantly negative)に心電図異常に関連していることがわかる．オッズ比の列には，それぞれの独立変数1単位変化に対するオッズ比が与えられているが，age の10歳の変化に対するオッズ比とその95％信頼区間を求めるときは MODEL のところを変更して次のように入力すれば出力される．

```
MODEL ecg＝age sbp bmi tc smoke/CLODDS＝PL；
UNITS age＝10；
```

表5　3値変数のロジスティック回帰分析

	変数						
	ecg	age	sbp	bmi	tc	smoke	・
個人1	0	63	146	23.2	198	0	・
個人2	1	71	152	20.8	180	1	・
個人3	2	59	140	24.0	204	1	・
個人4 ・ ・	1 ・ ・	75 ・ ・	138 ・ ・	21.6 ・ ・	210 ・ ・	0 ・ ・	・ ・ ・

表6　ロジスティック回帰分析のSAS出力結果①

変数	自由度	回帰係数	標準誤差	カイ2乗統計量	P値	オッズ比
Intercept 1	1	−7.4214	2.3570	9.9143	0.0016	・
Intercept 2	1	−5.8679	2.3387	6.2953	0.0121	・
age	1	0.0728	0.0253	8.2740	0.0040	1.076
sbp	1	0.0081	0.0053	2.3519	0.1251	1.008
bmi	1	0.0706	0.0402	3.0762	0.0794	1.073
tc	1	−0.0072	0.0032	4.9668	0.0258	0.993
smoke	1	−0.0462	0.2564	0.0325	0.8570	0.955

　注意点として，この3値ロジスティック回帰分析は，実は2種類の2値データに分けたロジスティック分析を考えている．つまり，すでに述べたような「異常なし」と「軽度異常＋異常」との2分割でのロジスティック回帰分析と，「異常なし＋軽度異常」と「異常」とで2分割したロジスティック回帰分析である．

　この2種類のロジスティック回帰分析では，各関連要因の回帰係数は異なると考えられるが，もし，この各要因の回帰係数が等しいと仮定できるとすると，心電図異常のグレードを上げる各要因の影響は，2分割する際のくくりを変えても共通であるということになる（このとき，くくりを変えたときの2種類のオッズは比例する）．この共通の影響をこのロジスティック回帰分析は求めている．

　したがって，この共通性の仮定が妥当かどうか検定する必要があり，出力結果に示される（表7）．ここでは，$P=0.6813$であり有意ではないので，共通性の仮定（各要因の回帰係数が等しい）は問題がないということになる．

　また，この各要因の係数が共通であるという条件下での2種類のロジスティック回帰分析の定数項が2つ出てくる．それが表6の出力結果のIntercept 1とIntercept 2である．もし，共通性の仮定が保証されない（比例オッズの仮定が有意である）ときは，独立変数の2乗項とか交互作用項などを入れるなどして比例性が保たれる必要がある．

表7 ロジスティック回帰分析のSAS出力結果②

カテゴリー	ecg	度数
1	2	99
2	1	87
3	0	67

比例オッズの仮定
カイ2乗値＝3.1212（自由度5）
（P＝0.6813）

- ロジスティック回帰は，アウトカムが2値のときに使用される統計モデルである．
- ロジスティック回帰を用いると，多変量調整したオッズ比が算出される．

■ 文献
1) Truett J, et al.：A multivariate analysis of the risk of coronary heart disease in Framingham. J Chron Dis 20：511-524, 1967
2) 丹後俊郎，他：新版 ロジスティック回帰分析—SASを利用した統計解析の実際．朝倉書店，42-45，2013
3) Pai JK, et al.：Inflammatory markers and the risk of coronary heart disease in men and women. N Eng J Med 351：2599-2610, 2004
4) Knol MJ, et al.：Overestimation of risk ratios by odds ratios in trials and Cohort studies：alternatives to logistic regression. CMAJ 184：895-899, 2012
5) Harik-Khan RI, et al.：Serum vitamin levels and the risk of asthma in children. Am J Epidemiol 159：351-357, 2004
6) Stokes ME, et al.：Categorical data analysis using SAS. Third ed, SAS Institute Inc, 189-296, 2012
7) 宮岡悦良（監訳）：データ解析のためのロジスティック回帰モデル．共立出版，287-331，2017

（村上義孝・杉山裕美）

Column　交絡因子の制御に多変量解析は万能か？

　学会発表を聞いていたり，論文を読んでいると，「性と年齢はモデルに独立変数として投入しているので，交絡因子としての制御はできている」と主張するものを数多くみかける．本当に，そうだろうか．
　この場合，性は2値データとして投入している（これ以外の方法はない）ので，あまり問題はない（かもしれない）．年齢は数量データ（連続数）として年齢そのものを1つの変数として投入しているものが多い．線型モデル（年齢の2乗とかではなく，単純に年齢を投入し，これにかかる係数を求めるもの）であれば，すべての年齢において1歳の違いが目的変数に与える影響は等しい，ということである．換言すれば，20歳に対する21歳の相対危険も，80歳に対する81歳の相対危険も等しいということであり，生物学的にはあり得ない話である．
　もちろん，だからといって，このような方法を否定するわけではない．しかし，詳細をみずに「制御した．影響は除去した」と言い切るのは科学的ではない．たとえば年齢ごとの観察など，大きく影響を与えるような因子は多変量解析に頼るのではなく，層化した解析も重要である．
　多変量解析で交絡因子の制御が完全にできるのであれば，未知の交絡因子の制御の問題を除けば，ランダム化比較試験（randomized controlled trial；RCT）の存在意義はなくなるはずであろう．

（中村好一）

第11章 前向きコホート研究・ランダム化比較試験で用いられる

Coxの比例ハザードモデル

手術のほうが予後はよいか，の判定のツール

1 Coxの比例ハザードモデルの基本

1) 生存確率・ハザード

死亡などのイベントが発生していない対象者を観察し，時点 t までイベントが発生しない確率を生存確率 $S(t)$ とよぶ．生存確率の経時的変化を表したものが，生存曲線である．図1のような非曝露群と曝露群の生存曲線がみられた場合に，生存確率の低下がゆるやかな非曝露群のほうが予後がよいことを示している．

2つの生存曲線の比較を行う方法として，ログ・ランク（log-rank）検定がある．この検定の帰無仮説は観察開始から時点 t までの期間において生存確率が等しいとするもので，各時点における2群のイベント発症者と未発症者の 2×2 分割表から期待死亡数と観察死亡数との乖離から，2群の生存率に有意な差があるかを検定する方法で，層化した2群において曝露因子が生存確率に及ぼす影響を検討することができる．しかし同時に複数の交絡因子の影響を制御した分析に用いることは困難である．

複数の交絡因子の影響を制御する生存分析法としてCoxの比例ハザードモデルがある．ハザード

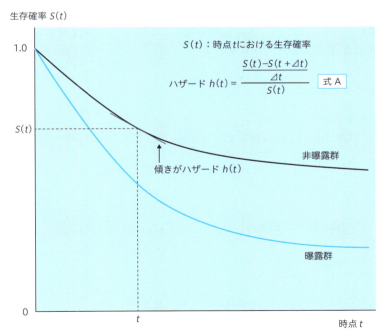

図1 生存確率とハザード

とは 式A （図1）で表され，ある時点 t から $t+\Delta t$ の間で生じる生存確率の変化割合を示しており，罹患をアウトカムとしている場合のハザードは瞬間罹患率に相当する．したがって，Cox の比例ハザードモデルから得られる非曝露群を基準とした曝露群のハザード比は，瞬間罹患率比に相当する相対危険を表す指標である．相対危険は非曝露群と比べて，曝露群の疾病頻度が何倍かを表す．

2）Cox の比例ハザードモデル

Cox の比例ハザードモデルは，重回帰モデルを応用した分析方法といえる．重回帰モデルでは，独立変数（説明変数）が1増加した場合の従属変数（目的変数）y の変化を回帰係数 β_1 で表す（ 式B ）．一方で，ロジスティック回帰分析は独立変数が1増加した場合に log オッズ（ロジット）が β_1 変化し（ 式C ），Cox の比例ハザードモデルでは，独立変数が1増加した場合に log ハザードが β_1 変化する（ 式D ）．従属変数に急性心筋梗塞の log ハザード，独立変数に年齢，喫煙の有無，LDL コレステロール値を含むモデルを検討する（ 式E ）．喫煙あり群のハザードは，$x_2=1$ を代入して，$e^{(\beta_1 x_1+\beta_2+\beta_3 x_3)}$ となる．一方喫煙なし群のハザードは，$x_2=0$ を代入して，$e^{(\beta_1 x_1+\beta_3 x_3)}$ となる．したがって喫煙のハザード比は $e^{(\beta_2)}$ となる（ 式F ）．

<重回帰モデル>

$y = \beta_1 x_1 + \beta_2 x_2 + \beta_3 x_3$ 　式B

独立変数に含まれるほかの要因（x_2, x_3）の影響を調整した状況で，要因 x_1 が1増加した場合に，y が回帰係数である β_1 変化する．

<多重ロジスティック回帰モデル>

$\log(\text{オッズ}) = \beta_1 x_1 + \beta_2 x_2 + \beta_3 x_3$ 　式C

独立変数に含まれるほかの要因（x_2, x_3）の影響を調整した状況で，x_1 が1増加した場合に，log オッズが回帰係数である β_1 変化する．

< Cox の比例ハザードモデル>

$\log(\text{ハザード}) = \beta_1 x_1 + \beta_2 x_2 + \beta_3 x_3$ 　式D

独立変数に含まれるほかの要因（x_2, x_3）の影響を調整した状況で，x_1 が1増加した場合に，log ハザードが回帰係数である β_1 変化する．

$\log(h(t)) = \beta_1 x_1 + \beta_2 x_2 + \beta_3 x_3$ 　式E

> $h(t)$ 急性心筋梗塞のハザード
> x_1：年齢，x_2：喫煙，x_3：LDL コレステロール値

$h(t) = e^{(\beta_1 x_1 + \beta_2 x_2 + \beta_3 x_3)}$

喫煙あり群のハザード：$x_2 = 1$ を代入
$h(t)1 = e^{(\beta_1 x_1 + \beta_2 + \beta_3 x_3)}$

喫煙なし群のハザード：$x_2 = 0$ を代入
$h(t)0 = e^{(\beta_1 x_1 + \beta_3 x_3)}$

喫煙のハザード比 $= \dfrac{h(t)1}{h(t)0} = e^{(\beta_2)}$ 　式F

3）Cox の比例ハザードモデルの前提条件

Cox の比例ハザードモデルの前提条件として，「2群のハザード比が一定で推移する」ということがあり，比例ハザード性とよばれる．比例ハザード性は Kaplan-Meier 法を用いた生存曲線から，2つ

の曲線がほぼ平行であることで確認することができる（図2）．2つの曲線が交わるような場合には，Coxの比例ハザードモデルを適用することができない．

2 医学研究でのCoxの比例ハザードモデル

1）罹患率とハザード比のどちらを用いるか

観察期間での新たな疾病の罹患の頻度を分析する方法には，観察人・年あたりの罹患数を算出する罹患率と，Kaplan-Meier法を用いて作成した生存曲線をログ・ランク検定や，Coxの比例ハザードモデルで推定したハザード比を用いる生存分析がある．罹患率を用いた分析は，観察期間中の罹患率がほぼ一定であることを前提としているのに対し，生存分析は罹患率やハザードが変動することを許容している．したがってハザード比は，治療介入後の生存率や，加齢に伴って増加するがんや心血管疾患の発生頻度を検討するコホート研究に適用しやすい．

2）Coxの比例ハザードモデルを用いた交絡の調整

Coxの比例ハザードモデルのアウトカムは，アウトカム発生までの時間で，従属変数に複数の潜在性交絡因子を独立変数に含むことによって，これらの因子の影響とは独立した調整ハザード比を算出することができる．ログ・ランク検定によって生存率に関する層化分析を行うことが可能であるが，層数が増えるに従って，層内の対象者数が減少する問題点がある．その点，Coxの比例ハザードモデルは比較的小さいサンプルサイズのデータから同時に複数の交絡因子の影響を調整することができる．しかしサンプルサイズの目安として，1つの独立変数あたり10以上のアウトカム発生が必要とされており，アウトカムの発生数が少ない場合は，独立変数の数を絞って分析を行う必要がある．

また2つの独立変数間に強い相関がみられる場合に，2つの変数の影響を区別して独立した影響を評価することはできない．このような問題点を多重共線性とよぶ．2つの独立変数間の相関係数が0.8を超える場合は多重共線性を認めることが多いとされるが，2変数間の相関のみでは評価できない場合がある．この場合はVIF[*1]（variance inflation factor）を算出し，10を超える場合は多重共線性を引き起こす可能性が高いと判断する．またVIFが2.5を超えるレベルでも問題が生じることがあり，モデルに変数を加えた場合と除外した場合で，回帰係数が大きく変動する場合は，多重共線性を疑う必要がある．多くの統計プログラムでは重回帰モデルにおけるVIFの値を算出できるようになって

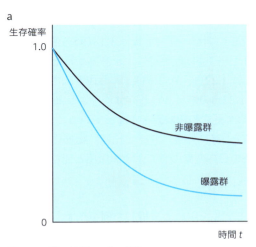
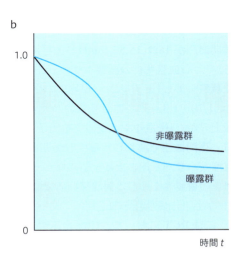

図2　2群の比例ハザード性
a：比例ハザード性あり，b：比例ハザード性なし

note [*1] VIF：ある変数の回帰係数が，ほかの変数によって決定される程度を評価するために考案された指標の1つ．

おり，この値はロジスティック回帰モデルやCoxの比例ハザードモデルを用いた場合や従属変数を変えた場合も同じ値をとることから，ある重回帰モデルで計算をしておけばよいということになる[1]．

3）ロジスティック回帰分析との違い

Coxの比例ハザードモデルでは，対象者ごとの観察開始からイベント発生または観察打ち切りまでの期間とイベント発生の有無のデータを用いて分析を行う．この場合，観察終了時のイベント発生の有無の情報のみでロジスティック回帰分析を行った場合，両者にどのような違いがあるかを考えてみたい．ロジスティック回帰分析では，比例ハザード性を考慮せずに分析できる一方で，観察開始からイベント発生までの期間の情報を用いていないため，2群のイベント発生までの期間に差があるかを明らかにすることができない．さらにロジスティック回帰分析は，ある一定期間の観察終了時のイベント発生の有無が判明した場合のみが分析に用いられるため，観察途中で脱落した対象者のデータは考慮されない．

Coxの比例ハザードモデルは，観察開始から脱落直前までの観察データを用いた分析であり，脱落者が生じるデータ分析にはCoxの比例ハザードモデルのほうが適していると考えられる．観察期間が短く，脱落例が少ない場合には，ロジスティック回帰分析から得られた結果とCoxの比例ハザードモデルから得られた結果は近い値をとる．

3 Coxの比例ハザードモデルの読み方

1）前向きコホート研究

表1[2]に前向きコホート研究でCoxの比例ハザードモデルが用いられた例を示す．本研究は，自由行動血圧によって血圧の日内変動を測定した6つのコホート研究に参加した9,828人のうち，18歳未満の対象者，従来法による血圧測定値が得られなかった者，日中血圧データが10未満，夜間血圧データが5未満であった合計2,370人を除外した7,458人が分析対象である．総死亡や心血管死亡をアウトカムとする前向きコホート研究で，観察期間の中央値は9.6年であった．対象者の平均年齢は56.8歳（SD, 13.9）で，従来の血圧測定法による収縮期血圧の平均値は132.4 mmHgで拡張期血圧は80.1 mmHgであった．自由行動下血圧による24時間の平均血圧は収縮期血圧が124.8 mmHg，拡張期血圧が74.0 mmHgであった．観察期間内に983人の死亡が確認され，心血管死亡が387人，非心血管死亡が560人であった．潜在性交絡因子である所属したコホート，性，年齢，BMI，飲酒，喫煙，コレステロール値，心血管疾患既往，糖尿病，降圧薬服用で調整したモデル1において，夜間収縮期血圧が$1SD$（15.52 mmHg）上昇に伴う総死亡の調整ハザード比は1.18（95％信頼区間，1.11～1.25）で，心血管死亡の調整ハザード比が1.29（1.19～1.41）と有意に1より高かった．さらに日中血圧で調整しても（モデル2），総死亡のハザード比は1.22（1.13～1.31），非心血管死亡のハザード比は1.21（1.10～1.33），心血管死亡のハザード比は1.22（1.09～1.36）と有意に1より高く，$1SD$の夜間血圧上昇が，日中血圧やほかの交絡因子とは独立して死亡の危険因子となっていることが示された．

一方，夜間血圧で調整した日中収縮期血圧の$1SD$上昇に伴うハザード比は，総死亡，心血管死亡とも有意なハザード比の上昇を認めなかった．血圧の日内変動のうち，夜間血圧と死亡との関連から夜間血圧の重要性を示した興味深い研究結果である．

2）ランダム化比較試験（RCT）

表2[3]にはRCTにおいて，Coxの比例ハザードモデルを用いて分析した例を示す．本研究の対象者は50歳以上で収縮期血圧が130～180 mmHgなどの，適格基準を満たした9,361人である．全対象者は目標血圧値を120 mmHg未満とする積極的降圧治療群（4,678人）と，目標収縮期血圧を140 mmHg未満とする従来の標準治療群（4,683人）に無作為に割り付けられた．本研究の1次アウトカムは心筋梗塞，急性冠症候群，脳卒中，心不全，心血管死亡のいずれかの発症である．治療開始後1

表1　前向きコホート研究（Coxの比例ハザードモデルを用いた例）

研究の概要	
研究デザイン	前向きコホート研究（メタ解析）
対象者	18歳以上の男女　7,458人（自由行動下血圧測定を実施した6つのコホート研究参加者）
曝露	日中血圧，夜間血圧
アウトカム	総死亡，心血管死亡，非心血管死亡
結果	夜間血圧高値は，日中血圧と独立して，総死亡，心血管死亡，非心血管死亡の危険因子であるのに対し，日中血圧高値は夜間血圧で調整した場合，総死亡，心血管死亡，非血管死亡の有意な危険因子とはいえなかった

	総死亡 983人	非心血管死亡 560人	心血管死亡 387人
	上昇に伴うハザード比（95% CI）		
日中収縮期血圧値の1SD（15.52 mmHg） 調整ハザード比（モデル1） 調整ハザード比（モデル2）	1.09（1.02〜1.16） 0.94（0.87〜1.03）	0.96（0.88〜1.05） 0.84（0.75〜0.94）	1.29（1.17〜1.42） 1.11（0.98〜1.27）
夜間収縮期血圧値の1SD（15.52 mmHg） 調整ハザード比（モデル1） 調整ハザード比（モデル2）	1.18（1.11〜1.25） 1.22（1.13〜1.31）	1.10（1.01〜1.19） 1.21（1.10〜1.33）	1.29（1.19〜1.41） 1.22（1.09〜1.36）

モデル1：コホート，性，年齢，BMI，飲酒，喫煙，コレステロール値，心血管疾患既往，糖尿病，降圧薬服用で調整
モデル2：モデル1の共変量に加え，日中血圧については夜間血圧，夜間血圧については日中血圧で調整
〔Boggia J, et al.：Prognostic accuracy of day versus night ambulatory blood pressure：a cohort study. Lancet 370：1219-1229, 2007〕

表2　RCT（Coxの比例ハザードモデルを用いた例）

研究の概要	
研究デザイン	RCT
対象者	50歳以上で収縮期血圧が130から180 mmHgの者　9,361人
介入	積極的降圧治療（目標収縮期血圧 120 mmHg 未満） 標準治療（目標収縮期血圧 140 mmHg 未満）
1次アウトカム	心筋梗塞，急性冠症候群，脳卒中，心不全，心血管死亡いずれかの発症
結果	積極的降圧治療群では標準治療群に比べて，一次アウトカムのハザード比が有意に低く，総死亡のハザード比も有意に低かった

	積極的降圧群（4,678人）		標準治療群（4,683人）		ハザード比（95% CI）	P値
	発症数	累積罹患率 %（1年あたり）	発症数	累積罹患率 %（1年あたり）		
1次アウトカム	243	1.65	319	2.19	0.75（0.64〜0.89）	<0.001
2次アウトカム						
心筋梗塞	97	0.65	116	0.78	0.83（0.64〜1.09）	0.190
急性冠症候群	40	0.27	40	0.27	1.00（0.64〜1.55）	0.990
脳卒中	62	0.41	70	0.47	0.89（0.63〜1.25）	0.500
心不全	62	0.41	100	0.67	0.62（0.45〜0.84）	0.002
心血管疾患死亡	37	0.25	65	0.43	0.57（0.38〜0.85）	0.005
総死亡	155	1.03	210	1.40	0.73（0.60〜0.90）	0.003

〔Wright J, et al.：A Randomized Trial of Intensive versus Standard Blood-Pressure Control. N Eng J Med 373：2103-2116, 2015〕

年時点の2群の平均収縮期血圧は，積極的降圧治療群で121.4 mmHg，標準治療群で136.2 mmHgであった．観察期間の中央値が3.26年の時点で，積極的降圧治療群の1次アウトカムが有意に優れていたため研究は終了した．標準治療群を基準とした1次アウトカムのハザード比は0.75（95%信頼区間，0.64〜0.89）で有意に1より低かった．さらに2次アウトカムでは心不全のハザード比が0.62（0.45〜0.84），心血管疾患による死亡のハザード比が0.57（0.38〜0.85），総死亡のハザード比が0.73（0.60〜0.90）と有意に1より低く，標準治療群と比べて積極的降圧治療群の予後のほうが優れていた．

これらの結果は，高血圧の治療目標値の決定に重要なエビデンスとなった．9,000人を超える大規模対象者を無作為に割り付けた結果，両群の交絡因子保有割合は確率的に等しいと考えられるため，交絡因子で調整したハザード比は算出されていない．しかし対象者数が少ないRCTでは，測定可能な交絡因子で調整したハザード比を検討するのが妥当である．4,678人の積極的降圧治療群のうち，111人がフォローアップから脱落し，154人が研究参加同意を撤回したため，合計265人の観察が途中で中止されている．一方，標準治療群のうち134人がフォローアップから脱落し，121人が研究参加同意を撤回したため，合計255人がフォローアップを中止されていることになる．表2[3]に示されている累積罹患率は，研究参加時の対象者のうち，イベントを発症した対象者の割合を示すため，途中でフォローアップを中止した影響は考慮されていない．一方，Coxの比例ハザードモデルの算出には，フォローアップを終了するまでの観察期間が考慮されている点で，累積罹患率より優れた分析と考えられる．

4 ハザード比の求め方

Excelを用いたハザード比の分析はむずかしいため，ここではSPSSを用いた分析例を紹介する．ある疾患の発症について図3のように，2020年1月まで観察を行ったとする．すべての対象者の観察終了時は，打ち切りまたは発症となり，（　）内は観察期間を表している．この観察結果に基づき分析を行う場合は，表3のようなデータを用いる．SPSSを用いてCoxの比例ハザードモデルを用いた分析を行う場合は，[生存変数]に観察期間を選択し，[状態変数]に，発症の有無を選択する．また年齢，性別，喫煙，肥満などの独立変数は，[共変量]として選択する．性別のハザード比を検討したい場合はあらかじめ，Kaplan-Meier法を用いて，[因子]に性別を選択することで，男女間の比例ハザード性を確認するとよい．同じデータを用いて，観察開始から4年間の発症の有無をアウトカムとしたロジスティック回帰分析を行う場合は，観察期間が48か月未満で，発症なし（打ち切り）に該当するID 6とID 9の2人のデータが除外される（図3）．従属変数は発症の有無，独立変数にそのほかの変数を用いた分析となり，観察期間の情報は必須ではない．得られた観察データをすべて用いて分析するという観点から，Coxの比例ハザードモデルによる分析のほうが望ましいと考えられる．

point
- Coxの比例ハザードモデルを用いて，複数の交絡因子で調整したハザード比を算出できる．
- Coxの比例ハザードモデルの前提条件である比例ハザード性は，生存曲線を用いて確認することができる．
- Coxの比例ハザードモデルは，観察途中で脱落した対象者について，打ち切りまでのデータが分析に考慮される点が，ロジスティック回帰分析と異なる．

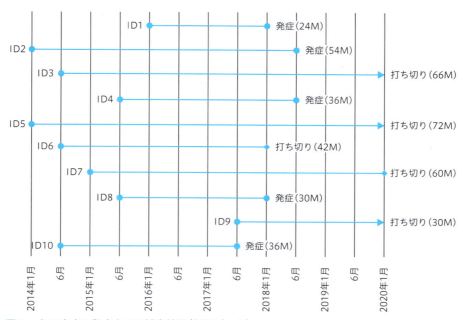

図3 ある疾病の発症までの観察結果（仮想データ）

表3 Coxの比例ハザードモデルに用いるデータの例

対象者ID	観察期間（月）	発症（1：あり，0：なし）	年齢	性別（1：男，0：女）	喫煙（1：あり，0：なし）	肥満（1：あり，0：なし）
1	24	1	73	0	1	0
2	54	1	80	1	0	1
3	66	0	65	1	1	1
4	36	1	74	0	0	0
5	72	0	60	0	1	1
6	42	0	76	0	0	1
7	60	0	65	1	1	1
8	30	1	65	1	1	0
9	30	0	68	1	0	1
10	36	1	73	1	0	1
⋮	⋮	⋮	⋮	⋮	⋮	⋮

■ 文　献

1) Katz MH：How do I assess whether my variables are multicolinear? Multivariable Analysis: A Practical Guide for Clinicians and Public Health Researchers. 3rd ed, Cambridge University Press, 90-91, 2011
2) Boggia J, et al.：Prognostic accuracy of day versus night ambulatory blood pressure: a cohort study. Lancet. 370：1219-1229, 2007
3) Wright J, et al.：A Randomized Trial of Intensive versus Standard Blood-Pressure Control. N Eng J Med. 373：2103-2116, 2015

（佐伯圭吾）

第12章 横断研究・コホート研究・ランダム化比較試験で用いられる マルチレベル分析

環境曝露が集団で解析できるツール

1 マルチレベル分析の基本

1) マルチレベル分析の利点

マルチレベル分析とは，階層をもつデータ（階層的データ）を適切に分析するための手法である．この分析方法は，社会学や教育学の分野で発展してきたが，近年では保健医療の分野でも用いられる．たとえば，「血圧と1日の食塩摂取量」との関係についての研究を考える．ここでは，アウトカムとしての血圧値には個人の食塩摂取量が影響を与えている可能性があるが，個人が所属する集団，つまり地域の特徴が，アウトカムに影響を与えている場合もある．このような場合，「個人」の食塩摂取量のデータは，「地域」という上位構造の下に入る形となる（ネストされている）．このようなデータを階層的データという．個人の食塩摂取量と血圧のみの解析ではわからない，「地域」という要因の影響を，マルチレベル分析では解析することができる．

2) マルチレベル分析の原理

マルチレベル分析の仕組みについて，血圧値と食塩摂取量の関係を例にして説明する．仮に，「血圧値と食塩摂取量」についての散布図が図1aのように得られたと仮定する．それぞれの地域ごとに観察した場合には，その地域ごとの回帰直線（A，B，C）が得られる．図1aでは，すべての地域において，傾きは同じであるが，切片は異なっている．傾きは正であり，食塩摂取量が多いほど血圧値が高いということが，どの地域においても観察できる．

ただし，食塩摂取量が0の場合には，切片が地域ごとに異なる，つまり，地域ごとにベースの血圧値が異なるという結果となる．この場合には，地域の食習慣の違いや年齢構成の違い，自治体の違いなど，地域をめぐるほかのさまざまな要因を考えていく必要がある．図1aの点線のように，これら個人の血圧データのすべてを「地域」という単位を無視して解析すると，相関が得られないという誤った結果となってしまう．

一方，図1bのような散布図が得られた場合，図1aと同様に，傾きは地域間で同じで，切片は異なる．この場合，地域という単位を無視し，全体として解析をすると，傾きは負となり，「食塩摂取量が増えるほど血圧値が低くなる」という誤った結果が得られてしまう．

次に，図1cのような散布図が得られた場合，傾きは地域間で異なるが切片は同じである．傾きが異なるということは，「食塩摂取量が血圧に与える影響そのもの」が，地域間で異なることが示唆される．図1dの場合には，切片や傾きがどの地域も異なっている．このように階層的なデータを従来の方法で解析すると，個人と集団のそれぞれの影響が混在した状態となる．このような場合には，マルチレベル分析が必要となる．

3) マルチレベル分析の手順

マルチレベル分析を進めるにあたり，まず，解析するデータが階層的なデータかどうかを確認する必要がある．個人の属性を考えれば，おのずと，階層をなしていることがイメージできるが，それを

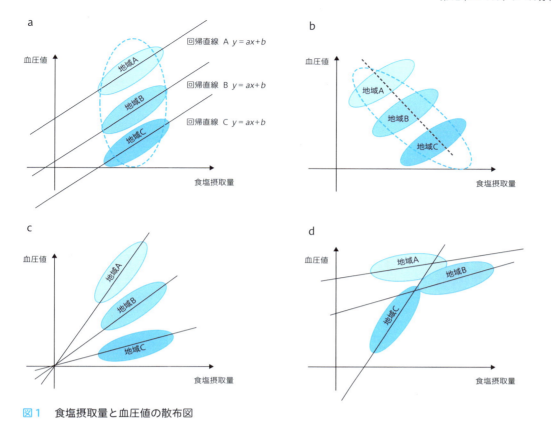

図1 食塩摂取量と血圧値の散布図

統計的に示す作業が必要になる．データが階層的データである場合には，1人1人の個人のデータが類似しており，集団という単位の特徴を表している場合がある．この場合，どの程度，集団内での類似性があるかを示す指標として，「級内相関係数（intraclass correlation coefficient；ICC）」を用いる．級内相関係数が，有意である場合や，0.1を超えている場合には，階層性があると判断される．

級内相関係数は，簡単には次の式で表される．

$$級内相関係数 = \frac{集団レベルの分散}{全体の分散} = \frac{集団レベルの分散}{（集団レベルの分散＋個人レベルの分散）}$$

マルチレベル分析では，階層的データの分散は「集団と集団との変動によるもの：集団レベルの分散」と，「集団内（個人間）の変動によるもの：個人レベルの分散」の2つの和として示すことができる．この式からも，級内相関係数がある一定以上であれば，データには集団の単位から説明できる何らかの情報が含まれるということになる．

4）階層線形モデル

階層線形モデルはマルチレベル分析の1つである．概念としては，回帰分析に似ている．まず，一般的な回帰式では，次のような式が得られる．

血圧値＝切片＋回帰係数×食塩摂取量＋残差

切片をβ_0，回帰係数をβ_1，血圧値〔従属変数（目的変数）〕をy，食塩摂取量〔独立変数（説明変数）〕を

x とする．単回帰分析では従属変数は1つだが，独立変数は複数あってもよく，その場合には回帰係数は増えた分だけ β_1，β_2 と表される．残差は r (residual error) で表記する．

すると先ほどの式は，

$$y = \beta_0 + \beta_1 \times x + r$$

となる．
ここで，1人1人数値が異なるデータについては添え字 i をつける．

$y_i = \beta_0 + \beta_1 \times x_i + r_i$ となる

ここで，回帰係数 β_1 は，食塩摂取量が1単位増えると，血圧値が β_1 上昇していることを示す．同様の回帰式が，すべての地域で，それぞれ作ることができる．地域により切片 β_0 と回帰係数 β_1 はそれぞれ異なるが，これらをすべてまとめた回帰式を作成したい場合，集団の差を表す添え字 j を加えると以下のようになる．

$$y_{ij} = \beta_{0j} + \beta_{1j} \times x_{ij} + r_{ij}$$

ここで，図2をみてほしい．マルチレベル分析では，地域で得られた回帰式のうち，切片の変動と回帰係数の変動(傾きの変動)が，平均からどのくらい離れているか，つまり分散を用いて推定することで，集団間の変動の程度を評価することができる．

ここで，固定効果と変量効果の概念が必要となる．固定効果とは，回帰分析における切片や回帰係数で，文字通り，変化せずに固定された一定の値をとるものを指す．平均値などがそれに相当する．変量効果とは，確率的に変動するものを示す．図2で，回帰係数を固定効果と考え一定のものと仮定すると，切片は集団間で変動しており，ばらつきがある．このばらつきを分散(変量効果)として考える．逆に，切片を固定効果と考え，回帰係数を変動のあるもの(変量効果)とした場合は，回帰係数を分散として，とらえることができる．先ほどの式にもどるが，この固定効果と変量効果を式に挿入し，切片と回帰係数を表してみる．

切片 $\beta_{0j} =$ (全地域の切片の平均値＋残差)
$\qquad = \gamma_{00} + u_{0j}$
$\qquad$ (γ_{00} は固定効果：サンプル全体の平均的な切片，u_{0j} は変量効果：残差)

回帰係数 $\beta_{1j} =$ (全地域の回帰係数の平均値＋残差)
$\qquad = \gamma_{10} + u_{1j}$
(γ_{10} は固定効果：サンプル全体の平均的な回帰係数，u_{1j} は変量効果：残差)

まとめると，

$$\begin{aligned}
y_{ij} &= \beta_{0j} + \beta_{1j} \times x_{ij} + r_{ij} \\
&= (\gamma_{00} + u_{0j}) + (\gamma_{10} + u_{1j}) \times x_{ij} + r_{ij} \\
&= \underbrace{\gamma_{00} + \gamma_{10} x_{ij}}_{\text{固定効果}} + \underbrace{u_{0j} + u_{1j} x_{ij} + r_{ij}}_{\text{変量効果}}
\end{aligned}$$

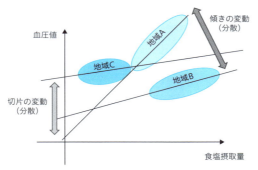

図2　切片と傾きの変動(分散)

このように，マルチレベル分析では，固定効果と変量効果の両方を表現することが可能であるため，混合モデルともよばれる．

2　マルチレベル分析の読み方

具体的にマルチレベル分析を用いた論文を解読してみる．次の論文は「住民の健康度」に与える影響として，「個人」の年齢や所得，婚姻の状況以外に，地域の影響(地域の信頼感や所得格差)がどの程度影響を与えているかを研究したものである．この研究では，従属変数として，健康自覚度(1＝普通／不良，0＝非常に良い／良い)を用いている[1]．

そこで，階層データとして，
1次レベル：住民(個人)
2次レベル：地域
が成り立つ．

変数としては，個人レベルの変数として，年齢・婚姻・学歴・住居の種別・所得が用いられ，地域レベルの変数として，平均等価所得[*1]・信頼度(人を信用できると回答した人の地域ごとの割合％)・ジニ係数[*2]が用いられた．この研究では，地域間のばらつき(変動)がみられた場合，その要因が，個人の属性の違いによるものか(構成効果：収入や教育など個人レベルの要因の効果のこと)あるいは，地域の特性(文脈効果：住んでいる地域が健康に与える要因のこと)によるものかを検討する．結果の一部を表1[1]に示す．

まず，モデル1として，個人レベルの変数を何もいれない，つまり「null model[*3]」で分析が行われた．このモデルは，地域間の分散があるかどうかを示すために行う．この場合，地域間のばらつき(変動＝分散)は，表の1番下にある0.026で，標準誤差は2.48である．モデル1の切片は，－0.90である．健康自覚度の地域の平均は－0.90で，地域間分散は0.026ということになる．このとき，$P=0.01$で地域間の分散は有意であることが示唆される．

次に，この地域間のばらつきが何によってもたらされているかを示す．まず，個人の特性(年齢・婚姻・学歴・住居の種別・所得)を独立変数に加えたモデル2を実施する．ここで得られた，地域間の分散(表の1番下)0.012とnull modelで得られた0.026を比較する．地域間のばらつきが，個別の特性を考慮することで，減少している．〔(0.026－0.012)/0.026〕×100＝53.8％となり，地域間のばらつきのうち，約54％は個々の特性である性・年齢・所得・教育歴・住居で説明できることになる．

さらにモデル3では，地域の要因として平均等価所得・信頼度を加えている．モデル2からさら

note[*1] 平均等価所得：世帯の構成員の生活水準を表すように調整した所得のことで，世帯所得を世帯人数の平方根で割ったもの．
note[*2] ジニ係数：所得や資産の不平等あるいは格差をはかる尺度．均等に分配されている場合は0となり，1に近くほど不平等度が高い．
note[*3] null model：独立変数を含まない，切片のみからなるモデル．従属変数を切片のみで回帰するモデル．

表1　マルチレベルロジット推定

固定パラメータ	モデル1	モデル2	モデル3
個人レベル			
定数	−0.90(23.1)	−1.54(12.2)	2.42(1.73)
性別			
女		reference	
男		0.00(0.03)	0.00(0.06)
婚姻状況			
既婚		reference	
離婚		−0.20(3.98)	−0.20(4.00)
未婚		−0.11(0.79)	−0.12(0.79)
離別		−0.16(1.27)	−0.17(1.40)
地域レベル			
平均等価所得			−0.002(1.19)
信頼度(%)			−0.039(2.26)
ジニ係数			
ランダムパラメータ			
地域間分散	0.026(2.48)	0.012(1.86)	0.006(1.34)

括弧内は標準誤差
個人レベルの要因には，年齢・学歴・住居の種別・所得が含まれるが，ここでは省略している
〔Ichida Y, et al.：Social Capital, income inequality and self-rated health in Chita peninsula Japan：multilevel analysis of older people in 25 communities. Soc Sci Med 69：489-499, 2009 より一部改変〕

に地域間の分散が減少し0.006となっている．null modelと比べると，〔(0.026−0.006)/0.026〕×100＝76.9％となり，地域間の分散の約77％が地域の平均等価所得や信頼度で説明できることになる．この論文では，それぞれのモデルのなかに，ロジステック回帰モデルが組み込まれている．

以上のように，マルチレベル分析を用いることで，個人のアウトカムに与える地域の要因を調査することができる．

3　マルチレベル分析の求め方

マルチレベル分析を行うための統計ソフトにはさまざまなものがある．詳細は，ソフトごとに方法を解説した書物を参考にされたい．

point
- 健康を中心とした分析において，アウトカムに個人の検査値などが影響を与えている可能性があるが，個人が所属する集団，つまり地域の特徴が，アウトカムに影響を与えている場合もある．
- このような場合には，マルチレベル分析が有効であり，個人のデータのみの解析ではわからない，地域の影響を解析することができる．

■ 文　献
1) Ichida Y, et al.：Social Capital, income inequality and self-rated health in Chita peninsula Japan：multilevel analysis of older people in 25 communities. Soc Sci Med 69：489-499, 2009

■ 参考文献
・ 藤野善久，他：保健医療従事者のためのマルチレベル分析. 診断と治療社, 2-12, 2013
・ 清水裕士：個人と集団のマルチレベル分析. ナカニシヤ出版, 17-41, 2014
・ Douglas AL：Multilevel Modeling. Sage Publications, 9-14, 2004

（松原優里）

Column　基本的な観察の重要性

　正直な話，本章のマルチレベル分析は取り上げたくなかった．しかし，本書の趣旨として「ほかの研究者の学会発表や論文で使われている統計解析を理解できる」ということがあり，近年結構用いられている手法なので，新たに追加した．
　環境への曝露，社会経済因子への曝露（たとえば失業率）など，個人レベルでの曝露量の評価が困難であり，一方で集団全体での曝露量が構成する個人間で差が少ないような曝露について用いる統計手法だが，それであれば素直に生態学的な研究（ecological study）として，個人単位ではなく，集団（たとえば都道府県などの地域）を単位として，主として相関関係や回帰分析を行えばよい．日常生活習慣を曝露とする研究でも同様である．個人の食事摂取量についていくら頑張って精度の高い推計を行っても，個人内変動（ざっくばらんにいうと，「毎日食っているものは違うだろ」ということです）に対応できているとは思えない．そうすると，都道府県別の食塩摂取量と脳血管疾患死亡率の関係など，もっと重要視されてもよいのではないか．
　このような研究デザインが軽視されている（？）背景として，「集団単位の観察は個人単位の観察に比べてレベルが低い」という暗黙の了解があるようだ（編者の誤解であればよいが）．これは研究者個人個人の偏見だけでなく，雑誌の編集委員会などにも染みついているようである．学問の世界全体で考え直す必要はないだろうか？

（中村好一）

第13章 さまざまな研究で用いられる
その他の多変量解析
リスクの有無が知りたい，マッチングが必要など，さまざまな場面での予測ができる

1　Poisson 回帰分析

　Poisson 回帰分析は，コホート研究でアウトカムが 2 値変数（1 または 0，死亡または生存，罹患するまたは罹患しないという変数のこと）である場合の相対危険[*1]を推定することができる．コホート研究ではロジスティック回帰分析を使ってオッズ比を推定することができるが，相対危険をアウトカム指標として使えば，研究者も論文の読者も「この独立変数（説明変数）は〇〇倍アウトカムのリスクを上げている」という説明ができ，オッズ比よりわかりやすい．

　例をあげる．表1[1)]は，日本人小児の 3 歳児健康診査時にう歯（むし歯）が見つかる相対危険を，多変量 Poisson 回帰により推定した結果である．たとえば，生まれ順が第二子以降であれば，第一子であることより 1.27 倍う歯になりやすい（統計学的に有意）．3 歳時点で毎日歯磨きをしないことは，1.22 倍う歯のリスクを上げている．3 歳時点で牛乳を摂取していることは，5％う歯のリスクを減らしている．出生体重が 4,000 g 以上の巨大児で生まれることは，う歯をもつリスクを 18％上げている．このように，相対危険による報告なら，やさしく結果を伝えることができる．

> **memo　割合，比，率のちがい**
>
> 割合は，ある集団のなかでその特性をもっている人の数を小数または％で表したもので，全員その特性をもっていたら 1.0，全員もっていなければ 0 となる．比とは，A の値を B の値で割ったものである．医学研究で比を扱うときには特に，A と B が同じ単位である場合が多く，その場合，比は無単位となる．例として，胃がんのスクリーニング検査に用いるペプシノーゲン I / ペプシノーゲン II 比（双方とも単位は ng/mL）やこの本でも扱うオッズ比がある．オッズ比は，オッズ（無単位）をオッズ（無単位）で割った比のことである．しかし，たとえば血液中の蛋白の糖化されやすさの指標である GA/HbA1c 比のように，単位が異なるもの同士で割ったものを比とよぶこともある（両者とも単位は％であるが，GA（グリコアルブミン）は血液中の蛋白質「アルブミン」のうち，血糖と結合して変化したものが占める割合（％），HbA1c は血色素（ヘモグロビン，Hb）のうち，血糖と結合して変化したもの（A1c）が占める割合（％）であり，本来的に違う単位のもの同士を扱っている）．
> 医学研究でいう率は，分母に「〇〇人あたり，〇〇年あたり」という，人数×時間を，分子に「△△人が発症」を採用して割り算をした値である．発症率が 10 人/10,000 人・年であるとは，10,000 人を 1 年間コホート研究で追いかけると 10 人発症する，1,000 人を 10 年間追いかけると 10 人発症する，100 人を 10 年間追いかけると 1 人発症する，100,000 人を 1 年間追いかけると 100 人発症することを見込む，ということである．ここにあげた人数とコホート期間は，すべて異なるため，発症率が異なるはずだと思われるかもしれない．集団の発症率を考える疫学では，ある特性をもった集団の発症率はすべて同じと考えて，その発症率を計算する．集団をある特性ごとに区切り，その発症リスクを測るためである．
> 新聞や書籍で，「比率」という言葉を目にすることが多いと思う．医学研究では上記のように，「比」と「率」を分けて考える場面が多く，混乱を避けるため，「比率」という言葉はあまり使われない．

note [*1] 相対危険：相対危険（relative risk）にはリスク比（risk ratio）と率比（rate ratio）がある．relative risk，risk ratio，rate ratio，どれを略しても RR といい，独立変数がアウトカムのリスクまたは率を何倍にするかを意味する指標である．オッズ比がオッズの比という解釈がむずかしい指標であるのに対し，RR は「何倍」という解釈ができる便利な指標である．

表1　日本人小児が3歳児健診時にう歯をもつ相対危険を推定した多変量 Poisson 回帰分析の結果

説明変数		被験者数	3歳時点でう歯を有する割合(%)	単変量解析 粗 RR[a]	95% CI[b]	多変量解析 調整済み RR[a]	95% CI[b]	3歳時点の調整したう歯または充填歯の数(本)
性	女児	62,090	44.6	ref	—	ref	—	2.84
	男児	65,519	47.3	1.06	1.05〜1.07	1.04	1.02〜1.06	2.90
出生体重(g)	2,500〜3,999	113,713	46.1	ref	—	ref	—	2.68
	≥ 4,000	1,388	55.7	1.21	1.15〜1.27	1.18	1.10〜1.27	3.37
	< 2,500	12,508	44.0	0.95	0.93〜0.98	0.95	0.92〜0.98	2.56
3か月健診時の母親の年齢	25〜34	80,807	43.9	ref	—	ref	—	2.70
	< 25	21,880	52.0	1.18	1.17〜1.22	1.18	1.15〜1.21	3.13
	≥ 35	24,922	47.5	1.08	1.07〜1.10	1.03	1.01〜1.05	2.78
妊娠週数(週)	正期産	115,893	45.8	ref	—	ref	—	—
	早期産	10,669	47.6	1.04	1.02〜1.06	1.03	0.998〜1.07	—
	過期産	1,047	48.9	1.07	1.003〜1.14	1.07	0.97〜1.18	—
生まれ順	1人目	54,630	41.1	ref	—	ref	—	2.58
	2人目以上	72,936	49.7	1.21	1.19〜1.22	1.27	1.25〜1.29	3.16
1歳6か月時点での歯の数(本)	0〜13	20,450	38.6	ref	—	ref	—	2.64
	14〜20	59,973	44.0	1.14	1.12〜1.16	1.13	1.10〜1.15	3.10
3歳時点で両親とも失業中	いいえ	121,940	45.5	ref	—	ref	—	2.63
	はい	5,669	56.1	1.23	1.20〜1.26	1.11	1.07〜1.16	3.11
1歳6か月時点の哺乳瓶の使用	いいえ	43,659	41.7	ref	—	ref	—	2.80
	はい	36,730	44.2	1.06	1.04〜1.08	1.04	1.03〜1.06	2.94
3歳までのフッ素塗布[‡]	はい	7,567	34.9	ref	—	—	—	—
	いいえ	7,172	36.7	1.05	1.01〜1.10	—	—	—
3歳時点で親のどちらかが喫煙	いいえ	55,754	40.9	ref	—	ref	—	2.70
	はい	55,106	49.3	1.21	1.19〜1.22	1.15	1.13〜1.17	3.04
3歳時点で6歳未満のきょうだいがいるか	はい	58,786	47.2	ref	—	—	—	—
	いいえ	68,823	45.0	0.95	0.94〜0.97	—	—	—
3歳時点で育児の支援者がいるか	はい	11,479	36.8	ref	—	ref	—	—
	いいえ	116,023	46.9	1.28	1.24〜1.31	1.18	1.15〜1.21	—
1歳6か月時点での歯磨き習慣	毎日	45,062	48.6	ref	—	ref	—	2.64
	時々/全くしない	35,513	50.0	1.29	1.27〜1.31	1.18	1.16〜1.20	3.10
3歳時点の歯磨き習慣	毎日	109,252	43.6	ref	—	ref	—	2.55
	時々/全くしない	16,033	60.0	1.38	1.36〜1.40	1.22	1.19〜1.25	3.19
1歳6か月時点の牛乳摂取	いいえ	75,894	49.9	ref	—	ref	—	3.10
	はい	51,715	40.2	0.80	0.79〜0.82	0.88	0.86〜0.89	2.64
3歳時点の牛乳摂取	いいえ	45,534	49.0	ref	—	ref	—	2.90
	はい	82,075	44.3	0.90	0.89〜0.91	0.95	0.94〜0.97	2.84
1歳6か月時点で食事とおやつを決められた時間に食べられているか	はい	58,117	48.9	ref	—	ref	—	2.61
	いいえ	21,744	50.0	1.32	1.30〜1.34	1.16	1.14〜1.18	3.13
3歳時点で食事とおやつを決められた時間に食べられているか	はい	81,206	41.6	ref	—	ref	—	2.62
	いいえ	42,255	54.0	1.30	1.28〜1.31	1.16	1.14〜1.19	3.12
3歳時点でTVまたはビデオを毎日視聴している[‡]	いいえ	2,192	42.1	ref	—	—	—	—
	はい	2,975	46.6	1.11	1.04〜1.18	—	—	—

[†] 多重共線を起こしたため，多変量解析からは除いた
[‡] 欠測が多く，多変量解析から除いた
[a] 相対危険，[b] 信頼区間
ref = reference

〔Yokomichi H, et al.：Macrosomic neonates carry increased risk of dental caries in early childhood：Findings from a cohort study, the Okinawa Child Health Study, Japan. PLoS One10：e0133872, 2015〕

> **memo　有病率 vs. 罹患率**
>
> 疾患の有病率とは，現時点でその疾患を有している人の割合のことである．罹患率とはある特性をもった集団について，○○人×○○時間（単位は年，月，週，日）あたりに何人が発症するかを表す率である．

　Poisson 回帰分析は，コホート研究で多変量解析により相対危険を推定できる便利なモデルだが，使用上の注意がある．このモデルでは，研究者が採用した独立変数群が同じであれば，発症確率は同じであるという強い条件を課している．ここであげた例でいえば，同じ男児，正常出生体重児，3 か月健診時の母親の年齢が同一，正期産，…という独立変数のことである．これらの独立変数が共通であっても，実際にはほかの要因により，3 歳児健診時にう歯をもつ確率はばらついているはずである．この仮定により，Poisson 回帰分析によって説明される 3 歳児健診時のう歯をもつ子どもの割合が，実際の割合よりも小さくなってしまうことがある．これを過分散（overdispersion）とよんでいる．この解決策として，負の 2 項分布やガンマ分布によるモデル化が提案されている．

2　McNemar のオッズ比

　マッチングを伴う症例対照研究でオッズ比を計算する方法として，McNemar のオッズ比と，マッチングを考慮したオッズ比を多変量調整することができる条件付きロジスティック回帰分析を紹介する．

　この研究[2,3]は，2009／2010 年冬シーズンに流行したパンデミックインフルエンザ A（H1N1）2009 に対するワクチンの安全性を検討する目的で行われた（研究代表者：多屋馨子，国立感染症研究所）．新型インフルエンザが流行した当時，ワクチンの接種により流行拡大を防止する必要があった．ワクチン接種ではいつも問題になる基礎疾患〔がん，腎不全，肝機能障害，糖尿病，慢性閉塞性肺疾患（chronic obstructive pulmonary disease；COPD），免疫不全状態など〕をもつ患者に対し，このパンデミックインフルエンザワクチンを安全に投与できるか，という臨床上の解決すべき課題があった．そこで，この研究ではワクチンの専門家，呼吸器内科の専門家，生物統計家，疫学者がタッグを組んでその課題解決に取り組んだ．すぐに調査に移れる基礎疾患をもつ患者集団として特に，特発性間質性肺炎（idiopathic interstitial pneumonia；IIP）患者[2]と COPD 患者が選ばれた[3]．ここでは IIP 患者での研究を例として，McNemar のオッズ比と条件付きロジスティック回帰分析を解説する．

　症例群は，2009 年 10 月 1 日から 2010 年 3 月 31 日までに死亡した IIP 患者で，その患者が死亡した日に，同一の病院で死亡していない同じ性の IIP 患者を年齢幅にして±3 歳，同じフォローアップ期間（単位は年）の患者を個別にマッチングして，対照群患者としている．

　表 2[2]に McNemar のオッズ比を計算するためのデータとその計算結果を示す．通常のオッズ比の計算方法と異なり，症例－対照のペアごとに，ワクチンの接種／非接種の合計 4 通りのどのパターンのプロファイルになるかを考え，それを数えて 4 分表に掲載している．

　ここで McNemar のオッズ比の計算に必要なのは，症例（接種）－対照（非接種）のペアの数である 10 組，症例（非接種）－対照（接種）のペアの数である 16 組の数字だけである．ほかの数字は使用しない．

　このとき，McNemar のオッズ比は 10÷16＝0.63 と計算される．もしワクチン接種により IIP 患者の死亡（症例）リスクが変わらないのであれば，IIP 患者の死亡症例と生存症例のなかでのワクチン接種者の割合は同一のはずである．通常のオッズ比ではそのように考える．しかしマッチングペアを伴う McNemar のオッズ比はそれとは異なる考え方をする．つまり，もしワクチン接種により IIP 患者の死亡リスクが変わっていないのであれば，症例（接種）－対照（非接種）のペアの数と症例（非接

表2 パンデミックインフルエンザA(H1N1)2009ワクチン接種とIIP患者の死亡との関係についてのマッチングを伴う症例対照研究の結果

ペア数		対照	
		接種	非接種
症例	接種	13	10
	非接種	16	36

[Yokomichi H, et al.: The pandemic influenza A(H1N1) 2009 vaccine does not increase the mortality rate of idiopathic interstitial pneumonia: a matched case-control study. PLoS One9: e88927, 2014]

種)−対照(接種)の数は同じになるはず、ということである。そのとき、症例(接種)−対照(非接種)のペアの数を症例(非接種)−対照(接種)の数で割れば、1に等しくなるはずである。

3 条件付きロジスティック回帰分析

前述の研究を条件付きロジスティック回帰により分析した結果を表3[2)]に示す。

条件付きロジスティック回帰分析は、マッチングされたペアを層とみなし、その層についての変数をロジスティック回帰分析のモデル式内に取り入れ、この層を条件とした尤度から、オッズ比を計算する方法である。詳しくは、章末の文献[4)]を参照されたい。

表3[2)]のモデル4は、条件付きロジスティック回帰分析を用いて、糖尿病、全身状態不良、そのシーズンの季節性ワクチン接種の有無、がんの既往、その医療機関で新型インフルエンザワクチンが不足していたか否かを調整し新型インフルエンザワクチンの死亡オッズ比を計算した結果である。NcNemarのオッズ比とは異なり、モデル4でIIP患者に対するワクチン接種による死亡オッズ比はわずかに1より大きい(ともに統計学的に有意でない)。

4 頻度マッチング(frequency matching)

多変量解析の例ではないが、ここでは次のプロペンシティスコアマッチングの説明に併せて、コホート研究、症例対照研究に使えるマッチング法を紹介する。マッチングの条件となる変数(性、年齢など)が多く、2群間で十分なマッチング相手が得られず、サンプルサイズが小さくなってしまうことがある。紹介する方法は、研究結果の検出力が落ちてしまいかねないこの状況を解決する1つの手段である。

頻度マッチング法は、マッチングのための因子の数を減らすことなく、厳密なマッチング条件を少し崩して、群間でマッチするペア数を増やす方法である。例として2012年のPediatricsに掲載された研究論文[5)]を考える。

これは、妊婦の代謝異常症(糖尿病、高血圧、肥満)と、その子どもが自閉症スペクトラムの症状を呈することの関連を検討した症例対照研究である。自閉症スペクトラムの症状を呈する子どもとそうでない子どもを性、年齢、調査地域についてマッチングし、母親の代謝異常を比べる、というデザインである。この論文から、必ずしも群間で厳密な個別のマッチング相手が見つからなくても、症例対照研究やコホート研究ができることが実感される。

表4[5)]は、この症例対照研究の結果である。ASDは自閉症スペクトラム(autism spectrum disorder)であること、DDは発達の遅れ(developmental delays)、TDは正常発達(typical development、ここでは対照群)を表している。この研究では、母親の糖尿病、高血圧は子どもが自閉症スペクトラムの症状を呈すことに関連はなく、母親の肥満、何らかの代謝性疾患(metabolic conditions; MCsと表

表3 パンデミックインフルエンザA（H1N1）2009ワクチン接種と特発性間質性肺炎IIP患者の死亡との関係についてのマッチングを伴う症例対照研究の条件付きロジスティック回帰分析の結果

	ペア数	粗オッズ比	モデル1	モデル2	モデル3	モデル4
新型ワクチン	（75）	0.63 (0.25〜1.47)	0.47 (0.17〜1.21)	1.01 (0.38〜2.72)	0.80 (0.26〜2.36)	1.17 (0.33〜4.49)
糖尿病	（73）	5.25 (1.43〜8.31)	3.74 (1.62〜8.61)	—	4.28 (1.70〜10.77)	3.48 (1.35〜9.01)
全身状態不良	（75）	7.50 (1.74〜67.60)	—	7.54 (1.63〜34.94)	9.52 (1.82〜49.65)	7.32 (1.35〜39.78)
季節性ワクチン	（67）	0.33 (0.08〜1.10)	—	—	—	0.51 (0.13〜2.00)
がんの既往	（71）	2.13 (0.87〜5.69)	—	—	—	1.45 (0.55〜3.79)
供給不足	（75）	0.71 (0.18〜2.61)	—	—	—	1.02 (0.24〜4.33)

〔Yokomichi H, et al.：The pandemic influenza A（H1N1）2009 vaccine does not increase the mortality rate of idiopathic interstitial pneumonia：a matched case-control study. PLoS One9：e88927, 2014〕

表4 自閉症／自閉症スペクトラム障害およびほかの発達の遅れと糖尿病・糖尿病関連疾患のオッズ比：2003年1月から2010年6月までのCHARGE研究（$n=1,004$）

妊娠中の母親の代謝性疾患	ASD		DD		TD		ASD vs. TD		DD vs. TD	
	n	%	n	%	n	%	オッズ比[a]	95% CI	オッズ比[a]	95% CI
糖尿病[b]	48	9.3	20	11.6	20	6.4	1.52	0.82〜2.83	2.33	1.08〜5.05
高血圧	19	3.7	6	3.5	4	1.3	2.84	0.94〜8.56	3.58	0.93〜13.78
肥満	111	21.5	41	23.8	45	14.3	1.67	1.10〜2.56	2.08	1.20〜3.61
いずれかの代謝性疾患〔MC(s)〕	148	28.6	60	34.9	61	19.4	1.61	1.10〜2.37	2.35	1.43〜3.88

[a] 母親の年齢，人種／民族，教育水準，出産費用の支払い者，西暦年，子どもの組み入れ時の年齢と性，地域を調整．比較群は高血圧，2型／妊娠糖尿病はなく，BMI < 25 kg/m^2 であり，この群は267人のASD，64人のDD，172人のTDで構成された
[b] 2型糖尿病または妊娠糖尿病

〔Krakowiak P, et al.：Maternal metabolic conditions and risk for autism and other neurodevelopmental disorders. Pediatrics 129：e1121-e1128, 2012〕

記されている）はその関連がある，という結果となった．

　この研究で使われている頻度マッチングについて解説する．比較するため，図1に性・年齢による個別マッチングのイメージ図を，図2に頻度マッチングのイメージ図を示す．同色が，マッチングされたペアを表す．個別マッチングでは，年齢についてはペア間で±3歳の幅を許容している．

　個別マッチングでは，症例群と対照群の対象者でほぼ厳密に性，年齢がマッチングされている．つまり，ペアごとに，性，年齢それぞれが（±3歳の範囲で）一致していないといけない．

　一方，頻度マッチングでは，個別のペアでマッチング項目が一致している必要はない．図2からわかるように，マッチングを終えた後でおおよそ，性の分布，年齢の分布が症例群と対照群とで一致していればよい，という考え方である．

　頻度マッチングは，このように集団を対象とする疫学研究を行う際にペアの数を増やすことができるため，研究者にとって非常に有用で，楽な方法の1つである．しかし，頻度マッチングに批判的な研究者は多い．交絡を制御するために厳密に行うはずのマッチングの条件を崩してしまっているため，交絡の制御に失敗することが起こりうるからである．表5[5)]に，この論文のマッチングの様子を

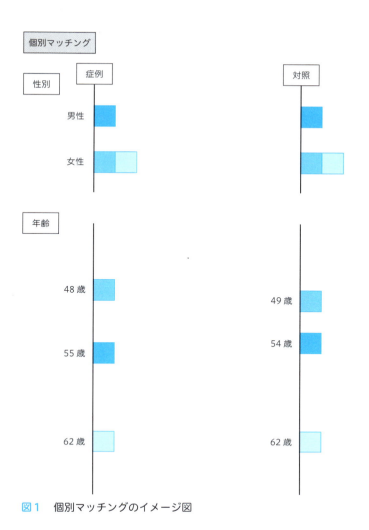

図1 個別マッチングのイメージ図

示す．症例群と対照群で，マッチング因子である性，年齢，調査地域が必ずしもうまくマッチングしていないことがわかる．つまり，このマッチングでは結果に対する交絡の影響を十分に取り除けていない可能性も推測される．

Pitfall　頻度マッチングの課題

筆者は何度か頻度マッチング法を使ってみた．その経験からいえることは，群間で非常にうまく交絡が除去できている場合とそうでない場合があるということである．もう1つ，研究結果を解釈するうえで心配なことは，一見頻度マッチングにより2群間でベースライン時の交絡の分布がうまく等分されているようにみえる場合でも，偏りのあるマッチングを行っていることが多く，その場合，コホート研究・症例対照研究で関心のある関連に，マッチング因子によるバイアスが多く残っている可能性が高いだろう，ということである．

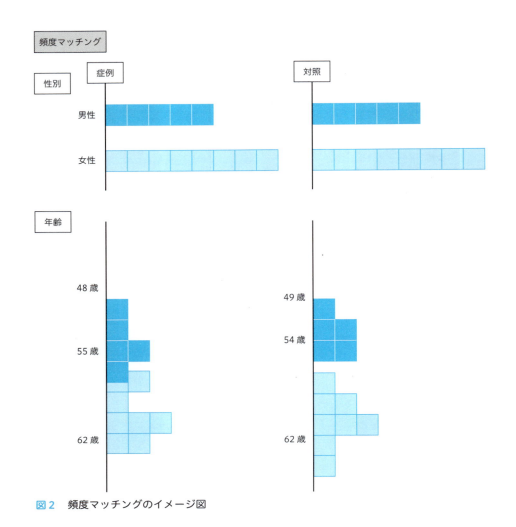

図2 頻度マッチングのイメージ図

5 プロペンシティスコアによるマッチング

　ランダム化比較試験（RCT）をまとめたメタアナリシスを除けば，RCTが最もエビデンスレベルが高い研究とされている．RCTでは被験者が比較する複数の群に確率的に同等に割り付けられるため，研究開始時に群間で対象者の特性や治療者の特性が同等であることが期待できる．しかし，医学でよくしばしば行われる観察研究では無作為割り付けを行っておらず，研究開始時から群間に交絡が混入していることが，研究者にも，論文の読者にも明らかである．その交絡混入が，研究結果の解釈に議論を起こすことがよくある．

　プロペンシティスコアは，一般の臨床現場において，対象者がある薬剤を投与される群に割り付けられる，またある術式を使った手術に振り分けられるという「傾向（propensity）」（確率）をロジスティック回帰分析により計算している．プロペンシティスコアマッチングとは，そのスコアを用いて，研究開始時の交絡を減らそう，ということを試みている．このプロペンシティスコアを用いる方法の是非については，2群間の観察結果をRCTに準じる研究にまで引き上げることができる方法論だとする研究者がいる一方で，そこまでのものではなく観察研究以上RCT未満だ，とする研究者もいれば，misleadingであるから絶対に使ってはいけない，とする研究者もいる．

　ここでは，スタチンを服用することで，心筋梗塞の発症率が変わるか，というclinical questionに

表5 診断グループごとの標本の特徴：2003年1月から2010年6月までのCHARGE研究($n = 1,004$)

Characteristic	ASD		DD		TD		ASD vs. TD	DD vs. TD
	n	%	n	%	n	%	P	P
人種／民族							0.49	0.002
白人	304	58.8	82	47.7	199	63.2		
ヒスパニック	131	25.3	60	34.9	68	21.6		
その他	82	15.9	30	17.4	48	15.2		
高血圧，肥満，または糖尿病(2型，妊娠糖尿病)	148	28.6	60	34.9	61	19.4	0.003	< 0.001
子どもの性，男性[a]	436	85.8	121	68	256	81.3	0.08	0.001
子どもの遺伝性，代謝性，神経疾患	12	2.3	56	32.9	0	0.0	< 0.001	< 0.001
欠測	1		2					
組み入れ時の地域[a]							< 0.001	0.01
Alta, Far Northern, Redwood Coast	185	35.8	87	50.6	132	41.9		
North Bay	70	13.6	18	10.4	48	15.2		
East Bay, San Andreas, Golden Gate	88	17.0	17	9.9	63	20.0		
Valley Mountain, Central Valley, Kern	88	17.0	38	22.1	51	16.2		
Los Angeles, Orange, San Diego, Tri-counties, Inland	86	16.6	12	7.0	21	6.7		
連続変数	平均	標準偏差	平均	標準偏差	平均	標準偏差	P	P
出産時の母親の年齢	31.11	5.48	30.81	6.52	31.08	5.65	0.94	0.63
組み入れ時の子どもの年齢[a]	3.65	0.8	3.79	0.76	3.54	0.8	0.06	0.001
同意からの時間	3.16	1.93	4.26	1.81	3.92	1.77	< 0.001	0.05

[a] 一般集団の子どもが年齢，性，地域でASD症例に非常によくマッチした
ASD：autism spectrum disorder
DD：developmental delays
TD：typical development
[Krakowiak P, et al.：Maternal metabolic conditions and risk for autism and other neurodevelopmental disorders. Pediatrics 129：e1121- e1128, 2012]

ついての分析のため，プロペンシティスコアマッチングを行い，結果の解釈が180°変わってしまった例をあげよう．

表6[6]に，この論文の研究者たちが考えた，臨床医師が患者にスタチンの投与を開始するかしないかの判断基準としている因子52個の一部を示す．臨床医師が非常にたくさんの要因から，スタチン治療を判断していることがうかがわれる．

> **memo** ロジスティック回帰分析におけるROC曲線とc統計量
>
> ロジスティック回帰分析により，連続変数である独立変数によりアウトカムである従属変数の1/0を予測したいとする．この独立変数に1つのカットオフ値を設定し，カットオフ値を超えることによって単変量ロジスティック回帰分析にアウトカムが1であることを当てる予測をさせることを考える．独立変数と従属変数にそれぞれ1と0が割り当てられたので，四分表を作り，この予測式の感度と特異度を計算することができる．1つのカットオフ値ごとに1つの感度と1つの特異度が決まるので，カットオフ値を少しずつずらせばたくさんの感度－特異度のペアを作成することができる．それを x 軸(1－特異度)：0～1，y 軸(感度)：0～1の正方形の上にプロットすれば，ROC曲線(receiver operating characteristic curve)とよばれる曲線を描くことができる．この曲線の x 軸側の下面積をc統計量(area under the curve(AUC)とよぶこともある)とよび，この独立変数と従属変数のロジスティック回帰モデルへの適合度指標となる．c統計量が大きいほど，モデルのデータへの適合度は大きい．

医師による患者のフォローアップ期間も重要な交絡因子である．脂質異常症をはじめとする慢性疾患の罹病期間は予後に大きく関係する．この研究では，スタチン服用群と非服用群とで，フォローアップ期間もうまくマッチングされている．図3[6]はこの文献で紹介されているシェーマである．

この研究のアウトカムは心筋梗塞である．研究者たちは，スタチンを投与される患者はそもそも高コレステロール血症が重症な傾向にあり，それを調整しないと正しい結果を導けないと判断し，プロ

表6 臨床医師が患者にスタチン投与を開始するかどうかにかかわる因子

順位	変数	オッズ比	95% CI	c 統計量
1	血清脂質と関連する生化学検査値	1.13	0.98〜1.31	0.821
2	ほかに投与されている薬剤の数	1.20	1.13〜1.27	0.717
3	血清 LDL コレステロール値	1.96	1.95〜1.97	0.710
4	血清中性脂肪値	1.11	1.09〜1.13	0.611
5	心血管関連薬投与	1.69	1.40〜2.04	0.596
6	心血管疾患による受診歴	1.25	1.10〜1.42	0.588
7	年齢	1.26	1.25〜1.27	0.583
8	内科受診	1.04	1.01〜1.07	0.574
9	虚血性心疾患の有無	4.10	2.58〜6.49	0.574
10	血清 HDL コレステロール値	0.80	0.79〜0.82	0.571
11	心血管関連疾患の診断	1.92	1.46〜2.53	0.557
12	心血管関連疾患による入院歴	1.23	1.09〜1.38	0.554
13	心筋梗塞の既往	4.54	2.96〜6.96	0.545
14	狭心症の既往	3.82	2.60〜5.60	0.543
15	不安定狭心症の既往	4.96	2.92〜8.43	0.541
16	喫煙	1.54	1.32〜1.81	0.536
17	高血圧	1.75	1.34〜2.30	0.536
18	生化学検査異常値	0.98	0.94〜1.02	0.533
19	入院	1.55	1.21〜1.98	0.532
20	男性	1.26	1.00〜1.57	0.528
21	治療開始からの日数	1.15	1.14〜1.16	0.526
22	HbA1c 値	1.40	1.27〜1.55	0.524
23	診断されている疾病数	0.98	0.88〜1.10	0.522
24	動脈硬化疾患	3.73	2.08〜6.67	0.520
25	心電図異常	1.17	0.94〜1.46	0.520
26	冠動脈再灌流	6.49	3.43〜12.27	0.520
27	慢性心不全	2.80	1.38〜5.65	0.520
28	心臓疾患	3.14	1.74〜5.65	0.518
29	不整脈	2.23	1.40〜3.53	0.518
30	陳旧性心筋梗塞	4.86	2.55〜9.26	0.513

〔Seeger JD, et al.：An application of propensity score matching using claims data. Pharmacoepidemiol Drug Saf 14：465-476, 2005〕

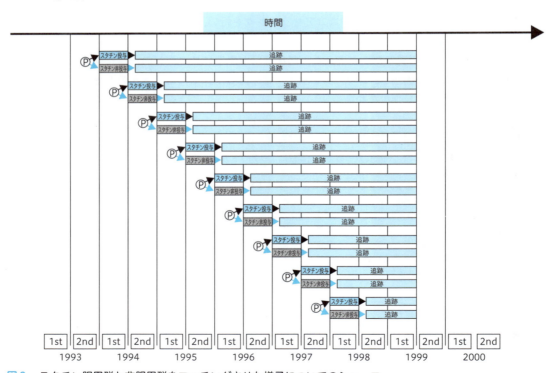

図3 スタチン服用群と非服用群をマッチングさせた様子についてのシェーマ

〔Seeger JD, et al.：An application of propensity score matching using claims data. Pharmacoepidemiol Drug Saf 14：465-476, 2005〕

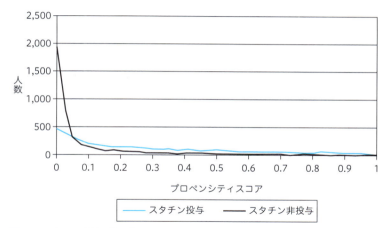

図4 スタチン服用群と非服用群のスタチンの投与されやすさについてのプロペンシティスコア
アメリカの診療報酬明細書データの分析結果
〔Seeger JD, et al.：An application of propensity score matching using claims data. Pharmacoepidemiol Drug Saf 14：465-476, 2005〕

ペンシティスコアマッチング法を用いて研究を行った．

　論文に記載された方法によれば，診療報酬明細書データの変数によるロジスティック回帰分析にステップワイズ法を適用することにより，これらの独立変数を見出している．ロジスティック回帰分析は，スタチンを投与されるオッズをモデル化している．そのオッズから，スタチン投与を受ける確率を求めることができる．0から1の値をとるその確率を0.01刻みで分類して層に分け，実際にスタチンを投与された群と投与されない群とで各層のなかでマッチングを行い，比較する2つの群の対象者を決定した．この研究者たちは，さらに図3[6)]のフォローアップ期間ごとにプロペンシティスコアを計算し直す，という作業まで行っている．

　30％のスタチン服用者は非服用者とマッチされなかったため対象者から外された．また，マッチング相手が複数存在するときには，無作為抽出により，バイアスを防ぐ，という慎重さをもって分析している．実際のデータでのスタチン服用群と非服用群のプロペンシティスコアを図4[6)]に示す．マッチング前はプロペンシティスコアの分布が2群間で非常に異なっていることがわかる．

　プロペンシティスコアを使ってマッチングする前とその後のベースライン特性の一部を表7[6)]に示す．プロペンシティスコアマッチングにより，対象者のベースライン特性が2群間で恐ろしいくらいにうまくそろっている．

　図5[6)]は，その研究結果である．プロペンシティスコアマッチングによって，スタチン服用群と非服用群との心筋梗塞発症率が見事に入れ替わっている．この研究結果の解釈については，意見が分かれるところだろう．

表7 プロペンシティスコアマッチング前後のスタチン服用群と非服用群のベースライン特性

順位	変数	マッチングされてないコホート			プロペンシティスコアによりマッチングされたコホート		
		スタチン投与群 ($n = 4,144$)	スタチン投与なし群 ($n = 4,144$)	P値	スタチン投与群 ($n = 2,901$)	スタチン投与なし群 ($n = 2,901$)	P値
1	血清脂質と関連する生化学検査値	26.0	13.6	< 0.001	24.9	24.6	0.499
2	ほかに投与されている薬剤の数	5.0	2.9	< 0.001	4.6	4.5	0.764
3	血清LDLコレステロール値	180.3	155.1	< 0.001	177.8	177.6	0.784
4	血清中性脂肪値	202.7	166.9	< 0.001	200.3	200.5	0.963
5	心血管関連薬投与	0.6	0.3	< 0.001	0.5	0.5	0.937
6	心血管疾患による受診歴	1.1	0.3	< 0.001	0.7	0.8	0.125
7	年齢	62.0	58.0	< 0.001	61.5	61.7	0.503
8	内科受診	7.7	6.3	< 0.001	7.3	7.3	0.873
9	虚血性心疾患の有無	20.3%	5.6%	< 0.001	15.1%	15.5%	0.743
10	血清HDLコレステロール値	43.3	46.6	< 0.001	43.5	43.6	0.908
11	心血管関連疾患の診断	0.3	0.1	< 0.001	0.2	0.2	0.215
12	心血管関連疾患による入院歴	0.6	0.1	< 0.001	0.4	0.4	0.793
13	心筋梗塞の既往	11.6%	2.9%	< 0.001	7.9%	8.7%	0.317
14	狭心症の既往	11.9%	3.1%	< 0.001	8.5%	8.7%	0.815
15	不安定狭心症の既往	10.6%	2.2%	< 0.001	7.1%	7.3%	0.839

[Seeger JD, et al.:An application of propensity score matching using claims data. Pharmacoepidemiol Drug Saf 14:465-476, 2005]

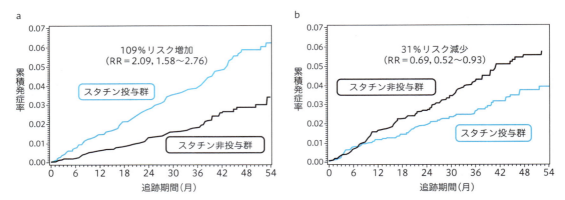

図5 ベースラインからの心筋梗塞の発症率に関するKaplan-Meier曲線
プロペンシティスコアマッチング前(a)と後(b)
プロペンシティスコアマッチングにより，研究結果が逆に入れ替わっていることがわかる
[Seeger JD, et al.:An application of propensity score matching using claims data. Pharmacoepidemiol Drug Saf 14:465-476, 2005]

point

- Poisson回帰分析により，多変量解析としてRRを計算することができる．
- McNemarの方法，条件付きロジスティック回帰分析により，マッチングを伴う症例対照研究のORを計算することができる．
- 2群間でマッチングの相手が見つからないことが多い場合に頻度マッチングが利用できる．しかし残ったバイアスが見えにくいまま結論を導いてしまうので，注意が必要である．
- プロペンシティスコアによるマッチングは，単なる観察研究より正しい結論に迫る可能性を秘めている．

■ 文　献

1) Yokomichi H, et al.：Macrosomic neonates carry increased risk of dental caries in early childhood：Findings from a cohort study, the Okinawa Child Health Study, Japan. PLoS One 10：e0133872, 2015
2) Yokomichi H, et al.：The pandemic influenza A（H1N1）2009 vaccine does not increase the mortality rate of idiopathic interstitial pneumonia：a matched case-control study. PLoS One 9：e88927, 2014
3) Yokomichi H, et al.：Safety of the influenza A（H1N1）2009 vaccine in chronic obstructive pulmonary disease: a matched case-control study. J Vaccines Vaccin 3：e148, 2012
4) 丹後俊郎，他：新版ロジスティック回帰分析．朝倉書店，2013
5) Krakowiak P, et al.：Maternal metabolic conditions and risk for autism and other neurodevelopmental disorders. Pediatrics 129：e1121-e1128, 2012
6) Seeger JD, et al.：An application of propensity score matching using claims data. Pharmacoepidemiol Drug Saf 14：465-476, 2005

（横道洋司）

Column　統計相談室より

　本項のパンデミックインフルエンザワクチンの研究では，事務局，解析，執筆を担当した．ワクチン，呼吸器内科，生物統計学，疫学がご専門の先生方からたくさんのことを学ばせていただいた．内科の先生からはIIPとCOPDの患者さんとその疾患についてを，生物統計学の先生にはオッズ比，McNemarのオッズ比，条件付きロジスティック回帰分析を，疫学の先生方からは臨床上の課題を疫学で解く方法をお教えいただいた．この場をお借りして深謝いたします．

　胃がよじれるような思いをしながら駆けずり回りって論文を上梓した．後に2つの論文は私の学位論文となった．何もわからず無駄に動き回っていた時間が多かった．がんばれば神様がご褒美をくださることを学んだ．疫学研究班を任せられて今，泣きながら仕事をされておられる先生方は多いと思う．患者さんにとって，周りの先生と自分にとって，よい研究になるよう，がんばってお仕事を完遂なさってください．お仕事を終えたら，身体を休めておいしいものをお召し上がりください．

（横道洋司）

第14章 コホート研究・ランダム化比較試験で用いられる
生存分析（Kaplan-Meier 法）
保存療法よりも手術のほうが予後がよいことが一目瞭然

1 生存分析の基本

ある集団について，時間とともに順次，死亡（または，罹患など）していく状況を統計的に表現するにはいくつかの方法がある．そのなかで，臨床研究に関する論文でしばしば見かける方法が，Kaplan-Meier 法（product-limit method）である．これは，追跡観察しながら1例が死亡するごとに，集団の生存率[*1]が下がっていく様子を観察する方法である．

そのほかの方法としては，人年法（第2章参照），Cox の比例ハザードモデル（第11章参照），生命表法（life-table method, actuary method）などがある．

人年法は罹患率を求めることが主眼であるのに対し，Kaplan-Meier 法は累積罹患率を求めることが主眼である．また，人年法は，罹患率が観察開始からの時間によらず一定であることを前提としているが，Kaplan-Meier 法ではそのような前提はない．そこで，手術後の死亡率（生存率）を求めたい場合などは Kaplan-Meier 法が適する．これは，手術直後の死亡率は非常に高く，時間が経過すると死亡率が減少して，死亡率が一定でないため，人年法で全観察期間一括の死亡率を求めるよりも意義が高いからである．

Cox の比例ハザードモデルは，時間とともに罹患率（や死亡率）が変化してもよいが，比較したい2群（曝露群と非曝露群，介入群と対照群など）間での罹患率の比は時間によらず一定であることが前提である．そこで，Cox の比例ハザードモデルを使用する場合には，それに先だって Kaplan-Meier 法を用いて分析を行い，2群の生存曲線が互いに交差するようなことはなく，おおむね比例関係にあることを確認しておいたほうがよい．

生命表法は，一般的に，大規模な集団の年齢階級別死亡率から，平均寿命，平均余命を計算するなどの行政統計として頻用される．実は，区間ごとの生存率を累積して掛け合わせて累積生存率を求めるという点で，生命表法と Kaplan-Meier 法は本質的に同じである．違いは，生命表法は一般的に1年などの一定時間ごとに計算するのに対し，Kaplan-Meier 法は1例死亡するごとに計算する点である．

> **memo 生命表と平均寿命**
> 生命表によって平均寿命を求めるときには，人口動態統計による1年間の年齢階級別死亡率から，1年後までの年齢階級別死亡確率を求めて，それを用いて，毎年10万人が生まれる状況がずっと続いたときに年齢階級別の人口がどのようになるか（定常人口）を計算する．その総和を10万人で割ると，寿命の期待値が求められ，それが平均寿命である．

---

note [*1] 生存率：生存分析においては，死亡のみならず，再発，副反応の出現など，さまざまなイベントの発生を観察できる．そのような場合もイベントが発生していない状態のことを「生存」と表現することが多いので注意が必要である．

2 医学研究でのKaplan-Meier法

治療法の違いや，患者の属性の違いによる予後の違いを比較したい場合などに，Kaplan-Meier法は視覚的にわかりやすい分析方法であるために医学研究でよく用いられる．また，研究開始からの時間の経過によって死亡の速度（死亡確率）が異なったり，2群でその変化が異なったりという場合にも，その状況が視覚的に把握しやすい．さらに比較的小規模な臨床研究においても，1例1例の動向がわかりやすいなどの特徴がある．

一方で，大規模な疫学研究や，また種々の交絡因子の調整が必要な場合にはCoxの比例ハザードモデルが使われることが多い．両者を併用することもある．

 trend + α 健康寿命

健康日本21（第二次）などで「健康寿命」（healthy life expectancy；HLE，そのほかさまざまな言い方がある）が注目されている．わが国は平均寿命について，世界第一の水準になっている．そこで，単に生きていればよいという平均寿命ではなく，健康で長生きしている度合いを指標として求めたいという趣旨である．健康寿命の計算方法には何通りかの手法があるが，計算の容易さからSullivan's method（サリバン法）が用いられることが多い．これは，年齢階級別の健康でない人，健康である人の割合を求め，生命表における年齢階級別定常人口に健康である人の割合を掛けたものを新たな定常人口とする．そして，健康でない人は存在しなかったものとみなして平均寿命を求めるのである．そのほかに，コホート研究のデータを用いた多相生命表による計算方法などもある．

健康寿命の算定において，健康でない人をどのように定義し，どのように正確に情報収集するかが重要なポイントとなる．健康日本21（第二次）では，厚生労働省国民生活基礎調査により，「あなたは現在，健康上の問題で日常生活に何か影響がありますか」という質問に対して，「ない」と回答した人を健康であるとみなした健康寿命をおもな指標として用いている（「日常生活に制限のない期間の平均」という）．また，「あなたの現在の健康状態はいかがですか」という質問に対して「よい」「まあよい」「ふつう」と回答した人を健康であるとみなした健康寿命（「自分が健康であると自覚している期間の平均」という）についても留意することとしている．

市町村単位で健康寿命を計算したい場合には，国民生活基礎調査ではサンプルサイズが足りないため，介護保険データを用いるのが一般的である（政令指定都市についてはかろうじて国民生活基礎調査を用いた健康寿命の算定も可能である）．その場合，要介護1については該当するが，申請しない人も多いため，要介護2〜5の認定を受けている人を健康でないものとし，それ以外の人は健康であるとみなして計算するのが一般的である．ただし，地域や年次によって，認定が受けられる状態であっても申請をしない人の割合が異なる可能性があるなど，単純に比較できない面がある．

いずれにしても，健康である割合の数値には種々の要因が絡み，情報バイアスの可能性がある．また，偶然誤差の大きな数値が算定されることもあるため，95％信頼区間もみながら解釈する必要がある．さらに，地域の健康寿命の改善には長期的な努力が必要であり，短期的にすぐに改善する指標ではない点は，使い方に注意する必要がある．

3 生存分析の読み方

図1[1]は膵臓がん切除症例について，放射線化学療法施行群と非施行群の生存曲線を比較して示したものである[1]．5年（60か月）生存率などに明らかな差があることがわかる．論文の本文によると術中照射を含む放射線化学療法施行群では34.0％に対し，放射線化学療法の非施行群では11.9％であった．またP値が0.05よりも小さく，統計学的に有意であることがわかる．この検定方法は論文には明示されていないが，ログ・ランク検定（log-rank test）が行われることが多い．

4 Kaplan-Meier法の計算方法

Kaplan-Meier法による分析をする際に，後述のようにSPSSなどの統計計算ソフトを用いることが多いが，Excelで分析することも可能である．

Excel①にExcelを用いたKaplan-Meier法による計算例を示す．この例は，簡単にするため5例を追跡した仮想データである．各症例について，その症例の追跡開始を起点とした死亡（event）または脱落（censored）の時点を求め，その時点が早い順に並べてある．なお，死亡ではなく罹患などでも

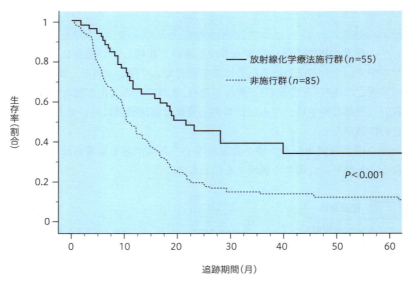

図1 膵臓がん切除症例の生存曲線
〔板倉 淳, 他：膵臓癌長期生存における放射線療法の意義. 癌の臨床 55：581-586, 2009〕

Excel ①

a 実際の値

直前の追跡数 n	時点（月）	死亡数 I（0：脱落）	区間生存割合 $(n-I)/n$	累積生存割合	累積死亡割合
5	1	1	0.800	0.800	0.200
4	3	0	1.000	0.800	0.200
3	5	1	0.667	0.533	0.467
2	7	1	0.500	0.267	0.733
1	10	0	1.000	0.267	0.733

b Excel 関数

直前の追跡数 n	時点（月）	死亡数 I（0：脱落）	区間生存割合 $(n-I)/n$	累積生存割合	累積死亡割合
5	1	1	=(A2-C2)/A2	=D2	=1-E2
4	3	0	=(A3-C3)/A3	=E2*D3	=1-E3
3	5	1	=(A4-C4)/A4	=E3*D4	=1-E4
2	7	1	=(A5-C5)/A5	=E4*D5	=1-E5
1	10	0	=(A6-C6)/A6	=E5*D6	=1-E6

よく，その研究で追跡している出来事（event）の発生についての分析である．

脱落は，ある時点以後受診せずに追跡できなくなった場合や，研究の終了，またはほかの死因で死亡するなどして，追跡したい出来事が発生せずに追跡が終了したものを指す．「直前の追跡数」は，その時点で死亡，または脱落した症例を含めたその時点で追跡中の症例数である．なお，同じ時点に死亡と脱落がある場合には，死亡のほうを先に並べるのが一般的である．

以上のデータから，各時間ごとに，その時点の追跡数のうち，死亡などが起きた後までの生存割合を示す区間生存割合を計算する．なお，脱落は死亡したわけではないので，区間生存割合は1となる．

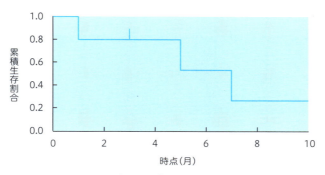

図2　Kaplan-Meier法による作図例

 technic　脱落例の表示

図2で3か月のところに短い縦線が入っているが，これは脱落例を示している．前出の図1では示されていなかったが，このように示してあるものも多い．「十字」の印で示している場合も多い．

　累積生存割合は，区間生存割合を順々に累積して掛け合わせて求める．累積死亡割合は，1から累積生存割合を引いて求める．図2にその結果をExcelで作図したものを示す．Excelの散布図（折れ線でつないだ散布図）機能を用いると，任意のx座標・y座標点を結んだ図を描くことができるので，その機能を用いて作図した．

　SPSSを用いる場合には，［分析］→［生存推定値］→［Kaplan-Meier］を使う．その場合には，1例ごとに，死亡または脱落の時点（生存変数）と，その症例が死亡なのか脱落なのか（状態変数）を入力したデータファイルを用意する．また，［事象の定義］では，死亡（event）がどのようなコードで入力されているかを指定する．図1のように，介入群と非介入群で比較したい場合には，［因子］として，その群別を指定する．さらに，［因子の比較］で［ログランク］検定を指定すると，その2群の生存曲線の差異を検定することができる．

　SASでは，LIFETESTプロシジャを用いる．死亡または脱落の時点が変数Aに，死亡であるのか脱落であるのかの区別が変数Bに入力されていて，脱落は1というコードで入力されている場合，time A*B(1); という形で指定する．生存曲線を書かせる場合にはplots = (survival)というオプションをつける．詳しくは，SASに付属しているオンライン・マニュアルの例を参照されたい．

 研究期間の終了まで追跡できた症例についても，なぜ「脱落」というのですか？

 研究期間の終了まで幸いにして生存していて追跡できた人も，もう少し追跡したら死亡するかもしれません．すべての人が死亡するまで追跡するのが理想という考え方もあります．そのような考え方に立つと，研究期間が終了したからという理由で追跡を終了することは追跡の道半ばで「脱落」したようなものであるということができます．
　もう1つの理由としては，研究期間の途中で脱落した人も，生存して研究期間が終了した人も，数学的な扱いはまったく同じであるために，両者とも同じ「脱落」という呼び方をするのです．

point

Kaplan-Meier 法は……
- 死亡（event）か脱落（censored）までの時間のデータから作図する．
- Cox の比例ハザードモデルを使いたい場合の比例ハザード性の確認に使うことができる．
- 生存曲線は，死亡のときには折れ線が下がるが，脱落のときには下がらない．

■ 文　献
1) 板倉　淳，他：膵臓癌長期生存における放射線療法の意義．癌の臨床 55：581-586, 2009

（尾島俊之）

Column　英語での数学用語

　階乗は英語で factorial という．4！＝24 を「four factorial is equal to twenty-four」と表現する．若いときのアメリカ留学中，統計学の時間にこれを口頭でいわなければならなくなったときに，factorial が出てこなかった（知らなかった）ので，仕方なく「four exclamation mark」といったら，先生はにっこりと笑って「4！」と黒板に書いてくれた．心のなかでは「この日本人はこの英語を知らないのだな」と思いつつ（軽蔑しつつ），であっただろう．この記号にはもう1つ別の思い出がある．高等学校の英語の時間にある先生が「？」を「はてなマーク」，「！」を「びっくりマーク」といっていたので，別の英語の時間（別の英語の先生）で使って大目玉をくらったことがある．

　もう1つ留学時の話．「Statistics in Epidemiology」の最初の時間で「受講生の数学の基礎知識を把握する」ということでミニテストがあった．「この数学用語を知っているか」というものだが，「calculus」（解析学，微分積分）がわからなかった（これも英語を知らなかった）．それどころか，「なんで数学で結石が出てくるのか？」と不思議だった．先生からは「ほかのことがわかるのに，どうしてこれがわからないの？」と不思議がられた．

　やはり学術の世界では，基本的な用語は英語でも理解しておく必要があると，つくづく感じている．

（中村好一）

第15章 標準化

交絡因子の調整が必要な場合に用いられる

標準化

比べにくい集団も比較できる

1 標準化の基本

1）標準化の考え方

異なる地域あるいは時期の2つの集団について死亡率（罹患率なども同様）を比較する場合，2つの集団の人口構成が異なると，単純に粗死亡率を比較することはできない．それは，高齢者は死亡率が高いため，高齢者の割合の高い集団は必然的に粗死亡率が高くなるからである．この交絡因子としての年齢の影響を取り除いて2つの集団の死亡率を比較するには，次の2つの方法がある．

① 層化（stratification）
② 標準化（standardization）

層化は，それぞれの年齢階級で2つの観察集団の死亡率を比較するものである．一方，標準化は人口構成あるいは年齢階級別死亡率について基準集団を設定し，それをもとに観察集団の死亡率の情報をある1つの指標に集約させるものである．それぞれに利点，欠点があるが，まず層化による年齢階級別観察を行ってから，標準化に進むようにしたい．

標準化には2つの方法がある．基準集団の人口構成を利用する直接法（direct method）と年齢階級別死亡率を利用する間接法（indirect method）である．直接法と間接法の使い分けは，観察集団の人口規模が大きい場合が直接法，人口規模が小さい場合は間接法を用いる（表1）．おおまかな目安とすれば，都道府県単位の分析では直接法，市町村単位の分析では間接法を用いるというように分けることもできるが，人口規模だけでなく，観察される死亡数も考慮しなければならない．そのため，まれな死因を扱うのであれば，都道府県単位の分析であっても間接法を用いなければならない．

2）直接法による年齢調整死亡率の計算

死亡率の比較において，標準化の直接法で計算するのは，年齢調整死亡率である．これは，基準集団の人口構成を利用する方法で，観察集団の人口構成が基準集団の人口構成と等しいと仮定して，観察集団の年齢階級別死亡率を基準集団にあてはめて全年齢での死亡率を計算する．こうして計算される死亡率が年齢調整死亡率である．数式で表すと，次のようになる．

表1 標準化の2つの方法の比較

	観察集団の人口規模	観察集団の年齢階級別死亡率	算出されるもの
直接法	比較的大きい	用いる	年齢調整死亡率
間接法	比較的小さい	用いない	標準化死亡比

年齢調整死亡率
＝Σ（観察集団の年齢階級別死亡率×基準集団の年齢階級別人口）/ 基準集団の総人口

直接法が人口規模の大きい集団で用いられるのは，人口規模の小さい集団では1人の死亡数の増減が年齢階級別死亡率に大きな影響を与えるからである（「年齢階級別死亡率が安定しない」ともいう）．

計算の方法は表2に示すとおりである．「観察集団の人口」は，正しくは表2にあるとおり「観察人年[★1]」である．これは通常の統計表では，年央人口などを用いて死亡率の計算をしているからである．

なお，数式を

年齢調整死亡率
＝Σ〔観察集団の年齢階級別死亡率×（基準集団の年齢階級別人口/基準集団の総人口）〕

と表記することもできる．この（基準集団の年齢階級別人口/基準集団の総人口）の部分は，重み（weight）とよばれるもので，この和は1となる．つまり，観察集団の年齢階級別死亡率に基準集団の人口で重みをつけて合計したのが年齢調整死亡率であるということもできる．

3）間接法による標準化死亡比（standardized mortality ratio；SMR）の計算

標準化の間接法で計算するのは，標準化死亡比であり，これは基準集団の年齢階級別死亡率を利用する方法である．つまり観察集団の年齢階級別死亡率が基準集団の年齢階級別死亡率と等しいと仮定して，基準集団の年齢階級別死亡率を観察集団の人口構成にあてはめて，起きてくるであろう死亡数を計算する．この「起きてくるであろう死亡数」を期待死亡数とよび，各年齢階級の期待死亡数の和（E）と，実際の死亡数（O）の比をとって標準化死亡比とする．数式で表すと，以下のようになる．

標準化死亡比（SMR）
$= O/E$
＝観察集団の死亡数 / Σ（観察集団の年齢階級別人口×基準集団の年齢階級別死亡率）
95%信頼区間＝ $SMR \pm 1.96\sqrt{SMR/\text{期待死亡数}}$

間接法が人口規模の小さい集団で用いられるのは，前述のとおり人口規模の小さい集団では1人

表2 直接法による年齢調整死亡率の計算

年齢（歳）	観察集団			基準集団 人口	観察集団の死亡率×基準集団の人口
	死亡数	観察人年	死亡率（10万人対）		
0〜14	a	A	＝a/A	P_1	＝a/A×P_1
15〜64	b	B	＝b/B	P_2	＝b/B×P_2
65〜	c	C	＝c/C	P_3	＝c/C×P_3
計	t	T	＝t/T	＝$P_1+P_2+P_3$	＝a/A×P_1＋b/B×P_2＋c/C×P_3

粗死亡率 ＝t/T
年齢調整死亡率＝(a/A×P_1＋b/B×P_2＋c/C×P_3)/($P_1+P_2+P_3$)

note [★1] 観察人年：観察人年は，観察対象集団の各人の観察期間を合計したもの．人年は期間が「年」の場合の単位．また，年央人口は，1年の中央時点，すなわち7月1日の人口を表す．

の死亡数の増減が年齢階級別死亡率に大きな影響を与えるからである．当然，基準集団の人口規模はある程度大きくなければならない．

計算の方法は表3に示すとおりである．観察集団については，総死亡数のみがわかっておればよく，年齢階級別に死亡数がわかっていなくてもよい．

> **memo　直接法と間接法**
>
> 標準化の2つの方法が直接法と間接法とよばれる理由を説明したい．直接法は年齢階級別死亡率の関数として定義され（年齢調整死亡率は年齢階級別死亡率に重みづけをすることにより得られる），間接法は年齢階級別死亡率を直接には用いていない．実際に得られる数値も死亡率としての年齢調整死亡率と，比としての標準化死亡比とでは意味が異なっている．

2　医学研究での標準化

本項で扱う標準化は，医学研究のなかでも公衆衛生の分野で用いられることが多い．また，厚生労働省の人口動態統計などで死亡率のデータを参照する場合に，標準化の知識が必要となる．年齢調整死亡率（直接法）と標準化死亡比（間接法）の違いをよく理解して，データをみるようにしていただきたい．

なお，前述の「直接法による年齢調整死亡率の計算」に出てきた重み（weight）は，加重平均（重みつき平均）として医学研究でも用いられることがある．たとえば，2つの医療機関で得られた収縮期血圧の平均値がA病院で130 mmHg，B病院で140 mmHgであった場合，両医療機関の対象患者数が同数であれば，全対象患者の収縮期血圧の平均値は単純に

(130 mmHg ＋ 140 mmHg)/2 ＝ 135 mmHg

と平均値を求めればよいが，A病院の対象患者数が40人，B病院の対象患者数が60人であったとすれば，

全対象患者の収縮期血圧の平均値＝130 mmHg × 40/(40＋60)＋140 mmHg × 60/(40＋60)

と加重平均を求めることになり，これは直接法の標準化と同様の計算を行っていることになる．ただ，直接法の標準化では，基準集団の年齢階級別人口を用いて加重平均を計算していることに注意が必要である．

表3　間接法による標準化死亡比の計算

年齢（歳）	観察集団			基準集団		
	死亡数	人口	期待死亡数	死亡数	観察人年	死亡率（人口10万対）
0～14		P_1	＝$P_1 \times d_1/PY_1$	d_1	PY_1	＝$d_1/PY_1 \times 100000$
15～64		P_2	＝$P_2 \times d_2/PY_2$	d_2	PY_2	＝$d_2/PY_2 \times 100000$
65～		P_3	＝$P_3 \times d_3/PY_3$	d_3	PY_3	＝$d_3/PY_3 \times 100000$
計	O	＝$P_1+P_2+P_3$	$E(=P_1 \times d_1/PY_1 + P_2 \times d_2/PY_2 + P_3 \times d_3/PY_3)$	d_t	PY_T	＝$d_t/PY_T \times 100000$

標準化死亡比＝O/E

$$\text{全対象患者の収縮期血圧の平均値} = \frac{130 \text{ mmHg} \times 40 + 140 \text{ mmHg} \times 60}{40 + 60}$$

3 標準化の読み方

直接法と間接法のそれぞれについて，実際のデータをもとに説明する．

1) 標準化（直接法）の読み方

1960 年以降，5 年ごとの全死因および三大死因の死亡率を表 4[1] および表 5[1] に示す．表 4[1] は粗死亡率，表 5[1] は年齢調整死亡率で，いずれも人口 10 万人あたりの数値である．

直接法の標準化において用いられる基準人口には，世界人口と昭和 60 年（1985 年）モデル人口がある．世界人口は瀬木 – Doll の世界人口とよばれるもので，世界保健機関（World Health Organization；WHO）において各国の統計値を国際比較するために作成された仮想の人口集団である．また，昭和 60 年モデル人口は，わが国の昭和 60 年の国勢調査人口をベビーブームなどの極端な増減を補正し，四捨五入によって千人単位として作成した仮想の人口集団である．日本国内の死亡率の年次比較である表 4[1] および表 5[1] では，昭和 60 年モデル人口が用いられている．

ここで，世界人口と昭和 60 年モデル人口の人口構成，人口ピラミッド（通常女性が示される右側部分のみ）は表 6，図 1，図 2 にあるとおりである．世界人口はピラミッド型（富士山型），昭和 60 年モデル人口はつぼ型になっている．なお，世界人口，昭和 60 年モデル人口はいずれも男女別々には作成されておらず，男女とも同じ人口構成を用いる．

昭和 60 年（1985 年）から 30 年以上が経過し，人口構成は著しく高齢化が進んでいる．全死因について男女の粗死亡率と年齢調整死亡率を同じグラフに示すと図 3 のようになる．粗死亡率は 1980 年

表 4　全死因・三大死因，性別粗死亡率（人口 10 万対）の推移

	性別	1960 年	1965 年	1970 年	1975 年	1980 年	1985 年	1990 年	1995 年	2000 年	2005 年	2010 年	2015 年
全死因	男	822.9	785.0	766.6	690.4	682.9	690.6	736.5	822.9	855.3	949.4	1,029.2	1,092.6
	女	692.2	643.1	619.0	574.0	561.8	562.7	602.8	664.0	679.5	772.3	869.2	970.1
悪性新生物	男	110.9	122.1	132.6	140.6	163.5	187.4	216.4	262.0	291.3	319.1	343.4	359.7
	女	90.2	95.2	100.7	105.2	115.5	125.9	139.3	163.1	181.4	200.3	219.2	234.6
心疾患	男	75.8	80.5	90.9	92.1	112.1	121.5	135.7	114.4	117.3	136.3	144.2	151.0
	女	70.8	73.6	82.7	86.4	100.5	113.2	134.0	109.6	116.3	138.0	155.2	161.7
脳血管疾患	男	172.1	192.2	191.5	164.3	142.7	110.6	95.6	114.2	102.7	103.3	97.7	87.8
	女	149.6	160.0	160.7	149.4	136.4	113.9	103.0	121.4	108.2	107.1	97.6	90.8

［厚生労働省：人口動態統計］

表 5　全死因・三大死因，性別年齢調整死亡率（人口 10 万対）の推移

	性別	1960 年	1965 年	1970 年	1975 年	1980 年	1985 年	1990 年	1995 年	2000 年	2005 年	2010 年	2015 年
全死因	男	1,476.1	1,369.9	1,234.6	1,036.5	923.5	812.9	747.9	719.6	634.2	593.2	544.3	486.0
	女	1,042.3	931.5	823.3	685.1	579.8	482.9	423.0	384.7	323.9	298.6	274.9	255.0
悪性新生物	男	188.2	195.6	199.2	198.9	210.9	214.8	215.6	226.1	214.0	197.7	182.4	165.3
	女	132.0	130.3	126.9	121.1	118.8	113.1	107.7	108.3	103.5	97.3	92.2	87.7
心疾患	男	153.3	156.0	161.7	150.0	158.0	146.9	139.1	99.7	85.8	83.7	74.2	65.4
	女	111.9	111.1	114.5	106.3	103.9	94.6	88.5	58.4	48.5	45.3	39.7	34.2
脳血管疾患	男	341.1	361.0	333.8	265.0	202.0	134.0	97.9	99.3	74.2	61.9	49.5	37.8
	女	242.7	243.8	222.6	183.0	140.9	95.3	68.6	64.0	45.7	36.1	26.9	21.0

［厚生労働省：人口動態統計］

表6 基準人口の年齢階級別人口

年齢（歳）	世界人口（瀬木-Doll）	昭和60年モデル人口
0〜4	12,000	8,180,000
5〜9	10,000	8,338,000
10〜14	9,000	8,497,000
15〜19	9,000	8,655,000
20〜24	8,000	8,814,000
25〜29	8,000	8,972,000
30〜34	6,000	9,130,000
35〜39	6,000	9,289,000
40〜44	6,000	9,400,000
45〜49	6,000	8,651,000
50〜54	5,000	7,616,000
55〜59	4,000	6,581,000
60〜64	4,000	5,546,000
65〜69	3,000	4,511,000
70〜74	2,000	3,476,000
75〜79	1,000	2,441,000
80〜84	500	1,406,000
85+	500	784,000
総数	100,000	120,287,000

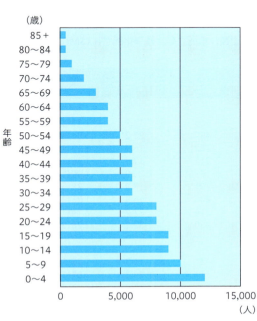

図1　世界人口（瀬木-Doll）

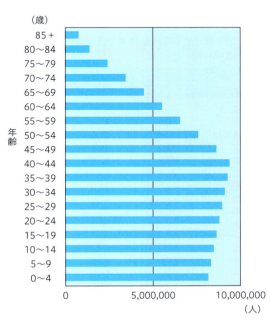

図2　昭和60年モデル人口

代以降上昇傾向にあるが，年齢調整死亡率は一貫して低下傾向にある．年齢調整死亡率をみる限り，わが国の死亡率は低下していると考えられるが，粗死亡率の変化は近年死亡数が増加していることを示している．年次比較のためには標準化が欠かせないが，死亡のインパクトを知るうえでは粗死亡率も重要である．

2）標準化（間接法）の読み方

表7[2)]は，人口動態調査のデータをもとに岩手県と青森県（一部）の保健医療圏別に，全国を基準集団として自殺の標準化死亡比（SMR）を計算したものである．都道府県より小さな単位である保健医療圏別では人口規模が小さくなるため，1981年〜2000年までの20年間を通じてのSMRを計算している．

表7[2)]の表頭の項目は，順に総死亡数，粗死亡率，SMRとその95％信頼区間である．総死亡数を

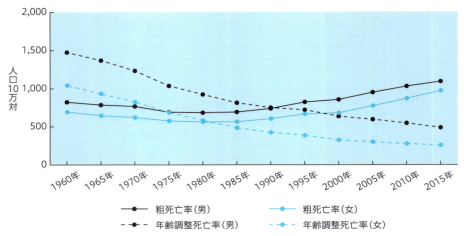

図3　全死因の死亡率の推移

表7　岩手県と青森県一部地域での男女の保健医療圏別自殺死亡数，粗死亡率，標準化死亡比（SMR，1981〜2000年）

対象地区	男性			女性		
	総死亡数	粗死亡率*	SMR（95% CI）	総死亡数	粗死亡率*	SMR（95% CI）
岩手県						
盛岡	1,492	33.2	1.34（1.27〜1.40）	668	13.9	1.13（1.05〜1.22）
岩手中部	809	41.9	1.60（1.49〜1.71）	459	22.2	1.56（1.42〜1.71）
胆江	504	35.4	1.31（1.19〜1.42）	257	16.7	1.19（1.04〜1.33）
両磐	482	32.3	1.19（1.08〜1.30）	311	19.6	1.36（1.21〜1.52）
気仙	263	33.2	1.23（1.08〜1.38）	173	20.0	1.40（1.19〜1.61）
釜石	392	38.0	1.38（1.24〜1.52）	201	17.8	1.25（1.08〜1.43）
宮古	473	42.6	1.60（1.45〜1.74）	204	16.8	1.23（1.06〜1.40）
久慈	389	55.2	2.24（2.02〜2.46）	214	27.7	2.14（1.86〜2.43）
二戸	382	53.2	1.98（1.78〜2.18）	250	32.2	2.28（2.00〜2.56）
青森県						
八戸	898	31.5	1.29（1.21〜1.37）	431	14.3	1.18（1.07〜1.30）
三戸	209	55.9	2.07（1.79〜2.36）	121	29.3	2.07（1.70〜2.44）
十和田	322	43.0	1.75（1.56〜1.94）	143	18.0	1.47（1.23〜1.71）
三沢	208	3.3	1.35（1.17〜1.54）	101	15.6	1.28（1.03〜1.53）

* 人口10万対
SMRは全国の1981年〜2000年を基準とした
〔野原　勝，他：自殺の地球集積とその要因に関する研究．厚生の指標 50：17-23，2003〕

SMR で割れば，期待死亡数が得られる．脚注にあるとおり，各保健医療圏の SMR は全国の 1981 年〜2000 年を基準としているが，具体的な計算の手順は次のとおりである．

① 各年について全国の年齢階級別自殺死亡率を年齢階級別人口にかけて期待死亡数を求める．
② 1981 年〜 2000 年の期待死亡数と観察死亡数をそれぞれ合計する．
③ 1981 年〜 2000 年の観察死亡数の合計を期待死亡数の合計で割って標準化死亡比を求める．

標準化死亡比の 95％信頼区間の計算で，期待死亡数については 20 年間の合計をもとに計算している．

> **Pitfall　層化と標準化**
>
> 冒頭の 1) 標準化の考え方 で説明したが，2 つの集団の比較において交絡因子としての年齢の影響を取り除くには，層化と標準化がある．まず層化による年齢階級別観察を行ってから標準化に進むのが基本で，年齢階級別の検討を何もせずに標準化の結果だけを検討すると誤った解釈をする危険性がある．
> また，人口規模が小さいときに間接法の標準化を行うが，観察死亡数も同様に少なく，期待死亡数が 10 未満であるような場合は，標準化死亡比を計算するのは好ましくない．表 7 の例で示したように，観察死亡数が少ない場合は数年分をまとめて計算するなどの工夫が必要になる．

4　標準化の求め方

直接法と間接法について，Excel での計算方法を説明する．数式は 1 標準化の基本 を参照．

1) 標準化（直接法）の方法

ある地域の 1 年間の死亡について，昭和 60 年モデル人口をもとに年齢調整死亡率を計算する例を Excel ① に示した．観察集団の年齢階級別の死亡数および観察人年はいずれも計算に必要な数値である（計算に不要な合計の数値は示していない）．

2) 標準化（間接法）の方法

ある地域における標準化死亡比を，平成 28 年人口動態統計における全国のデータを基準集団として計算する例を Excel ② に示した．観察集団の年齢階級別人口，基準集団の年齢階級別死亡数および人口はいずれも計算に必要な数値である（計算に不要な合計の数値は示していない）．なお，観察集

Excel ①

	A	B	C	D	E	F
1	年齢階級（歳）	観察集団の死亡数	観察集団の観察人年	基準集団の人口	観察集団の死亡率×基準集団の人口	
2	0〜4	64	50956	8180000	10274	=B2/C2*D2
3	5〜9	7	56009	8338000	1042.1	=B3/C3*D3
4	10〜14	5	66493	8497000	638.9	=B4/C4*D4
5	15〜19	40	73892	8655000	4685.2	=B5/C5*D5
6	20〜24	56	75487	8814000	6538.7	=B6/C6*D6
7	25〜29	57	67846	8972000	7537.7	=B7/C7*D7
8	30〜34	58	63291	9130000	8366.8	=B8/C8*D8
9	35〜39	80	64098	9289000	11593.5	=B9/C9*D9
10	40〜44	112	77623	9400000	13563	=B10/C10*D10
11	45〜49	265	99984	8651000	22928.8	=B11/C11*D11
12	50〜54	319	79725	7616000	30473.6	=B12/C12*D12
13	55〜59	475	68279	6581000	45782.4	=B13/C13*D13
14	60〜64	720	67859	5546000	58844.4	=B14/C14*D14
15	65〜69	1165	61068	4511000	86056.8	=B15/C15*D15
16	70〜74	1309	42539	3476000	106962.6	=B16/C16*D16
17	75〜79	1518	28463	2441000	130184.4	=B17/C17*D17
18	80〜84	1851	18536	1406000	140402.8	=B18/C18*D18
19	85〜	2020	10231	784000	154792.3	=B19/C19*D19
20	計			=SUM(D2:D19)	840667.8	=SUM(F2:F19)
21						
22	年齢調整死亡率（人口10万対）					
23	698.9	=F20/D20*100000				

団の死亡数については，年齢階級別の数値は必要ではない．また，統計表などで基準集団の年齢階級別死亡率が示されていれば，必ずしも年齢階級別の死亡数と人口は必要ではないが，基準集団の総人口がある程度大きいことだけは確認しておく必要がある．

　計算式では，基準集団の年齢階級別死亡率を計算して，観察集団の年齢階級別人口にかけるまでを1つの式で表している（期待死亡数の欄の位置が表3とは異なることに注意）．標準化死亡比は，最終的に計の行（B23およびF23）にある2つの数値から得られる．なお，95％信頼区間が1をまたいでいるため，有意水準5％で統計学的に有意ではない．

question!
「標準化」には別の意味もあるのではないでしょうか？

answer advice
「標準化」は，分野によりいろいろな意味で用いられます．統計学では，確率変数 x が平均 μ，分散 σ^2 の正規分布に従うとき，$z = (x-\mu)/\sigma$ の式により変換することも標準化といいます．この z が，平均 μ を0，分散 σ^2 を1とする標準正規分布に従うことを利用して検定を行います（第5章の表1参照）．また，多施設共同の疫学研究などで，精度管理のために調査方法を可能な限り統一化することも標準化といいます．いずれも英語では standardisation, 米語では standardization です．

Excel ②

	A	B	C	D	E	F	G
1	年齢階級（歳）	観察集団の死亡数	観察集団の人口	基準集団の死亡数	基準集団の人口	期待死亡数	
2	0〜4		143	2618	4894308	0.076	=C2*D2/E2
3	5〜9		206	391	5248101	0.015	=C3*D3/E3
4	10〜14		288	440	5466331	0.023	=C4*D4/E4
5	15〜19		315	1166	5951383	0.062	=C5*D5/E5
6	20〜24		460	2083	5897936	0.162	=C6*D6/E6
7	25〜29		417	2479	6128801	0.169	=C7*D7/E7
8	30〜34		295	3354	7034994	0.141	=C8*D8/E8
9	35〜39		275	5193	7929129	0.18	=C9*D9/E9
10	40〜44		347	9263	9550570	0.337	=C10*D10/E10
11	45〜49		358	13923	9127760	0.546	=C11*D11/E11
12	50〜54		451	19480	7782611	1.129	=C12*D12/E12
13	55〜59		491	28331	7461698	1.864	=C13*D13/E13
14	60〜64		410	48223	8095072	2.442	=C14*D14/E14
15	65〜69		321	93505	10223211	2.936	=C15*D15/E15
16	70〜74		260	107826	7372572	3.803	=C16*D16/E16
17	75〜79		186	153008	6500029	4.378	=C17*D17/E17
18	80〜84		83	223763	5165400	3.596	=C18*D18/E18
19	85〜89		47	260536	3267096	3.748	=C19*D19/E19
20	90〜94		8	209379	1475000	1.136	=C20*D20/E20
21	95〜99		7	95935	382000	1.758	=C21*D21/E21
22	100〜		4	26427	65000	1.626	=C22*D22/E22
23	計	34				30.127	=SUM(G2:G22)
24							
25	標準化死亡比（SMR）						
26	1.13		=B23/G23				
27	標準化死亡比の95％信頼区間						
28							
29	（上限）	1.51	=C26+1.96*(C26/G23)^0.5				
30	（下限）	0.75	=C26-1.96*(C26/G23)^0.5				

point

- 人口構成が異なる集団の死亡率を比較する場合，標準化を行う前に層化による年齢階級別観察を行う．
- 標準化には，基準集団の人口構成を利用する直接法と年齢階級別死亡率を利用する間接法がある．
- 一般的に，観察集団の人口規模が大きい場合は直接法，小さい場合は間接法を用いる．
- 直接法では年齢調整死亡率，間接法では標準化死亡比を算出する．
- 直接法では日本人の基準集団として昭和60年モデル人口が用いられる．

■ 文　献

1) 厚生労働省：人口動態統計.
2) 野原　勝，他：自殺の地球集積とその要因に関する研究. 厚生の指標 50：17-23, 2003

（西　信雄）

Column　因果関係と統計（学）

　複数の変数間の関連，あるいは曝露と帰結（疾病発生など）の関連は，統計学あるいは統計的手法で明らかにする．では，関連が明らかになった場合，その間に因果関係が存在するかどうかについて，統計学や統計的手法で対応できるか？　答えは否である．

　関連が観察された後の因果関係の推論は，端的にいえば「自分の頭で考える」ものである．ただし，そのための視点（指標）は，1964年のアメリカ Surgeon General の喫煙と肺がんに関する報告書を嚆矢として，いくつか存在する．しかしこれらはあくまでも視点であって，必要条件でも十分条件でもない（唯一の例外は「曝露は時間的に帰結に先行する」という必要条件である）．編者の勉強不足かもしれないが，因果関係の項で統計の話が出てくる疫学の教科書にはお目にかかったことがない．

　ところが，社会科学系（特に経済学）では，「統計的手法により因果関係が証明された」などと平気でいう人が結構いる．最近は「操作変数を用いると因果関係が統計的に証明できる」とされており，これに同調する自称「疫学者」も存在する．編者にいわせれば，単に交絡因子の制御を行っているだけであり，因果関係について統計的手法で明らかにしているわけではない．編者の偏見かもしれないが，経済学の世界は交絡について無頓着であり，明らかに存在する交絡因子を無視して，因果関係の議論を進めることも多い．

　統計（学）は因果関係には中立的で，何も教えてくれない．

（中村好一）

第16章 対応のある2群間の比較で用いられる

Wilcoxon の符号付順位和検定

正規分布しないデータを扱うツール①（対応のある2群）

1　Wilcoxon の符号付順位和検定の基本

　対応のある2群の平均値の差の検定については，すでに第4章において「対応のある t 検定（paired t test）」を解説した．関連した（対応のある）2群とは，同一の対象集団における介入前と介入後の平均値を比較する場合や，症例対照研究においてマッチングされた症例集団と対照集団の平均値を比較する場合などが該当するだろう．しかしこの検定法は各ペアの差の分布が正規分布することが前提となっている．

　実際の研究では，この正規分布の前提が成り立たないことも多く，その場合，分布形に左右されない検定法であるノンパラメトリック法（non-parametric method）を用いるのがよい．ノンパラメトリック検定で「対応のある t 検定」に相当するのが「Wilcoxon の符号付順位和検定（Wilcoxon signed-rank sum test）」である．Wilcoxon の符号付順位和検定は，次のような場合に用いる．
①各ペアの差が明らかな非正規分布である．
②各ペアの差の分布をみるには標本サイズが小さすぎる．
③解析する測定値が順序カテゴリー（ordered categories）である．たとえば，「悪化，不変，改善，著明改善」といったカテゴリーや，疾病のステージ（I期，II期，III期，IV期）など．

Wilcoxon の符号付順位和検定の手順は，次の通りである（図1）．
① n 組のペアにつき，その差 d を求める．
②符号を無視して d を小さい順に並べる（絶対値の小さい順に並べる）．
③ d の符号により，その順位をプラスとマイナスに分け，各々の順位を足し合わせる．足し合わせた値の小さいほうを T とする．この符号別順位和 T は，2群の差を表す Wilcoxon 統計量で，2群の差が大きいほど T は小さくなる．
④ $n \leqq 25$ のときは Wilcoxon 検定表から T の有意性を示す確率を求める．$n > 25$ のときは，T は近似的に正規分布すると考えられ，これを標準化した Z 値から有意確率を求める．

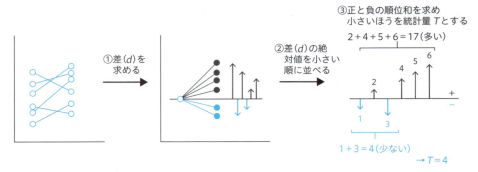

図1　Wilcoxon の符号付順位和検定の手順

2 医学研究でのWilcoxonの符号付順位和検定（読み方）

　川崎病の親子例の発症時月齢を比較した論文[1]を用いて，Wilcoxonの符号付順位和検定の使用例をみてみよう．

　この論文の背景を簡単に紹介しよう．川崎病は乳幼児に好発する原因不明の急性熱性疾患である．1967年に小児科医の川崎富作博士によりはじめて報告されてから50年以上が経ち，2010年現在で川崎病の既往をもつ患者のおよそ11万人が20歳を超えている．近年，川崎病既往を有する親から生まれた子どももまた川崎病に罹患した，という親子例が報告されるようになり，この論文では，そのような川崎病親子例の疫学特性を観察している．

　論文では10組の親子例のペアが報告されている．表1[1]ではペアである親子の発症時月齢を示した．ここでは10例の子どもの発症時月齢に差があるかどうかを明らかにすることを目的としている．10例の発症時月齢は子ども，親ともに正規分布を示さず，対応する t 検定を用いることはできない．そこでWilcoxonの符号付順位和検定を用いて，両者の発症時月齢の差を検定している．検定の結果は $P=0.10$ で，統計学的な有意差はなく，両者の発症時月齢に差があるとはいえない．検定の読み方としては，算出した P 値を有意水準と比較して統計学的に有意か否か観察するのみである．しかし，それだけでは情報量に乏しいので，この論文では参考として両者の発症時月齢の平均値と標準偏差が示されている．それらの値をみると，子どもで25.6±17.2か月（平均±標準偏差），親で41.8±23.7か月であり，子どものほうが発症時月齢は若いように感じる．しかし，検定の結果はこの差は有意ではなかった．有意差が観察されなかった理由は標本サイズが小さいため，と論文では考察されている．

表1　川崎病の親子ペアの発症時月齢

No.	発症時月齢	
	子ども	親
1	7	8
2	10	53
3	17	55
4	23	87
5	27	31
6	32	5
7	65	49
8	12	47
9	23	44
10	40	39

[Uehara R, et al.：Clinical features of patients with Kawasaki disease whose parents had the same disease. Arch Pediatr Adolesce Med 158：1166-1169, 2004]

3 Wilcoxon の符号付順位和検定の求め方

1) Excel での計算

　生活習慣病予防のための健康支援プログラムに参加した対象者におけるデータを用いて，介入前と介入後の運動による消費エネルギー（kcal/週）の変化を検定してみよう．対象者20人の介入前後の運動消費エネルギーを Excel ① に示した．介入前後とも運動消費エネルギーが0の人も多く，前後の差の分布をみても正規分布ということはできないので（図2），Wilcoxon の符号付順位和検定を行うこととした．

　Excel では，対象者それぞれについて介入前後の運動消費エネルギーの差を算出し，その絶対値の小さい順に順位をつけていく．このとき差が0である場合は順序をつけずに，解析から除外する．差が0であったペアは対象者からも除く．具体的には対象者番号20の運動消費エネルギー差が75 kcal で最も小さく，この対象者の順位が1となり，次に差の絶対値97 kcal の対象者番号12の順位が2となる．もし，絶対値が同じである対象者が2人いれば，2人の順位は平均順位を当てる．さらに，

Excel ①

	A	B	C	D	E	F	G
1	対象者	運動消費エネルギー (kcal/週)		差 (介入後−介入前)	絶対値の順位	差の符号に応じた順位	
2		介入前	介入後			正	負
3	1	0	1307	1307	11	11	
4	2	247	1167	920	10	10	
5	3	0	0	0	−		
6	4	1884	0	−1884	14		14
7	5	0	1461	1461	13	13	
8	6	318	926	608	7	7	
9	7	240	391	151	5	5	
10	8	0	0	0	−		
11	9	152	1460	1308	12	12	
12	10	0	0	0	−		
13	11	0	0	0	−		
14	12	1157	1060	−97	2		2
15	13	0	791	791	9	9	
16	14	382	938	556	6	6	
17	15	0	618	618	8	8	
18	16	0	0	0	−		
19	17	102	203	101	3	3	
20	18	0	0	0	−		
21	19	404	265	−139	4		4
22	20	0	75	75	1	1	
23					対象者数	11	3
24	対象者数 $n=14$ （差が0の6名は除外）				順位和	85	20
25	差の符号に応じた順位和の小さいほう（今回は負）$T=20$						

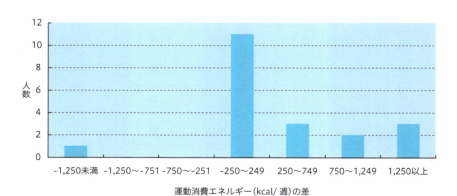

図2　介入前後の運動消費エネルギーの差

差の符号に応じた順位を正の順，負の順に分けて示しておく．正の順位，負の順位ともに和を算出し，これらの値の小さいほうの値を T とする．対象者数を n とすると，この例では差が 0 であった 6 ペアを解析から除くので $n = 14$ となる．n が 25 より小さいので，Wilcoxon 検定表（表 2）を用いて検定を行う．表 2 より，$n = 14$ のときの T の限界値は両側 5% で 21 である．Excel ① の例では，$T = 20$ なので限界値より小さく，有意水準 5% で有意な差があるといえる．対象者 20 人の介入前後での運動消費エネルギー差は，差が 0 であった 6 組を除いてほとんど正であるので，介入によって運動消費エネルギーが増加するだろうと予想できる．Wilcoxon の符号付順位和検定では，これらの差に注

表2　Wilcoxon 検定表（n が 25 より小さいとき）

対象数(n)	T の限界値	
	有意確率 5%	有意確率 1%
5	–	–
6	1	–
7	2	–
8	4	0
9	6	2
10	8	3
11	11	5
12	14	7
13	17	10
14	21	13
15	25	16
16	30	19
17	35	23
18	40	28
19	46	32
20	52	37
21	59	43
22	66	49
23	73	55
24	81	61
25	90	68

表3　Wilcoxon の W 値の棄却限界値（両側検定）

n	棄却限界値	P
5	15	0.062
6	21	0.032
	19	0.062
7	28	0.016
	24	0.046
8	32	0.024
	28	0.054
9	39	0.029
	33	0.054
10	45	0.020
	39	0.048
11	52	0.018
	44	0.054
12	58	0.020
	50	0.052
13	65	0.022
	57	0.048
14	73	0.020
	63	0.050
15	80	0.022
	70	0.048
16	88	0.022
	76	0.050
17	97	0.020
	83	0.050
18	105	0.020
	91	0.048
19	114	0.020
	98	0.050
20	124	0.020
	106	0.048

［Glantz SA：Primer of Biostatistics. 6th ed, McGraw-Hill Medical, 2005 ／足立堅一（監訳）：基礎から理解できる医学統計学．篠原出版新社，348，2008　および Mosteller F, et al.：Study Statistics：Nonparametrics and Order Statistics. Addison-Wesley, Reading, MA, 1973］

目して，介入前後での運動消費エネルギーの差の程度が統計学的に有意であることを示したのである．

なお，今回は符号別に順位和を計算して，小さいほうの値 T から求めた検定量を Wilcoxon 検定表の限界値と比較したが，今回用いた方法とは別に，全体の符号付順位の和 W をもとに棄却限界値と比較する方法も存在する(方法は異なっていても数学的には同じことをしている)．この場合の棄却限界値を求めるための検定表として，表2 とは異なった検定表(表3)[2,3] が存在するため，Wilcoxon 検定表を用いるときにはどちらの方法に対応した検定表であるのか確認する必要がある．Excel ①の例では，正の和が 85，負の和が 20 なので，全体の順位和 W は 85 ＋ (－ 20) ＝ 65 となる．W の棄却限界値を検定表から求めると，$n = 14$，両側検定 $P = 0.050$ の場合の棄却限界値は 63 で，今回求めた $W = 65$ のほうが大きい．前述の方法と異なり，2 群の差が大きいほど全体の順位和の絶対値は大きくなるため，W 値がこの棄却限界値よりも大きい場合に仮説は棄却され，すなわち $P < 0.050$ で有意な差があるといえる．

次に，n が十分大きいとき($n > 25$)の検定の方法を確認してみよう．Excel ② には，Excel ① で用いたデータに，さらに 12 人のデータを加えたものである．32 人のデータのうち差が 0 のものを除外すると，解析の対象者は 26 人となる．T の値を算出するまでは，前述した方法と同一である．

Excel ②

	A	B	C	D	E	F	G
1	対象者	運動消費エネルギー (kcal/週)		差	絶対値の順位	差の符号に応じた順位	
2		介入前	介入後	(介入後−介入前)		正	負
3	1	0	1307	1307	23	23	
4	2	247	1167	920	21	21	
5	3	0	0	0			
6	4	1884	0	−1884	26		26
7	5	0	1461	1461	25	25	
8	6	318	926	608	18	18	
9	7	240	391	151	7	7	
10	8	0	0	0			
11	9	152	1460	1308	24	24	
12	10	0	0	0			
13	11	0	0	0			
14	12	1157	1060	−97	3		3
15	13	0	791	791	20	20	
16	14	382	938	556	15	15	
17	15	0	618	618	19	19	
18	16	0	0	0			
19	17	102	203	101	4	4	
20	18	0	0	0			
21	19	404	265	−139	5		5
22	20	0	75	75	2	2	
23	21	639	493	−146	6		6
24	22	277	579	302	12	12	
25	23	829	1068	239	11	11	
26	24	46	382	336	13	13	
27	25	735	512	−223	10		10
28	26	129	519	390	14	14	
29	27	360	930	570	17	17	
30	28	58	1251	1193	22	22	
31	29	277	486	209	9	9	
32	30	598	422	−176	8		8
33	31	51	612	561	16	16	
34	32	205	277	72	1	1	
35					対象者数	20	6
36					順位和	293	58
37							
38	対象者数 n (差が0のものは除外)			26			
39	差の符号に応じた順位和の小さいほう T			58			
40	μT (順位和の平均値)			175.5	= D38*(D38+1)/4		
41	σT (順位和の標準偏差)			39.4	=SQRT(D38*(D38+1)*(2*D38+1)		
42	$Z = (T-\mu T)/\sigma T$			−2.98	=(D39-D40)/D41		

ここで,順位和の平均値と標準偏差は次の式で表される.

順位和の平均　　　　　$\mu T = n(n+1)/4$
順位和の標準偏差　　　$\sigma T = \sqrt{n(n+1)(2n+1)/24}$

Wilcoxonの符号付順位和検定は,「対象者のペアの差の中央値が0に等しい」という帰無仮説を評価する.この帰無仮説が真ならば,nが十分大きければ$Z=(T-\mu T)/\sigma T$は平均0,標準偏差1の正規分布に近似する.Excel②に示した介入前後の運動消費エネルギー差の例では,$T=58$,$n=26$より,$\mu T=175.5$,$\sigma T=39.4$と計算できる.これらの値から,$Z=-2.98$となる.正規分布表(一部を表4に示す)を用いて,$Z=-2.98$に対応する確率Pを求めると,$0.003(≒2×0.0014)$が得られる〔正規分布表は,Z値の小数点第1位までの2桁が表の行見出しに示され,Z値の小数第2位が表の列見出しに示されている.$Z=-2.98$の場合,小数点第1位までの2桁の「2.9」と小数第2位の「8」とが交わったセル($=0.0014$)が片側確率となり,両側確率ではこの値を2倍した値となる〕.P値が$\alpha=0.01$より小さいため,有意水準1%で帰無仮説を棄却できる.

2)SPSSによる計算

SPSSを用いてWilcoxonの符号付順位和検定を行う手順を紹介しよう.コマンドは[分析(A)]→[ノンパラメトリック検定(N)]→[対応サンプル(R)]と進む.現れたダイアログボックスの[フィールド]タブを選び,比較したい変数を[検定フィールド(T)]に移動させる.次に[設定]タブを選び,[検定のカスタマイズ(C)]から[Wilcoxon 一致するペアの符号付順位(2サンプル)(W)]を選択し,実行をクリックする.検定統計量として,両側検定の確率Pが示される.さらに,この結果表をクリックすると,別ウインドウが出現し,ペアの差(d)の分布や,各種統計量が確認できる(図3a,3b).

ある参考書に「Wilcoxonの順位和検定」という表現がありました.これはWilcoxonの符号付順位和検定と同じですか?

違います.Wilcoxonの順位和検定は,ノンパラメトリック検定の1つで,独立した2群の測定値の差を検定します.第17章のMann-WhitneyのU検定と同じものです.Wilcoxonの符号付順位和検定と名称が似ていてまぎらわしいため,一般的には「Mann-WhitneyのU検定」という表現が多く用いられます.

表4　正規分布表(片側確率)の一部

α	7	8	9
2.6	0.0038	0.0037	0.0036
2.7	0.0028	0.0027	0.0026
2.8	0.0021	0.0020	0.0019
2.9	0.0015	0.0014	0.0014
3.0	0.0011	0.0010	0.0010

a

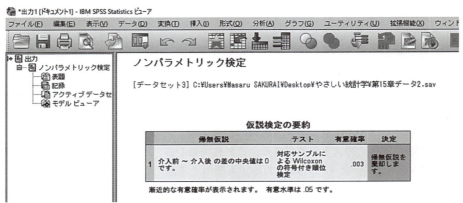

b

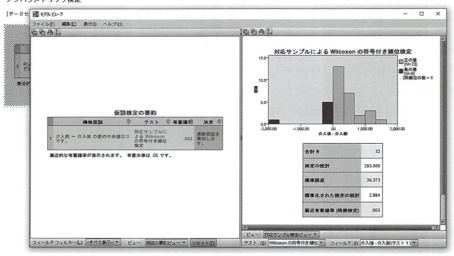

図3　SPSSでのWilcoxonの符号付順位和検定

point

- Wilcoxonの符号付順位和検定は，対応のある2群の測定値の差を検定する方法である．
- 対応のある2群の測定値の差が正規分布しない，測定値がカテゴリーおよび順序変数である，あるいは標本サイズが小さい場合に用いる．

■ 文　献
1) Uehara R, et al.：Clinical features of patients with Kawasaki disease whose parents had the same disease. Arch Pediatr Adolesce Med 158：1166-1169, 2004
2) Glantz SA：Primer of Biostatistics. 6th ed, McGraw-Hill Medical, 2005／足立堅一（監訳）：基礎から理解できる医学統計学．篠原出版新社，348, 2008
3) Mosteller F, et al.：Study Statistics：Nonparametrics and Order Statistics. Addison-Wesley, Reading, MA, 1973

（櫻井　勝・三浦克之）

第17章 横断研究・コホート研究・介入研究で用いられる

Mann-WhitneyのU検定

正規分布しないデータを扱うツール②（対応のない2群）

1 Mann-WhitneyのU検定の基本

2群の差の検定に頻繁に用いられるt検定は，母集団における値の分布に関する前提に基づくため，パラメトリック検定（parametric test）に属する．t検定のようなパラメトリック検定は，母集団が正規分布であることを前提としている．

一方，ノンパラメトリック検定（non-parametric test）は，母集団の分布に関する前提をもたない．対応のない2群の差の検定に用いられるノンパラメトリック検定は，「Mann-WhitneyのU検定」（Mann-Whitney's U test）である．この検定は実際の「データの値」よりも「値の順位」に基づいて計算を行う．計算が値そのものでなく順位に基づいているため，ある値が特に高いか低い（はずれ値とよばれる）としても，影響されることはない．すなわち，Mann-WhitneyのU検定ははずれ値の影響を受けにくい．

MannとWhitneyにより実際に記述された方法は，Uとよばれる変数の計算を含んでいる．Wilcoxonによって記述された別の方法〔Wilcoxonの順位和検定（第16章のWilcoxonの符号付順位和検定とは別物）〕は，順位和とよばれる変数の計算を含んでいる．どちらの方法も等価なものであり，どちらを用いてもよい．

では，t検定とMann-WhitneyのU検定どちらを用いるべきであろうか．

連続変数ではt検定（ただし，2つの標本分布が等分散でないならばWelchの検定がある），順位尺度変数の場合にはMann-WhitneyのU検定と記述している教科書もある．しかし，連続変数であっても正規分布しているとは限らない．よって，2群の差の検定を行う場合，標本分布が正規分布を示さず，標本の分布を平均値と標準偏差で示すよりは中央値と範囲で示したほうが適切であれば，Mann-WhitneyのU検定を使用するべきである．

次にMann-WhitneyのU検定の計算を例示する．

下記に正常者3人と有病者4人の血中ヘモグロビンの検査値（g/dL）を示した．2群の検査値の間に差があるかを検定する（※わかりやすくするため標本サイズを小さくしている）．

正常者群	13.2	13.9	14.4	
有病者群	8.2	9.0	9.6	10.4

2つの群の検査値に差がない，言い換えると，2つの群の検査値標本は同じ母集団から選んだものである，という帰無仮説を立てる．これを棄却すると，2つの群の検査値標本は同じ母集団から選ばれていない，言い換えると，別々の母集団から選ばれた，ということがいえる．つまり，標本の値から，正常者の検査値の母集団と有病者の検査値の母集団は異なる（＝差がある），と考えられるのである．

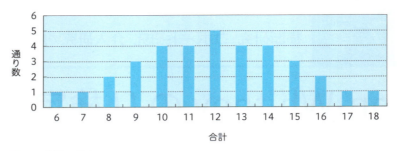

図1　合計の分布

　まず，両群すべての値の順位づけをする．順位づけを行う場合，ある値がどちらの群に属するかは注意してはならない．どちらかの群の最小の値を順位1とし，どちらかの群の最大値に両群のデータ総数に等しい順位をつける．2つ以上同一の値がある場合，それぞれに順位の平均を割り振る(同一の2つの値が3位と4位であるならば，それぞれに3.5位を与える)．

　前述の例題について順位づけすると下記のようになる．順位を○内の数字で示した．

| 正常者群 | 13.2 ⑤ | 13.9 ⑥ | 14.4 ⑦ | |
| 有病者群 | 8.2 ① | 9.0 ② | 9.6 ③ | 10.4 ④ |

　正常者の順位の和を求めると5+6+7=18となる．

　さてここで，簡単な確率の問題を考えよう．1から7までのそれぞれの数字が書かれたカードが7枚あるとき，そのうち3枚を選んだときの数字の合計はどのような分布をするであろうか．その分布を図1に示した．横軸は合計であり，最小値6から最大値18までの範囲である．縦軸はその合計の出る通り数(何通りあるか)である．

　7枚のカードから3枚選ぶのは，組み合わせの問題で $_7C_3=35$ 通りある．そのうち3枚の数字の合計が18となるのは1通りしかない．1から7までのそれぞれの数字が書かれたカードが7枚あるとき，そのうち3枚を選んだときの数字の合計が18以上となる確率は35分の1(0.028)である．

　ここで，カードの数字の合計を順位和に置き換えて考える．正常者と有病者の検査値の標本を同じ母集団から選んだという帰無仮説だと，得られた結果では，順位和が18以上となる確率は35分の1であり，確率からいうときわめてまれである．よって帰無仮説は棄却され，片側検定で正常者と有病者の検査値には統計学的に有意な差があるといえる($P=\frac{1}{35}<0.05$)．

　Mann-Whitneyの U 検定では，先ほどの順位和と標本サイズを用いて次のように U 値を計算する．U は，次の2つのうち，小さいほうが採用される(T_1, T_2 はそれぞれの群の順位和，n_1 と n_2 は2つの群の標本サイズである)．

$$U=T_1-\frac{n_1(n_1+1)}{2} \quad \text{または} \quad U=T_2-\frac{n_2(n_2+1)}{2}$$

　2群の標本サイズと U 値に対応する確率(P 値)についてまとめた表がある．$n_2 \geq n_1$ で $n_2=3$, $n_2=4$ の場合の，U 値に対応する確率(P 値)をまとめたのが表1であり，この表より P 値を求める．前出の問題では $U=0$ となり，$n_2=4$ の表より $n_1=3$ の $U=0$ は0.028である．

　これらの表は少ない標本サイズに利用が限られている．標本サイズが大きい場合(それぞれの群で約10以上)，およその P 値を求めるには次の方法による．U の計算後に，次の式を利用して Z を計算し，算出した Z から標準正規分布表を利用して P 値を得る(詳細は，統計学の成書を参照)．

表1　Mann-Whitney の U 検定での標本サイズ，U 値に対応する確率（P 値）

$n_2=3$

U \ n_1	1	2	3
0	0.250	0.100	0.050
1	0.500	0.200	0.100
2	0.750	0.400	0.200
3		0.600	0.350
4			0.500
5			0.650

$n_2=4$

U \ n_1	1	2	3	4
0	0.200	0.067	0.028	0.014
1	0.400	0.133	0.057	0.029
2	0.600	0.267	0.114	0.057
3		0.400	0.200	0.100
4		0.600	0.314	0.171
5			0.429	0.243
6			0.571	0.343
7				0.443
8				0.557

標本サイズ $n_2 \geq n_1$

$$Z = \frac{|U - n_a n_b / 2|}{\sqrt{n_a n_b (n_a + n_b + 1)/12}}$$

2　医学研究での Mann-Whitney の U 検定

　医学研究で用いられる Mann-Whitney の U 検定は，要因とアウトカムの関係性や介入効果をみるときに用いられる．アウトカムについて要因を対応のない2群に分け，2群間の比較をするために，Mann-Whitney の U 検定による2群の差の検定を行い，有意差があれば要因とアウトカムに関連があることを示す．介入研究では，アウトカムについて介入群と対照群の差に統計学的に有意な差があるかを検定し，有意差があれば介入効果があることを示す．

　Mann-Whitney の U 検定がよく用いられる研究デザインは，横断研究（cross-sectional study），コホート研究（cohort study），介入研究（intervention study）がある．

3　Mann-Whitney の U 検定の読み方

　表2[1])に例示した研究は，一次レイノー現象女性患者の足指における冷却前後の収縮期血圧の変化（first toe systolic blood pressure ％；FTSBP％）を示したものである．一次レイノー現象のある女性患者では手指だけでなく足の指の血管が寒冷に過敏となり，蒼白発作が足の指にもみられることがある．これを客観的に調べるために，足の第1足指を特別なカフを用いて10℃で5分間冷却し，足指収縮期血圧の低下（血管の収縮が生じ血流の減少による低下）がみられるかどうか調べている．

　対象者の生のデータを表3に示す．FTSBP％の分布（図2）から正規分布とはいいがたいので，ノンパラメトリック法で2群の差の検定（Mann-Whitney の U 検定）を行った．一次レイノー現象のある女性と健康な女性について上腕収縮期血圧，足指の収縮期血圧，冷却後の足指収縮期血圧，上腕収縮期血圧と足指の収縮期血圧の比，冷却前後の足指収縮期血圧の変化率を中央値と範囲で示す（表2)[1]．得られた結果から冷却前の足指収縮期血圧には差がないが，冷却後の足指収縮期血圧および変化率に有意な差があることがわかった．

　この研究例での統計学的検定の結果から，一次レイノー現象のある女性では，健康な女性に比較してFTSBP％が統計学的に有意に低下しており，足の指の血管が寒冷に過敏となっていることがわかる．一次レイノー現象において手指のレイノー現象についてはよく知られているが，足指も同様の傾向があることが示された．この方法を用いれば一次レイノー現象の診断に有効かもしれないことがわかった．検査法としての有効性を調べるためには，感度や特異度を検討する必要がある（第19章参

表2 Mann-Whitney の U 検定の例

研究の概要	
研究デザイン	横断研究
対象者	一次レイノー現象のある女性 11 人と健康な女性 17 人
アウトカム	冷却前後の第 1 足指収縮期血圧の変化率（FTSBP%）
結果	一次レイノー現象のある女性では，健康な女性に比較して冷却後の第 1 足指収縮期血圧の変化率（FTSBP%）が統計学的に有意に低下していた

	ASBP (mmHg)	FTSBP (mmHg)	FTSBP 10℃ (mmHg)	T-ABPI	FTSBP% (%)
健康な女性	114（96〜136）	89（65〜119）	78（50〜109）	0.83（0.59〜0.99）	90.0（42.0〜108.1）
一次レイノー女性患者	114（98〜137）	89（50〜110）	44（24〜68）*	0.76（0.42〜0.90）	52.6（28.2〜88.0）*

値は中央値と範囲（最小値－最大値）
ASBP（arm systolic blood pressure）：上腕収縮期血圧
FTSBP（first toe systolic blood pressure）：冷却前（安静時）の第 1 足指収縮期血圧
FTSBP 10℃：10℃で 5 分間冷却後の第 1 足指収縮期血圧
T-ABPI（toe–arm blood pressure index）＝ FTSBP/ASBP
FTSBP% ＝（FTSBP 10℃ ×100）/FTSBP
* significant difference（$P < 0.01$）
〔Kurozawa Y, et al.：Toe systolic blood pressure after local cooling in primary Raynaud's phenomenon. Int Angiol 13：215-217, 1994 を一部改変〕

照）．それが次のステップである．

統計学的に有意な差があるからといって，その結果に意味があるかどうかはわからない．そのあとの解釈が大切である（保健師の国家試験などでよく出題される）．

例をあげよう．A 地区から 1,000 人，B 地区から 1,500 人，年齢構成が同じになるように無作為に選んだとする．血圧測定したところ収縮期血圧の平均値（または中央値）はそれぞれ，136 mmHg と 134 mmHg であった．統計学的検定をしたところ 2 群の間に有意な差があった．標本サイズが大きくなると，わずかの差でも有意な差があるという結果が示される．これをもって，「B 地区よりも A 地区で血圧が有意に高いので，その要因を探索し，A 地区で高血圧対策を行うべきだ」とは考えられない．

逆に，統計学的有意差がないからといって，意味がないわけではない．標本サイズが小さいため統計学的に有意な差が出なかったが，標本サイズが大きくなれば有意差が検出されることがある．検定に用いる実際の計算方法を考えればよくわかる．検出力や有意水準を考慮して必要な標本サイズを計算することができる．

2 群の差の検定は頻繁に用いられる方法であるが，標本の分布はどうか，標本サイズは十分であるか，検定方法は適切か，解釈は妥当か，などを吟味する必要があろう．

Mann-Whitney の U 検定は，3 群以上の群間比較（多重比較）に用いることはできない．3 群以上のなかから 2 群を選ぶ各組み合わせで単純に Mann-Whitney の U 検定を繰り返すと，第 1 種の過誤（本当は有意差がないものを有意差があると判定してしまう）となる可能性が高くなる．たとえば，有意水準 5% で検定を 3 回繰り返し行うと，$1 - (0.95)^3 = 0.14$，すなわち有意水準が 14% に上昇し，検定を繰り返すことで有意になりやすくなる．このような多重性の問題を解決するために，ノンパラメトリック検定の多重比較の検定方法としては，Bonferroni 法や Steel-Dwass 法などがある．

表3　一次レイノー女性患者と健康な女性の測定値

対象	一次レイノー	年齢	ASBP	ADBP	FTSBP	FTSBP10℃	T-ABPI	FTSBP%
1	なし	23	114	61	81	81	0.71	100.0
2	なし	24	96	66	72	68	0.75	94.4
3	なし	22	123	62	85	81	0.69	95.3
4	なし	30	118	71	100	58	0.85	58.0
5	なし	23	121	55	99	88	0.82	88.9
6	なし	27	120	60	70	66	0.85	94.3
7	なし	34	106	59	90	78	0.85	86.7
8	なし	37	112	68	98	82	0.88	83.7
9	なし	35	114	75	100	90	0.88	90.0
10	なし	37	120	66	119	50	0.99	42.0
11	なし	23	116	56	110	109	0.94	99.1
12	なし	23	100	51	89	79	0.89	88.8
13	なし	32	105	56	87	60	0.83	69.0
14	なし	59	111	65	65	65	0.59	100.0
15	なし	38	112	62	74	80	0.66	108.1
16	なし	40	136	86	101	78	0.74	77.2
17	なし	56	124	79	80	76	0.65	95.0
18	あり	24	121	70	95	56	0.79	58.9
19	あり	53	137	82	93	45	0.68	48.5
20	あり	70	113	58	98	44	0.87	44.9
21	あり	59	102	41	61	45	0.60	73.8
22	あり	65	120	74	50	44	0.42	88.0
23	あり	67	98	47	70	24	0.71	34.3
24	あり	31	106	59	80	41	0.75	51.3
25	あり	67	122	75	110	31	0.90	28.2
26	あり	41	101	55	78	41	0.77	52.6
27	あり	30	114	76	89	65	0.78	73.0
28	あり	50	118	71	90	68	0.76	75.6

ADBP(arm diastolic blood pressure)：上腕拡張期血圧

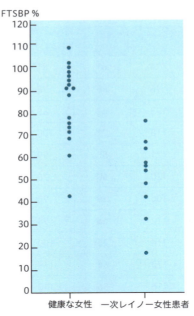

図2　健康な女性と一次レイノー女性患者のFTSBP%値の分布

　対応のない場合の2群の差の検定については前述のとおりであるが，「対応のある場合の t 検定」に相当するノンパラメトリック検定法もある．これは，Wilcoxonの符号付順位和検定（Wilcoxon signed-rank sum test）とよばれる（第16章参照）．介入試験で行われる研究デザインであるクロスオーバーランダム化比較試験（crossover randomized controlled trial）などでよく用いられる検定方法である．

4　Mann-WhitneyのU検定の求め方

　表3のデータからSPSSを用いてMann-WhitneyのU検定を行う手順を以下に示す．SPSS統計パッケージより表3のデータを読み取り，［分析(A)］→［ノンパラメトリック検定(N)］→［過去のダイアログ(L)］→［2個の独立サンプルの検定(2)］をクリックし選択すると，［2個の独立サンプルの検定］ダイアログボックスが表示される．［検定変数リスト(T)］に［FTSBP%］を選択し，［検定の種類］欄の［Mann-WhitneyのU(M)］にチェックを入れる．そして，［グループ化変数(G)］に［一次レイノー］を選択し，［グループの定義(D)］をクリックすると［2個の独立サンプルの検定：グループ定義］ダイアログボックスが表示されるので，一次レイノー現象の有無のグループを表す2つの値（一次レイノー現象なしは1，一次レイノー現象ありは2）をそれぞれ入力してグループを定義して，［続行］をクリックする．［2個の独立サンプルの検定］ダイアログボックスの［オプション］をクリックし，表示されたダイアログボックスの［記述統計量］にチェックを入れて［続行］をクリックする．最後に［OK］をクリックすると，Mann-WhitneyのU検定の結果が別ウィンドウに表示される（図3）．なお，Excelを用いて計算することも可能であるが，煩雑な手順を要する．

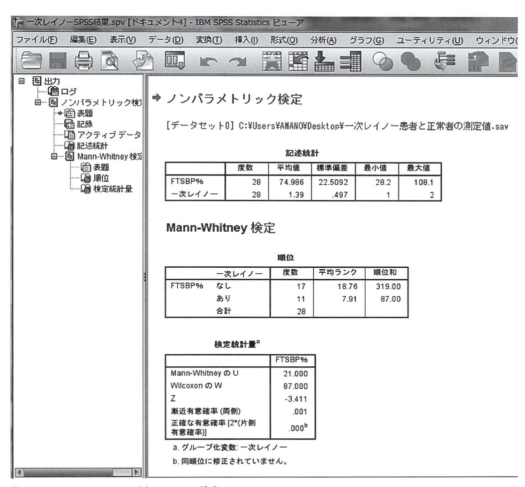

図3 SPSS での Mann-Whitney の U 検定

表3の例においては，FTSBP%の差に性，年齢，治療状況などの血管の反応に関与する交絡因子が影響しているのではないですか？

そのとおりであり，交絡因子を検討しなければなりません．この例では全員女性であり，高血圧治療者は除外しています．一方，一次レイノー患者群と対照群の年齢には差があり，考察が必要となります．このような影響を避けるためには，サンプリングの方法として，無作為抽出やマッチングなどを行うことが推奨されます．また，多変量解析(重回帰，ロジスティック回帰)を用いて交絡因子を調整する方法もよく用いられます．

Mann-Whitney の U 検定は……
- 母集団の正規性を前提としていないノンパラメトリック検定の 1 つである.
- 標本を中央値と範囲(最小値−最大値),または四分位(第 1 四分位数−第 3 四分位数)で示すのが適切である.
- 多重比較には用いられない.
- 3 群以上に分けてそのなかでの 2 群の比較に用いることはできない.そのために別の方法,多重比較の検定方法がある.どうして用いることができないのかを理解しておくことは重要である.

■ 文　献
1) Kurozawa Y, et al.：Toe systolic blood pressure after local cooling in primary Raynaud's phenomenon. Int Angiol 13：215-217, 1994

（天野宏紀・黒沢洋一）

Column　ノンパラメトリック手法

　コホート研究と比べて観察方法が「素直」でないだけに,症例対照研究のほうが奥が深いように感じる.大昔は「対照になった者がその後,観察対象の疾患に罹患したらどうしたらよいのか？」といったことが真剣に議論されていた.したがって,編者はコホート研究よりも症例対照研究のほうに興味をそそられる.また,最近流行の evidence-based medicine (EBM)の世界での根拠(evidence)のレベルとして,コホート研究のほうが症例対照研究よりも上位とされているが,これも気にくわない.綿密に計画された症例対照研究の evidence level は綿密に計画されたコホート研究のそれと同等と考える.
　検定におけるノンパラメトリック手法(業界俗語で「ノンパラ」)も,t 検定やカイ 2 乗検定などのパラメトリック手法と比較して,やはり奥が深く,興味がそそられる.実は学生の頃,ノンパラメトリック手法にはまった時期があった.ちょうど薬理学の実習の時期で,手引に従って得られたデータを t 検定で解析してレポートを提出しなければいけなかったが,「母集団での正規分布が保証されていない」として Mann−Whitney の U 検定を使ってレポートを作成して提出した.残念ながら教員からは肯定も否定も含めて,何の反応もなかった.
　学籍簿に残っている薬理学の成績は「可」である.

（中村好一）

第18章 数量データ間の関係の観察で用いられる

Spearmanの順位相関係数

はずれ値も含めた関連の強さがわかる

1 Spearmanの順位相関係数の基本

図1に示した散布図のように，2変数間の関係はいろいろなパターンをとる可能性がある．正規分布する2変数間の関連の強さを評価する場合にはPearsonの相関係数（Pearson's product-moment correlation coefficient）が適している．2つの変数がともに正規分布する場合は（散布図は図1の上段の2つの図のようにおおむね楕円形をとる），Pearsonの相関係数が適している．一方，下段の図のように，はずれ値が多数ある場合や，少なくとも一方の変数が明らかに正規分布を逸脱する場合などでは，Pearsonの相関係数は適していない．そのような場合に関連の強さを知るのに適した方法の1つがSpearmanの順位相関係数（Spearman's rank correlation coefficient）である．

Spearmanの順位相関係数はノンパラメトリック法（変数の分布に左右されない統計手法の総称）の1つであり，データ（変数）の値そのものではなく，各変数の個々のデータを順位に変換し，この順位を用いて順位相関係数を計算する手法である．つまり，関連を調べたい2つの各変数において，データの順序さえわかれば，分布に関係なく解析できる手法である．

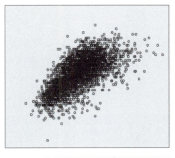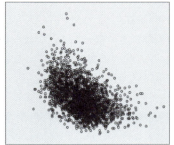
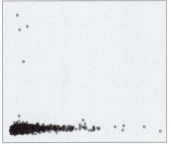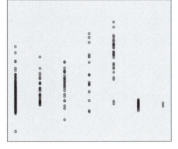

図1　いろいろな散布図の例

2 医学研究でのSpearmanの順位相関係数

　Pearsonの相関係数とSpearmanの順位相関係数は，いずれも興味のある2つの数量データ間の関連を把握するために使用され，基本的には横断研究において使用されることが多い．また，コホート研究や介入研究など一定の観察期間を伴う研究において，2つの変数の変化量同士の相関を調べるために使用されることもある．ほかにも，多変量解析の際に，投入する独立(説明)変数間に強い相関があるとおかしな結果になることがあるため，投入する変数間の相関係数を解析前にチェックするときなどにも用いられる．

　Spearmanの順位相関係数が使用されるのは，2つの変数のうち，少なくとも一方が正規分布しない場合である．たとえば，連続変数の場合では，正規分布しない中性脂肪などの検査値，連続変数でない場合では，順序変数であるスコアや点数などがある．

> **memo　カテゴリー・データ**
> Spearmanの順位相関係数をカテゴリー・データに適用するには，データに疾患の重症度のように順序がついている必要がある．職業や既往歴など順序のないカテゴリー・データ(名義尺度)にはSpearmanの順位相関係数は適用できない．

3 Spearmanの順位相関係数の読み方

　Spearmanの順位相関係数は一般的にr_sと表記される．r_sの解釈は一般的なPearsonの相関係数と同じである．r_sは－1～1の間の数値をとり，正の値であれば正の相関があり，一方の変数の値が大きくなればもう一方の変数の値も大きくなることを意味する．反対に負の値であれば負の相関があり，一方の変数の値が大きくなればもう一方の変数の値は小さくなることを意味する．正の相関の場合は1に近いほど，負の相関の場合は－1に近いほど，関連が強いことを意味する．

　Spearmanの順位相関係数の有意性の検定における帰無仮説は「相関係数$r_s=0$」である．相関係数が0ということは，2つの変数間に関連がないということである．P値が有意水準以下(通常，医学関連では5%以下)であれば帰無仮説は棄却(否定)され，相関係数r_sは0ではないということになり，有意な相関があるといえる．

　Spearmanの順位相関係数に限ったことではないが，検定に使用している標本サイズが大きい場合，r_sがかなり小さくてもP値が有意水準以下になることがよくあるので，有意性だけにこだわりすぎないように注意する必要がある．

4 Spearmanの順位相関係数の求め方

　最近の統計ソフトでは，Pearson，Spearmanの相関係数とも容易に計算できることが多い．相関を知りたい変数を一覧から2つ以上選び，統計手法をPearson，Spearman，Kendallなどから指定し(複数指定可能)，OKをクリックすると，相関係数と検定結果(P値)が出力されるような仕組みであることが多い．

　Excelを用いて計算可能であり，統計ソフトを使っている場合も，理解を深めるために，これから解説するSpearmanの順位相関係数の計算方法を一度読んでおくことをおすすめする．2通りの計算方法をExcel①，Excel②に示す．

1) 方法1

　2つの変数における順位の差を用いる方法をExcel①に示す．

① 各変数において小さい順に順位をつける．
② ID ごとに 2 つの変数間の順位の差を求めて(F 列)，2 乗し(G 列)，さらにその総和を求める[セル G17，SUM(G2：G16)]．これを S とする．
③ Spearman の順位相関係数 r_s は $r_s = 1 - (6 \times S)/[n \times (n^2 - 1)]$ という公式で求められるので，② で計算した S と人数(標本サイズ：n)を代入する．
④ 検定統計量(T)を求めるため，r_s を $T = r_s \times \sqrt{(n-2)/(1-r_s^2)}$ に代入する．検定統計量(T)は n が 10 以上であれば自由度 $n-2$ の t 分布に近似するので，検定統計量(T)を自由度 $n-2$ の t 分布の表と照らし合わせて P 値を求めることも可能であるが，ここでは Excel の関数 TDIST を用いて，直接 P 値を求める．
⑤ 関数 TDIST(検定統計量，自由度，片側検定・両側検定の指定)は，検定統計量(T)と自由度 $n-2$，検定方法(片側検定は「1」，両側検定は「2」)を「，」で区切って指定する．統計に用いる分布の形は自由度により異なり，同じ検定統計量でも自由度により P 値(有意確率)は異なるので，自由度を指定する必要がある．Spearman の順位相関係数での自由度は標本サイズ(n)から 2 を引いた数である．片側検定・両側検定の指定については，疫学では通常，両側を使うと考えておいたほうが無難である．

Excel ①

	A	B	C	D	E	F	G
1	ID	変数1(x_i)	x_iの順位(P_i)	変数2(y_i)	y_iの順位(Q_i)	順位差($P_i - Q_i$)	$(P_i - Q_i)^2$
2	1	x_1	P_1	y_1	Q_1	=C2-E2	=POWER((C2-E2),2)
3	2	x_2	P_2	y_2	Q_2	=C3-E3	=POWER((C3-E3),2)
4	3	x_3	P_3	y_3	Q_3	=C4-E4	=POWER((C4-E4),2)
5	4	x_4	P_4	y_4	Q_4	=C5-E5	=POWER((C5-E5),2)
6	5	x_5	P_5	y_5	Q_5	=C6-E6	=POWER((C6-E6),2)
7	6	x_6	P_6	y_6	Q_6	=C7-E7	=POWER((C7-E7),2)
8	7	x_7	P_7	y_7	Q_7	=C8-E8	=POWER((C8-E8),2)
9	8	x_8	P_8	y_8	Q_8	=C9-E9	=POWER((C9-E9),2)
10	9	x_9	P_9	y_9	Q_9	=C10-E10	=POWER((C10-E10),2)
11	10	x_{10}	P_{10}	y_{10}	Q_{10}	=C11-E11	=POWER((C11-E11),2)
12	11	x_{11}	P_{11}	y_{11}	Q_{11}	=C12-E12	=POWER((C12-E12),2)
13	12	x_{12}	P_{12}	y_{12}	Q_{12}	=C13-E13	=POWER((C13-E13),2)
14	13	x_{13}	P_{13}	y_{13}	Q_{13}	=C14-E14	=POWER((C14-E14),2)
15	14	x_{14}	P_{14}	y_{14}	Q_{14}	=C15-E15	=POWER((C15-E15),2)
16	15	x_{15}	P_{15}	y_{15}	Q_{15}	=C16-E16	=POWER((C16-E16),2)
17							=SUM(G2:G16)

方法 1 の手順
  1) 変数 1，変数 2 に，小さいほうからそれぞれ順位をつける．
  2) ID ごとの順位差($P_i - Q_i$)を計算し，その値を 2 乗し$(P_i - Q_i)^2$，すべて足し合わせる(セル G17)．この値を S とする．
  3) S を次の式に代入し，Spearman の順位相関係数(r_s)を求める．
      Spearman の順位相関係数(r_s) = 1 − (6×S)/[n×(n^2−1)]　(n は標本サイズ，ここでは 15)
  4) 検定統計量(T)は次の式に r_s を代入して求める(式は Pearson の相関係数のそれと同じである)．
      検定統計量(T) = $r_s \times \sqrt{(n-2)/(1-r_s^2)}$　(n は標本サイズ，ここでは 15)
  5) n が 10 以上ならば統計量(T)は自由度($n-2$)の t 分布にしたがうので，Excel 関数 TDIST を用いる．
      P 値 = TDIST(検定統計量(T)，自由度($n-2$)，片側・両側検定の指定)
            = TDIST(検定統計量(T), 13, 2)
      検定統計量(T)，自由度，片側・両側検定の指定をカンマで区切って指定する．
      この例での自由度は標本サイズから 2 を引いた値となる(ここでは 13)．
      片側・両側検定の指定は，片側検定「1」，両側検定「2」となる．ここでは両側検定「2」を指定．
  <注意> 同じ値，つまり同順位になるものが多数ある場合には，この方法では誤差を生じるため方法 2 を使うほうがよい．

> **memo** 混合効果モデル
> Spearmanの順位相関係数の公式は，もともとPearsonの相関係数の公式（$r = S_{xy}/\sqrt{S_x \times S_y}$（後述参照））と同じものだが，各変数の値が順位であり，整数のため，このような簡単な形に変形できる．

2）方法2

方法2は，各変数に順位をつけるところまでは方法1と同じであるが，この順位を各IDの値としてPearsonの相関係数の公式にあてはめる方法であり，Excel②に示す．

①各変数の値に順位をつけ，それぞれ順位の平均 $[(n + 1)/2]$ を求める．

②IDごとに，各変数の値と①で計算した $[(n + 1)/2]$ との差を求める（d_{xi}, d_{yi}）．

③d_{xi}, d_{yi} を2乗し，その和（S_x, S_y）を求める〔S_x（セルG17）：SUM(G2：G16)，S_y（セルI17）：SUM(I2：I16)〕．

④d_{xi}, d_{yi} をかけ合わせ，その和を求める〔S_{xy}（セルJ17）：SUM(J2：J16)〕．

⑤Pearsonの相関係数の公式 $r = S_{xy}/\sqrt{S_x \times S_y}$ に③④で求めた S_{xy}, S_x, S_y を代入するとSpearmanの順位相関係数（r_s）が求められる．検定統計量（T）とP値を求める方法は方法1（Excel①）と同じである．

Excel②

	A	B	C	D	E	F	G	H	I	J
1	ID	変数1(x_i)	x_iの順位(P_i)	変数2(y_i)	y_iの順位(Q_i)	x_iと平均順位の差(d_{xi})	$(d_{xi})^2$	y_iと平均順位の差(d_{yi})	$(d_{yi})^2$	$(d_{xi})*(d_{yi})$
2	1	x_1	P_1	y_1	Q_1	=C2-((n+1)/2)	=POWER(F2,2)	=E2-((n+1)/2)	=POWER(H2,2)	=F2*H2
3	2	x_2	P_2	y_2	Q_2	=C3-((n+1)/2)	=POWER(F3,2)	=E3-((n+1)/2)	=POWER(H3,2)	=F3*H3
4	3	x_3	P_3	y_3	Q_3	=C4-((n+1)/2)	=POWER(F4,2)	=E4-((n+1)/2)	=POWER(H4,2)	=F4*H4
5	4	x_4	P_4	y_4	Q_4	=C5-((n+1)/2)	=POWER(F5,2)	=E5-((n+1)/2)	=POWER(H5,2)	=F5*H5
6	5	x_5	P_5	y_5	Q_5	=C6-((n+1)/2)	=POWER(F6,2)	=E6-((n+1)/2)	=POWER(H6,2)	=F6*H6
7	6	x_6	P_6	y_6	Q_6	=C7-((n+1)/2)	=POWER(F7,2)	=E7-((n+1)/2)	=POWER(H7,2)	=F7*H7
8	7	x_7	P_7	y_7	Q_7	=C8-((n+1)/2)	=POWER(F8,2)	=E8-((n+1)/2)	=POWER(H8,2)	=F8*H8
9	8	x_8	P_8	y_8	Q_8	=C9-((n+1)/2)	=POWER(F9,2)	=E9-((n+1)/2)	=POWER(H9,2)	=F9*H9
10	9	x_9	P_9	y_9	Q_9	=C10-((n+1)/2)	=POWER(F10,2)	=E10-((n+1)/2)	=POWER(H10,2)	=F10*H10
11	10	x_{10}	P_{10}	y_{10}	Q_{10}	=C11-((n+1)/2)	=POWER(F11,2)	=E11-((n+1)/2)	=POWER(H11,2)	=F11*H11
12	11	x_{11}	P_{11}	y_{11}	Q_{11}	=C12-((n+1)/2)	=POWER(F12,2)	=E12-((n+1)/2)	=POWER(H12,2)	=F12*H12
13	12	x_{12}	P_{12}	y_{12}	Q_{12}	=C13-((n+1)/2)	=POWER(F13,2)	=E13-((n+1)/2)	=POWER(H13,2)	=F13*H13
14	13	x_{13}	P_{13}	y_{13}	Q_{13}	=C14-((n+1)/2)	=POWER(F14,2)	=E14-((n+1)/2)	=POWER(H14,2)	=F14*H14
15	14	x_{14}	P_{14}	y_{14}	Q_{14}	=C15-((n+1)/2)	=POWER(F15,2)	=E15-((n+1)/2)	=POWER(H15,2)	=F15*H15
16	15	x_{15}	P_{15}	y_{15}	Q_{15}	=C16-((n+1)/2)	=POWER(F16,2)	=E16-((n+1)/2)	=POWER(H16,2)	=F16*H16
17			=(n+1)/2		=(n+1)/2		=SUM(G2:G16)		=SUM(I2:I16)	=SUM(J2:J16)
18			P_i平均		Q_i平均					

方法2の手順（この方法は実際の数値の代わりに，順位を用いてPearsonの相関係数を求めるのと同じである）

1) 変数1，変数2に，小さいほうからそれぞれ順位をつける．同じ値がある場合は順位の平均値を使う．
   （例：3位の値が2つある場合，順位は両方とも3.5とする．4位の値が3つある場合，それらの順位はすべて5とする）

2) 変数1，変数2について順位の総和の平均を求める（標本サイズに1を足して2で割ったものと同じ，ここでは8）．

3) 変数1について各対象者の順位と順位の総和の平均（ここでは8）との差（d_{xi}）を計算し，2乗して総和を求める〔SUM(G2:G16)〕．
   この値を S_x とする．変数2についても同様に S_y を求める〔SUM(I2:I16)〕．

4) d_{xi} と d_{yi} の積（$(d_{xi})*(d_{yi})$）を計算し，すべて足し合わせる〔SUM(J2:J16)〕．これを S_{xy} とする．

5) S_x, S_y, S_{xy} を次の式に代入し，Spearmanの相関係数（r_s）を求める．
   $r_s = S_{xy}/\sqrt{S_x \times S_y}$ = J17/SQRT(G17 * I17)

6) 検定統計量（T），P値は方法1と同じ方法で求められる．
   検定統計量（T）= $r_s \times \sqrt{(n-2)/(1-r_s^2)}$　P値 =TDIST(検定統計量(T), 自由度($n-2$), 両側検定の指定) = TDIST(検定統計量(T), 13, 2)

Spearmanの相関係数（r_s）の算出を簡単に行う方法

Excel関数（CORREL，Pearsonの相関係数の関数）を使い，Spearmanの相関係数（r_s）を求める．

各変数の順位付けまで行っておき，この順位に対して関数CORRELをあてはめる．

Spearmanの相関係数（r_s）= CORREL(C2:C16, E2:E16)

方法2において，相関係数だけならばExcelの関数CORREL（Pearsonの相関係数を求める関数）を使うと簡単に計算できる．各変数の順位付けまで行い，それぞれの順位の入力されたExcelシートの範囲をCORREL（変数1の順位のセル範囲，変数2の順位のセル範囲）と指定する．Excelの分析ツールで相関を選択しても，同様の計算が可能である．検定統計量については別途計算する必要がある．

Excel ③では仮想データを用いて実際に計算を行っている．同じ順位のものがなければExcel ①の方法とExcel ②の方法は同じ結果になるが，同じ順位のものが多いとExcel ③に示したように，若干結果が異なることがある．同じ順位のものが多い場合には方法2を用いるほうが一般的にはよいとされている．

memo　Spearmanの相関係数が適切な場合の例

Excel ④では仮想データを用いてPearsonとSpearmanの相関係数の結果を比較した．変数1と変数2の値をそのまま用いた場合と変数の値を順位に変換した場合の散布図を比較してみると，順位化によりはずれ値のあった散布図が直線化するのがわかる．この例ではSpearmanの相関係数のほうが適切であると推測される．実際にPearsonの相関係数とSpearmanの相関係数を計算してみると，Pearsonの相関係数は-0.492，P値は0.063で統計学的に有意ではない．一方，Spearmanの相関係数は-0.789とPearsonの相関係数に比べ，かなり高くなり，P値も0.0005と有意である．正規分布を逸脱している場合に安易にPearsonの相関係数を用いると，本当は関係があるのに関係がないという誤った結論に至る可能性があるので，注意を要する．

Excel ③

ID	年齢	x_iの順位	質問A(y_i)	y_iの順位	x_iとy_iの順位差 (d_i)	(d_i)²	x_i-x_m(平均順位) (d_{xi})	$(x_i-x_m)^2$	y_i-y_m(平均順位) (d_{yi})	$(y_i-y_m)^2$	$(x_i-x_m)(y_i-y_m)$
1	35	1	8	14	-13	169	-7	49	6	36	-42
2	38	2	9	15	-13	169	-6	36	7	49	-42
3	41	3.5	6	8.5	-5	25	-4.5	20.25	0.5	0.25	-2.25
4	41	3.5	7	11.5	-8	64	-4.5	20.25	3.5	12.25	-15.75
5	47	5	7	11.5	-6.5	42.25	-3	9	3.5	12.25	-10.5
6	50	7	4	4	3	9	-1	1	-4	16	4
7	50	7	6	8.5	-1.5	2.25	-1	1	0.5	0.25	-0.5
8	50	7	7	11.5	-4.5	20.25	-1	1	3.5	12.25	-3.5
9	53	9	6	6	3	9	1	1	-2	4	-2
10	56	10	7	11.5	-1.5	2.25	2	4	3.5	12.25	7
11	59	11	3	3	8	64	3	9	-5	25	-15
12	62	12	5	6	6	36	4	16	-2	4	-8
13	65	13	5	6	7	49	5	25	-2	4	-10
14	68	14.5	2	2	12.5	156.25	6.5	42.25	-6	36	-39
15	68	14.5	1	1	13.5	182.25	6.5	42.25	-7	49	-45.5
		8		8		999.5		277		272.5	-225
途中の計算値		x_i平均順位 (x_m)		y_i平均順位 (y_m)		(d_i)² 合計		$(x_i-x_m)^2$ 合計		$(y_i-y_m)^2$ 合計	$(x_i-x_m)(y_i-y_m)$ 合計

方法1
Spearmanの相関係数(r_s)		-0.7848	=1-(6*G17)/(15*(15*15-1))
検定統計量(T)		-4.5658	=E21*SQRT((15-2)/(1-E21*E21))
P値		0.0005	=TDIST(ABS(E22),(15-2),2)

方法2
Spearmanの相関係数(r_s)		-0.8190	=L17/SQRT(I17*K17)
検定統計量(T)		-5.1455	=E26*SQRT((15-2)/(1-E26*E26))
P値		0.0002	=TDIST(ABS(E27),(15-2),2)

方法1
　Spearmanの相関係数(r_s) = 1-(6*999.5)/(15*(15*15-1))　　　= -0.7848
　検定統計量(T)　　　= -0.7848*SQRT((15-2)/(1-(-0.7848)*(-0.7848)))
　　　　　　　　　　　　= -4.5658
　P値　　　　　　　 = TDIST(ABS(-4.5658), 13, 2)　　= 0.0005

方法2
　Spearmanの相関係数(r_s) = -225/SQRT(277*272.5)　　= -0.8190
　検定統計量(T)　　　= -0.8190*SQRT(13/(1-(-0.8190)*(-0.8190)))
　　　　　　　　　　　　= -5.1455
　P値　　　　　　　 = TDIST(ABS(-5.1455), 13, 2)　　= 0.0002

Excel ④

	A	B	C	D	E	F	G	H	I	J	K	L
1	ID	変数1 (x_i)	x_iの順位 (A_i)	変数2 (y_i)	y_iの順位 (B_i)	順位差 (A_i-B_i)	$(A_i-B_i)^2$	x_i-x_m	$(x_i-x_m)^2$	y_i-y_m	$(y_i-y_m)^2$	$(x_i-x_m)(y_i-y_m)$
2	1	1	1	17	14	-13	169	-49	2401	8	64	-392
3	2	46	2	29	15	-13	169	-4	16	20	400	-80
4	3	47	3	7	8	-5	25	-3	9	-2	4	6
5	4	48	4	14	12	-8	64	-2	4	5	25	-10
6	5	50	5	16	13	-8	64	0	0	7	49	0
7	6	51	6	3	4	2	4	1	1	-6	36	-6
8	7	52	7	8	9	-2	4	2	4	-1	1	-2
9	8	53	8	11	10	-2	4	3	9	2	4	6
10	9	54	9	5	6	3	9	4	16	-4	16	-16
11	10	55	10	12	11	-1	1	5	25	3	9	15
12	11	56	11	2	3	8	64	6	36	-7	49	-42
13	12	57	12	4	5	7	49	7	49	-5	25	-35
14	13	59	13	6	7	6	36	9	81	-3	9	-27
15	14	60	14	1	2	12	144	10	100	-8	64	-80
16	15	61	15	0	1	14	196	11	121	-9	81	-99
17		50.0	8.0	9.0	8.0		1002		2872		836	-762
18	途中の計算値	x_iの平均 (x_m)	A_iの平均順位	y_iの平均 (y_m)	B_iの平均順位		$(A_i-B_i)^2$ 合計		$(x_i-x_m)^2$ 合計		$(y_i-y_m)^2$ 合計	$(x_i-x_m)(y_i-y_m)$ 合計
19												
20	Spearmanの相関係数 (r_s)	-0.789		=1-(6*G17)/(15*((15*15)-1))								
21	検定統計量 (T)	-4.635		=-0.789*SQRT((15-2)/(1-C21*C21))								
22	P値	0.0005		=TDIST(ABS(C21),(15-2),2)								
23												
24	Spearmanの相関係数 (r_s)	-0.492		=L17/SQRT(I17*K17)								
25	検定統計量 (T)	-2.036		=C25*SQRT((15-2)/(1-C24*C24))								
26	P値	0.063		=TDIST(ABS(C25),(15-2),2)								

Spearman 相関係数(r_s) = 1−(6*1002)/(15*((15*15)−1)) = −0.789
検定統計量(T) = −0.789*SQRT(13/(1−(−0.789)*(−0.789))) = −4.635
P値 = TDIST(ABS(−4.635), 13, 2) = 0.0005

順位化していないデータの散布図

順位化すると

Pearson 相関係数(r) = −762/SQRT(2872*836) = −0.492
検定統計量(T) = −0.492*SQRT(13/(1−(−0.492)*(−0.492))) = −2.036
P値 = TDIST(ABS(−2.036), 13, 2) = 0.063

順位化したデータの散布図

memo Kendall の順位相関係数

統計ソフトには Kendall の順位相関係数（τ：タウ）が含まれていることがある．これは Spearman とは異なった方法による順位相関係数である．各ケースの2つの変数を1つのペアと考え，あるペア（x_i, y_i）と別のペア（x_j, y_j）を比較し，（x_i－x_j）と（y_i－y_j）の符号が同じ場合には＋1，異なる場合には－1とする．すべてのペアの組み合わせについて比較して，＋1と－1の合計を求め，組み合わせの総数で割ると，Kendall の順位相関係数が求められる．ただ，Kendall の順位相関係数を必ず使わなければならない状況は特になく，Spearman の順位相関係数と結果が異なる場合もあり，順位相関係数を使用する際には基本的には Spearman の順位相関係数を用いたほうが無難であるように思う．

question! 相関係数に 95％信頼区間が付記されていることがありますが，どういう意味ですか？

answer advice
ある相関係数の 95％信頼区間が 0.30 〜 0.72 となった場合，真の相関係数は 95％の確率でこの範囲にあると推定されます．Spearman や Pearson の相関係数の検定における帰無仮説は「相関係数＝ 0」であり，95％信頼区間においても「0」を含んでいるかどうかがポイントになります．95％信頼区間が 0.30 〜 0.72 というように「0」を含んでいないことは，検定において有意水準 5％で統計学的に有意になることと同じです．

逆に 95％信頼区間が－0.05 〜 0.25 のように「0」を含んでいることは，有意水準 5％で統計学的に有意ではないことと同じです．95％信頼区間の幅の広さや，上限や下限がどの程度 0 に近いかなど，検定結果だけではわからない情報も示されるので，疫学研究では 95％信頼区間による範囲の推定が好まれる傾向があります．

point
- 相関をみる場合は，ヒストグラムや散布図を必ず描き，データの分布を確認する．
- 明らかに正規分布していない変数の相関をみる場合には Spearman の相関係数を用いる．
- 標本サイズが比較的大きいときには，相関係数が小さくても検定結果が有意になることがあるので，解釈の際に注意する必要がある．

（渡邉　至）

第19章 スクリーニングや測定結果の評価で用いられる
感度・特異度・ROC曲線
そのスクリーニング，本当に役に立つの？

1　感度・特異度・ROC曲線の基本

　ここでは感度(sensitivity)・特異度(specificity)・ROC曲線(receiver operating characteristics curve, 日本語では「受信者動作特性曲線」または「受信者操作特性曲線」などと訳される)，そして，これらと関連するものとして，陽性反応的中度，陰性反応的中度，偽陽性率，偽陰性率などの指標について説明する．表1に各指標の定義を示したが，このなかで感度・特異度は最も基本的な指標である．感度とは「目的とする疾患を有する者において，評価しようとしている検査が陽性になる確率」，特異度とは「目的とする疾患を有さない者において，評価しようとしている検査が陰性になる確率」である．つまり，それぞれ疾患の有無からみた検査の陽性・陰性の割合であり，いずれも0～1（0%～100%）の値をとり，1に近いほうが優秀な検査ということになる．ROC曲線とは評価しようとしている検査のカットオフ値を変えることにより，感度・特異度の変化を視覚的に比較，評価するためのグラフである．

表1　疾患の有無と検査結果

検査結果		疾患の有無		合計
		あり	なし	
検査結果	陽性	a（真陽性）	b（偽陽性）	a+b
	陰性	c（偽陰性）	d（真陰性）	c+d
合計		a+c	b+d	a+b+c+d

a，b，c，d は各セルの人数

有病率 = (a+c)/(a+b+c+d)
感度 = a/(a+c)
特異度 = d/(b+d)
陽性反応的中度 = a/(a+b)
陰性反応的中度 = d/(c+d)
偽陽性率 = 1－特異度 = b/(b+d)
偽陰性率 = 1－感度 = c/(a+c)
陽性尤度比 = 感度/(1－特異度) = 感度/偽陽性率 = [a/(a+c)]/[b/(b+d)]
陰性尤度比 = (1－感度)/特異度 = 偽陰性率/特異度 = [c/(a+c)]/[d/(b+d)]

感度：疾患のある者で検査陽性となる確率
特異度：疾患のない者で検査陰性となる確率
陽性反応的中度：検査陽性の者で疾患のある確率
陰性反応的中度：検査陰性の者で疾患のない確率
偽陽性率：疾患のない者で検査陽性になる確率
偽陰性率：疾患のある者で検査陰性になる確率
陽性尤度比：疾患のない者に比べ，疾患のある者では何倍陽性に出やすいか
陰性尤度比：疾患のない者に比べ，疾患のある者では何倍陰性に出やすいか

感度・特異度を計算するには，感度・特異度を評価したい検査の結果と一緒に，目的とする疾患の有無（真に疾患があるかどうか）も精密検査などで把握する必要がある．たとえば，便潜血反応による大腸がんスクリーニング検査の感度・特異度を調べるには，大腸がんスクリーニング検査の結果（陽性・陰性）とあわせて，大腸内視鏡検査などで大腸がんの有無を判定する必要がある．

> **memo　スクリーニング検査**
> スクリーニング検査とは「ある疾患について無症状の集団に対して検査を行い，疾患である可能性の高い人を選び出すこと」である．より効果的で効率のよいスクリーニング検査や基準値を選択するために，感度・特異度などが用いられる．

question! スクリーニング検査に適した疾患とはどのようなものですか？

answer advice スクリーニング検査においても一定のリスクや費用の負担が生じるので，まず，リスクや費用に対して効果（メリット）が大きい必要性があります．つまり，目的とする疾患は放置すると死亡したり，大きな後遺症が残ったりするなど重篤な経過をたどる疾患であり，かつ，早期発見によりその重篤な経過を改善できる必要があります．また，スクリーニング検査陽性の場合は何らかの精密検査を行いますが，目的とする疾患の有病率が高い集団で実施すると陽性反応的中度が高くなり，スクリーニング検査を効率よく行うことができます．

2　医学研究での感度・特異度・ROC曲線

腫瘍マーカーでスクリーニング検査を実施することを例に考えてみる．腫瘍マーカーは連続量で表されるので，基準値を超える場合に陽性，超えない場合は陰性とする．図1aに示したように，基準値を境に目的とする腫瘍がある集団とその腫瘍がない集団で完全に分けられれば，腫瘍マーカーを用いて100％の確率で確定診断や除外診断をつけることが可能だが，実際には図1bに示したように，腫瘍がない集団でも基準値より高値をとることもあり，一方，腫瘍がある集団でも基準値より低値をとりうる．つまり，腫瘍がある集団と腫瘍がない集団とで腫瘍マーカーの分布は重なっており，100％の確率で確定診断や除外診断をすることはできない．そのため，検査の能力（性能）や効率を比

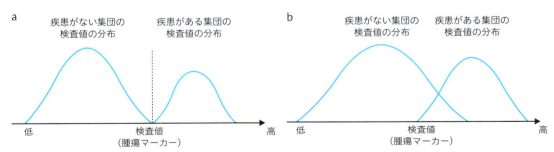

図1　疾患と検査値の分布
a：理想的な検査，b：実際の検査
※目的とする疾患（腫瘍）があると，ある検査値（腫瘍マーカー）が高くなるものとする

較・評価するために，感度・特異度・ROC 曲線などが必要となる．

　感度・特異度を評価したい検査と目的疾患の有無を組み合わせて，臨床検査や臨床疫学，公衆衛生学の分野を中心にさまざまなレベルでの研究が行われている．各がんのスクリーニング検査に関する研究以外にも，糖尿病における血糖関連検査の感度・特異度，インフルエンザ罹患における発熱後経過時間ごとのインフルエンザ迅速検査の感度・特異度など，各分野の新しい検査項目をはじめとして，医学の進歩や社会的なニーズの変化とともに検証が多々行われている．

　感度・特異度やその関連指標は，臨床分野では医師が検査を合理的に実施し，医学的判断を行うために重要な指標である．また，公衆衛生学分野では，何らかのスクリーニング検査を地域住民に導入した場合，精密検査の実施割合はどの程度になり，そのなかで目的とする疾病をどの程度発見できるかなど施策の立案・実行において有用な指標になる．

3　感度・特異度・ROC 曲線の読み方

1) 感度・特異度・ROC 曲線

　感度，特異度いずれも 1(100％) に近いほうが優秀な検査であると前述したが，通常，一方が高くなるともう一方は低くなる性質をもつ．これをトレードオフ (trade-off) の関係にあるという．図2 に検査値の分布を，疾患がある集団とない集団に分けて示し，異なるカットオフ値 (基準値) を破線で示した．目的の疾患があると検査値が高くなるものとし，カットオフ値未満を検査陰性，カットオフ値以上を検査陽性とする．疾患がない集団において破線より左は疾患がなく検査も陰性 (真陰性，true negative)，破線より右は疾患はなく検査は陽性 (偽陽性，false positive)，疾患のある集団においては，破線より左は疾患があり検査は陰性 (偽陰性，false negative)，破線より右は疾患があり検査は陽性 (真陽性，true positive) となる．図2 においてカットオフ1 (図2a) のとき，疾患がある者の大半が検査陽性として判別される一方で，疾患がない者の半数弱が検査陽性として判別される．つまり，感度は高いが，特異度が低いことになる．

　次に，カットオフ値を高値のカットオフ2 (図2b) へ動かすと，疾患がある者の半数以上が検査陰性として判別される一方で，疾患がない者の大半が検査陰性として判別される．つまり，感度は低く，特異度が高くなる．この図からもわかるように，同一の検査で感度と特異度の両方を同時に高くする

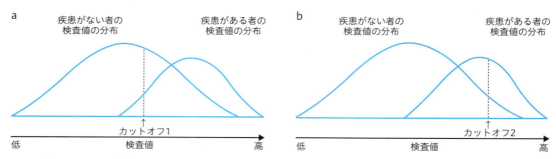

図2　トレードオフの関係

疾患があると検査値は高くなるとし，カットオフ値以上を検査陽性とする
カットオフ値を低値から高値へ動かすと，感度は下がり，特異度は上がる

＜疾患のない集団＞
破線より左：疾患のない者で検査も陰性 (真陰性，true negative)
破線より右：疾患のない者で検査は陽性 (偽陽性，false positive)
＜疾患のある集団＞
破線より左：疾患のある者で検査は陰性 (偽陰性，false negative)
破線より右：疾患のある者で検査は陽性 (真陽性，true positive)

ことは不可能であり，どのあたりをカットオフとするかが重要な問題となる．

　カットオフ値を動かすと感度・特異度ともに変化する．x軸を（1−特異度），y軸を感度とし，記録したものがROC曲線であり（図3），図の左上（感度1.0，1−特異度0.0の点）が感度，特異度ともに100%であり，最良の検査法であるので，検査ごとに異なる曲線を引いた場合には，より左上にある曲線のほうが優れた検査ということになる．これをより数量的に評価する指標がROC曲線下面積[*1]（area under the curve；AUC）であり，0.5〜1.0の値をとる．高いほうが予測能がよいことを示す．図3では実線（方法2）のほうがより優秀な検査であるといえる．

2) 陽性反応的中度と有病率

　陽性反応的中度とは「検査陽性の者で疾患のある者の確率」である．感度・特異度が検査固有の値であり，カットオフ値を変えなければ変化しないのに対し，陽性反応的中度は，感度・特異度だけでなく，目的とする疾病の有病率の影響も受ける点に注意する必要がある．表2で，感度・特異度が同じ場合に，有病率が変わると陽性反応的中度がどのように変わるかみてみよう．有病率1%の疾患に対し，感度・特異度ともに90%の検査を行った場合は，陽性反応的中度は8%程度であるが，有病率10%では50%，有病率20%では69%になる．感度・特異度ともに70%の検査においても，有病率1%では陽性反応的中度は2%程度，有病率10%では21%，有病率20%では37%になる．つまり，有病率が高くなると陽性反応的中度は高くなり，効率よく疾患のある者を見つけ出すことができる．逆に，有病率が低いと偽陽性となる人数が多くなり，疾患のある者を見つけ出す効率が悪くなる．

3) 感度・特異度と偽陰性率・偽陽性率

　偽陰性率とは「疾患のある者で検査陰性となる確率」であり，病気を見逃す確率を意味する．偽陰性率は（1−感度）で求められるので，感度の高い検査では偽陰性率は低くなり，病気を見逃す確率は低い．つまり，感度の高い検査を実施して陰性と出れば，偽陰性率は低いので，その疾患をもつ確率は低いことになる．感度の高い検査は，疾患を見逃したくない場合やある疾患を高い確率で除外診断したい場合に有用である．

　偽陽性率とは「疾患のない者で検査が陽性となる確率」であり，偽陽性率が高いと無駄な精密検査の実施が増えることになる．偽陽性率は（1−特異度）で求められるので，特異度の高い検査では偽陽性率は低くなる．つまり，特異度の高い検査を実施して陽性と出れば，偽陽性率は低いので，その疾患

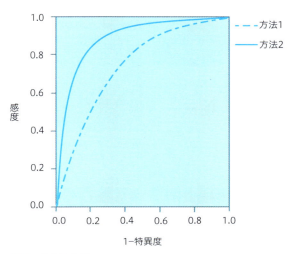

図3　ROC曲線
方法1のAUC：70%
方法2のAUC：85%

note[*1] AUC：図3の長方形全体の面積に対するROC曲線より下の部分の面積の割合．

である可能性は高い．特異度の高い検査は，危険性の高い検査や治療を行う必要がある場合など，確定診断したい場合に有用である．

4）事前確率と事後確率

　陽性反応的中度と陰性反応的中度はいずれも検査を実施した後の確率であり，事後確率などともよばれる．これに対し，疾患の有病率は事前確率ともよばれる．表3で有病率（事前確率）と陰性反応的中度（事後確率）を比較すると，有病率0.1に対し，陽性反応的中度0.25となっており，陽性反応的中度が高くなっている．つまり，検査を受ける前にその疾患である確率は10%（0.1）であるが，検査を受けて陽性と判定された場合，その疾患である確率が25%（0.25）に上昇していることがわかる．また，検査前にその疾患でない確率（1－有病率）は0.9であるのに対し，陰性反応的中度は0.98となり，陰性反応的中度も上昇している．つまり，検査を受けて陰性と判定された場合，その疾患でない確率が高くなっている．表4のように，感度・特異度ともに50%の検査では，有病率と陽性反応的中度，（1－有病率）と陰性反応的中度は一致する．このような検査は実施しても意味がないことを示している．

5）陽性尤度比と陰性尤度比

　陽性尤度比とは，疾患のある人では疾患のない人に比べて何倍検査が陽性に出やすいかを意味し，値が高いほうが優秀な検査となる．陰性尤度比とは，疾患のある人では疾患のない人に比べて何倍検査が陰性に出やすいかを意味し，低いほうが優秀な検査である．表5に感度・特異度と陽性尤度比・

表2　有病率と陽性反応的中度

感度90%　特異度90%　有病率1%

検査結果		疾患の有無		合計
		あり	なし	
検査結果	陽性	9	99	108
	陰性	1	891	892
合計		10	990	1,000

陽性反応的中度 = 9/108 = 8.3%
陰性反応的中度 = 891/892 = 99.9%

感度70%　特異度70%　有病率1%

検査結果		疾患の有無		合計
		あり	なし	
検査結果	陽性	7	297	304
	陰性	3	693	696
合計		10	990	1,000

陽性反応的中度 = 7/304 = 2.3%
陰性反応的中度 = 693/696 = 99.6%

感度90%　特異度90%　有病率10%

検査結果		疾患の有無		合計
		あり	なし	
検査結果	陽性	90	90	180
	陰性	10	810	820
合計		100	900	1,000

陽性反応的中度 = 90/180 = 50.0%
陰性反応的中度 = 810/820 = 99.0%

感度70%　特異度70%　有病率10%

検査結果		疾患の有無		合計
		あり	なし	
検査結果	陽性	70	270	340
	陰性	30	630	660
合計		100	900	1,000

陽性反応的中度 = 70/340 = 21.0%
陰性反応的中度 = 630/660 = 95.0%

感度90%　特異度90%　有病率20%

検査結果		疾患の有無		合計
		あり	なし	
検査結果	陽性	180	80	260
	陰性	20	720	740
合計		200	800	1,000

陽性反応的中度 = 180/260 = 69.0%
陰性反応的中度 = 720/740 = 97.0%

感度70%　特異度70%　有病率20%

検査結果		疾患の有無		合計
		あり	なし	
検査結果	陽性	140	240	380
	陰性	60	560	620
合計		200	800	1,000

陽性反応的中度 = 140/380 = 37.0%
陰性反応的中度 = 560/620 = 90.0%

陰性尤度比との関係を示した．感度・特異度が高いほうが陽性尤度比は高く，陰性尤度比は低くなることがわかる．尤度比は検査の性能を表す1つの方法であり，感度・特異度を1つの指標で表せるのが利点であるが，感度・特異度が大きく乖離しているような場合には（感度90％，特異度60％など），その評価はむずかしく，慎重に判断する必要がある．

6）尤度比と陽性反応的中度

有病率（事前確率）と尤度比から陽性反応的中率（事後確率）を求める計算方法を紹介する．まず，オッズという概念を理解する必要がある．オッズとは，ある事象が生じる確率を生じない確率で割ったものである．つまり，次のような式となる．

オッズ＝（ある事象が生じる確率）/（1－ある事象が生じる確率）……式A

また逆に，オッズが判明していると，式Aを逆算することによって式Bのように確率を求めることもできる．

ある事象が生じる確率＝オッズ/（1＋オッズ）……式B

表3では，有病率10％なので，この疾患である確率は10％である．このとき，検査前オッズは式Aより次のようになる．

検査前オッズ＝10％/（100－10）％＝0.11

また，次のような関係が成り立つことが知られている．

検査後オッズ＝検査前オッズ×尤度比……式C

これに表3の陽性尤度比とオッズをあてはめてみると次のようになる．

検査後オッズ＝0.11×3＝0.33

さらに，オッズから確率を求めるため，式Bにあてはめると次のようになる．

陽性反応的中度（事後確率）＝0.33/（1＋0.33）＝0.25

表から直接求めた陽性反応的中度と一致することがわかる．

このように，有病率（事前確率）と尤度比がわかれば陽性反応的中度（事後確率）がわかる．このことを利用して，表6のように，検査データが陽性・陰性の2カテゴリーではなく，複数のカテゴリーである場合，または通常の連続変数の検査データをいくつかのカテゴリーに分けた場合にも，カテゴリーごとに陽性反応的中度（事後確率）を求めることができる．表6において，検査値が（－）の場合は，疾患のある人はいないので疾患を除外できる．また，検査値が（3＋）の場合は，疾患のない人はいないので確定診断できる．検査値が（±）の場合は，有病率（事前確率）は10％であったのに対し，陽性反応的中度（事後確率）が3.5％と低くなっている．検査値が（1＋）の場合は，有病率（事前確率）と同じ，（2＋）の場合は確率が18％と高くなっている．このような検査結果ごとの陽性反応的中度（事後確率）があれば，次の検査や治療の選択の際に参考になる．

表3　有病率10%, 感度90%, 特異度70%の検査

検査結果		疾患の有無		合計
		あり	なし	
検査結果	陽性	90	270	360
	陰性	10	630	640
合計		100	900	1,000

有病率 = 100/1000 = 0.1
感度 = 90/100 = 0.9
特異度 = 630/900 = 0.7
陽性反応的中度 = 90/360 = 0.25
陰性反応的中度 = 630/640 = 0.98
偽陽性率 = 1 − 0.7 = 0.3
偽陰性率 = 1 − 0.9 = 0.1
陽性尤度比 = 0.9/0.3 = 3
陰性尤度比 = 0.1/0.7 = 0.14

表4　有病率10%, 感度50%, 特異度50%の検査

検査結果		疾患の有無		合計
		あり	なし	
検査結果	陽性	50	450	500
	陰性	50	450	500
合計		100	900	1,000

有病率 = 100/1000 = 0.1
感度 = 50/100 = 0.5
特異度 = 450/900 = 0.5
陽性反応的中度 = 50/500 = 0.1
陰性反応的中度 = 450/500 = 0.9
偽陽性率 = 1 − 0.5 = 0.5
偽陰性率 = 1 − 0.5 = 0.5
陽性尤度比 = 0.5/0.5 = 1
陰性尤度比 = 0.5/0.5 = 1

表5　感度・特異度と陽性尤度比・陰性尤度比との関係

感度	特異度	偽陽性率	偽陰性率	陽性尤度比	陰性尤度比
99	99	1	1	99	0.01
90	90	10	10	9	0.11
80	80	20	20	4	0.25
70	70	30	30	2.33	0.43
60	60	40	40	1.5	0.67
50	50	50	50	1	1
90	60	40	10	2.25	0.17
60	90	10	40	6	0.44

陽性尤度比 = 感度 / 偽陽性率
陰性尤度比 = 偽陰性率 / 特異度

7) 複数の検査を組み合わせた場合の感度・特異度

　複数の検査の行い方としては，同時にいくつかの検査を行う場合と，順次いくつかの検査を行っていく場合がある．

　「同時にいくつかの検査を行い，いずれか1つでも陽性が出た場合を陽性」とする場合，感度は高くなり，特異度は低くなる．どの程度指標が変化するかは一概にはいえないが，一般的には見逃しは減り，偽陽性は増えるので，疾患を見逃したくない場合に有効な方法である．一方，偽陽性者に対する2次検査などの無駄な検査が増える可能性がある．

　「1つ目の検査が陽性であれば次の検査に進む」というように順番に検査を行う場合，特異度は高くなり，感度は低くなる．つまり，偽陽性が減るので，陽性になると侵襲的な検査を行わねばならない場合や治療に重大な副作用が伴う場合など，特異度をより高める必要がある場合に有効な方法となる．一方，疾患の見逃しのリスクは増えることになる．

表6 尤度比の応用(疾患の有病率(事前確率)0.1)

検査値	疾患あり(%)	疾患なし(%)	検査前オッズ	陽性尤度比	検査後オッズ	陽性反応的中度(事後確率)
−	0	90(10%)	0.11	0	0	除外診断
±	10(10%)	270(30%)	0.11	0.33	0.0363	0.035
1+	40(40%)	360(40%)	0.11	1	0.11	0.1
2+	40(40%)	180(20%)	0.11	2	0.22	0.18
3+	10(10%)	0	0.11	∞	∞	確定診断
合計	100	900	−	−	−	−

オッズ＝(ある結果の起こる確率)/(1−ある結果の起こる確率)
検査前オッズ＝(有病率)/(1−有病率)＝0.1/(1−0.1)＝0.11
陽性尤度比＝疾患のない人に比べ、疾患のある人では何倍検査が陽性に出やすいか
　　　　　＝(疾患ありにおいてその検査結果になる確率)/(疾患なしにおいてその検査結果になる確率)
たとえば、検査値(±)の場合
陽性尤度比＝(10/100)/(270/900)＝0.1/0.3＝0.33
検査後オッズ＝検査前オッズ×陽性尤度比＝0.11×0.33＝0.0363
陽性反応的中度(事後確率)＝検査後オッズ/(1＋検査後オッズ)＝0.0363/(1＋0.0363)＝0.035

表1において、指標として(a＋d)/(a＋b＋c＋d)は有用ですか？

(a＋d)/(a＋b＋c＋d)は検査結果と疾患の有無が一致する割合(的中率)であり、検査の妥当性を表す指標の1つといえます。しかし、a＝10, b＝100, c＝10, d＝900(感度50％, 特異度90％)と仮定すると、感度50％にもかかわらず、(a＋d)/(a＋b＋c＋d)は90％と高くなります。(a＋d)/(a＋b＋c＋d)は有病率や感度・特異度の影響を複合的に受けるために解釈がむずかしく、各指標を個別に用いるほうが情報量も多く有用なため、あまり使用されません。

4 感度・特異度・ROC曲線の求め方

感度・特異度および関連する指標の求め方は、表1に示したとおりである。
ROC曲線の作図方法は、図3に示したように、カットオフ値を動かすと感度・特異度も変化するので、x軸を(1−特異度)、y軸を感度として、これをプロットする。手作業で何点かプロットして、シンプルなROC曲線を作成することも可能だが、最近の統計ソフトにはROC曲線を作成するプログラムが付属していることが多いことや、統計学的な検定も同時に実施が可能な場合も多いことを考えると、統計ソフトを利用することをおすすめする。

- 感度・特異度はトレードオフ(trade-off)の関係にある。
- 陽性反応的中度は、感度・特異度以外に疾病の有病率の影響を受ける。
- 感度の高い検査は、疾患を見逃したくない場合や高い確率で除外診断したい場合に有用である。特異度の高い検査は、確定診断したい場合に有用である。

(渡邉　至)

第20章 再現性を評価する研究で用いられる

一致性の観察

そのアンケート，本当に信用できるの？

1 どのようなときに一致性の観察が必要か

　研究を行うために新たに調査票を作成しなければならない，という状況があるだろう．その場合，すでに再現性（repeatability）や妥当性（validity）[*1]が検証されている既存の調査票から必要な項目を借用するならば問題は少ないと思われるが，新たに質問項目を作成する場合は，その質問項目の再現性や妥当性を評価しておかねばならない．

　再現性の評価法のうち，本項ではカッパ（κ）統計量（kappa statistics）とCronbachのアルファ（α）係数（Cronbach's alpha）について述べる．なお，カッパ統計量の表記にはカッパの指標（kappa index）などいくつかあるが，本項では「カッパ統計量」として統一した．

　カッパ統計量は，カテゴリー化された事項の一致性を評価するものである．カッパ統計量を用いた一致性の評価は，調査票作成の際に用いられるだけでなく，2区分以上にカテゴリー化されたデータに関する評価に応用できる．たとえば，X線写真の読影の評価を2人の測定者で行う場合などである．

　Cronbachのアルファ係数は，似通った設問項目に対して回答者がどの程度同じような回答をするのかを評価するものである．この「似通った項目間で反応が一致する」程度を「内的一致性（internal consistency）」といい，測定しようとする事項の評価尺度を作成する場合に検証が必要なものである．具体的には，何らかのスケールを作成する場合に用いられる．多くは心理学的な側面をもった研究や生活の質（quality of life；QOL）を評価する研究など，主観的な評価を必要とする場面で用いられる．

2 カッパ統計量

1）カッパ統計量の基本

　単純な例を考えてみよう．2区分にカテゴリー化した回答（あり，なし）の一致の程度をみてみることにする．

　2人の調査者が独立してn人の対象を調査したとする（表1）．2人の調査結果の一致の程度を最も簡単に評価する方法は，回答が2人の調査で一致した例を数えることである．すなわち，表1においてa＋d（人）が回答の一致した人数であり，これを全観察数［n＝a＋b＋c＋d（人）］で割った値が観察した一致度（P_o）になる．しかし，両者の回答が偶然に（再現性が高いわけではなく）一致する場合もあるだろう．P_oは，この偶然の一致を考慮していない点で不十分である．

　そこで，2人の回答が偶然一致すると期待される人数を考えることにしよう．両者ともに「あり」と回答する期待度数は，カイ2乗検定で期待度数を計算する方法と同様に，a＋b（人）とa＋c（人）を掛けて全観察数n（人）で割った値となる．同じように，両者ともに「なし」と回答する期待度数は，（b

---

note [*1] 再現性と妥当性：再現性と妥当性は，いずれも誤差の評価として用いられる．偶然誤差（あるいはランダムエラー）の大きさを再現性として評価し，偶然誤差の小さい研究を再現性が高い研究と評価する．また，系統誤差（バイアス）の大きさを妥当性として評価し，系統誤差の小さい研究を妥当性の高い研究と評価する．再現性は，精度（precision）や信頼性（reliability）と表現されることもある．

表1 カッパ統計量の基本

		調査2		合計
		あり	なし	
調査1	あり	a	b	a+b
	なし	c	d	c+d
合計		a+c	b+d	n=a+b+c+d

2つのカテゴリー(あり，なし)の設問について，2人の調査者が独立してn人の対象を調査したとする．上のような2×2表(あるいは，分割表)を作成すると，両者の回答が一致した人数は(a+d)人である．
よって，観察した一致度(P_o)は，
　$P_o = (a+d)/n$
である．
次に，両者の回答が偶然に一致した場合を考える．
　「あり」に関する期待度数 = $(a+b)(a+c)/n$
　「なし」に関する期待度数 = $(b+d)(c+d)/n$
偶然に一致すると期待される人数は，
　$[(a+b)(a+c)/n] + [(b+d)(c+d)/n]$
である．
この人数を全体で割った値を，偶然の一致度(P_e)といい，
　$P_e = [(a+b)(a+c) + (b+d)(c+d)]/n^2$
で表すことができる．
偶然の一致を考慮した回答の一致度をカッパ(kappa：κ)統計量という．
　$\kappa = (P_o - P_e)/(1 - P_e)$

$+ d)(c + d)/n$で表すことができる．よって，両者の回答が偶然に一致すると期待される人数は，$[(a + b)(a + c)/n] + [(b + d)(c + d)/n]$(人)となる．この値を全観察数$n$で割った値が，偶然の一致度($P_e$)となる．

以上より，偶然の一致度を考慮した尺度を$(P_o - P_e)/(1 - P_e)$で表し，これをカッパ(κ)統計量という．式より，両者の回答がすべて一致していれば，カッパ統計量の最大値は1.0をとり，偶然の一致しかない場合は0.0をとることがわかる．もし，観察した一致度が偶然の一致度より小さい場合は，カッパ統計量の値は負(マイナス)になる．

2)カッパ統計量の具体的な求め方

次に，カッパ統計量を算出している論文を用いて，具体的な求め方を示したい．

論文は，患者の受療行動や満足度に関する調査項目の再現性を評価したもの[1]で，そのうち「外来患者の1か月間の臥床日数」についての評価を例にあげる．この研究では，外来患者に対し一定間隔に同一調査票を用いて2回の調査を実施することで，回答の一致度を評価している．外来患者の1か月間の臥床日数を，「ない」「1～3日間」「4～6日間」「7～14日間」「15日以上」の5区分のカテゴリーで回答を得ている．先に述べた単純な例より回答のカテゴリー数が増えているが，考え方は同じである．Excel①[1]では，第1回調査と第2回調査の回答を示している．

Excelでカッパ統計量を計算する場合は，まずExcel①[1]のような分割表を作成するとよい．このことにより，視覚的にもおおまかな一致の程度を把握することができる．

さて，実際の計算であるが，まず観察した一致度(P_o)を計算する．この例では，0.80という高い一致度を得た．続いて，偶然の一致に関して各カテゴリーの期待度数を計算し，偶然の一致度(P_e)を算出する．計算の結果P_eは0.61であり，第1回目と第2回目の調査で偶然一致する割合が，全体の61％であることがわかった．カッパ統計量の考え方は，観察された一致度80％が偶然の一致度61％と比べて，どのくらいよいかを示すものなので，その程度が0.49ということになる．

Excel ①

			第2回調査					合計
			ない	1～3日間	4～6日間	7～14日間	15日以上	
		ない	117	7	2	3	1	130
		1～3日間	5	13	3	0	0	21
	第1回調査	4～6日間	0	3	2	0	0	5
		7～14日間	1	2	1	0	0	4
		15日以上	3	0	1	1	2	7
	合計		126	25	9	4	3	167

観察した一致度（P_o）	0.80		= (C6+D7+E8+F9+G10)/H11
各カテゴリーの期待度数			
ない	98.1		= H6*C11/H11
1～3日間	3.1		= H7*D11/H11
4～6日間	0.3		= H8*E11/H11
7～14日間	0.1		= H9*F11/H11
15日以上	0.1		= H10*G11/H11
合計	101.7		= SUM(B18 : B22)
偶然の一致度（P_e）	0.61		= B23/H11
カッパ統計量	0.49		= (B15-B25)/(1-B25)

［村上義孝，他：患者の受療行動・満足度に関する調査項目の信頼性と妥当性．日本公衛誌 44：22-32, 1997 をもとに作成］

ここでは，Excel を用いたカッパ統計量の算出法を示したが，SAS や SPSS などの統計ソフトでもカッパ統計量を計算させることができる．SPSS を例にとって説明しよう．

上に示した「外来患者での 1 か月の臥床日数」の例では，まず，第 1 回調査と第 2 回調査の回答 167 人分のデータシートを SPSS に読み込ませる．［分析］→［記述統計］→［クロス集計］と進み，各調査データを行・列に割り振る．そして，［統計］を開いて［カッパ］にチェックマークを入れて解析させると，カッパ統計量を得ることができる．

3）重みづけしたカッパ統計量

先に述べたカッパ統計量の考え方では，一致の程度のみを考えていて，不一致の程度がどのくらいかは考慮していない．2 区分のカテゴリーでは問題は生じないが，3 区分以上であると不一致の程度差が生じてくる．具体的には，5 区分にカテゴリー分けした回答では，2 回の調査での回答差が 1 カテゴリーのときと 3 カテゴリーのときとでは，前者のほうが不一致の程度が小さい．このことを一致度の算出に取り入れたほうがより好ましいだろう．この考え方を取り入れたものを，重みづけカッパ（weighted κ）統計量という．

Excel ②[1]に，重みづけカッパ統計量の具体的な求め方を示した．前述の例と同じ分割表を用いる．まず，重み（w_i）を算出する．両者の回答が一致しているときには，重みを 1 とする．両者の回答のカテゴリー差を i，カテゴリー数を g とすれば，5 区分のカテゴリーに分けた回答の場合は，カテゴリー差が 1 のとき，重み w_1 は 0.75（= 1 − [1/(5 − 1)]）となる．同様に，カテゴリー差が 2 では重み w_2 は 0.5，カテゴリー差が 3 では重み w_3 は 0.25，カテゴリー差が 4 では重み w_4 は 0 となる．

これらの重みを各カテゴリー差の観察数と期待度数に掛け合わせて得た値が，重みづけした観察値と期待度数となる．具体的には，Excel ②[1]の例では，両者の回答の差が 1 カテゴリーの場合の観察数は分割表の 8 か所のセルが該当し，それらを合計すると 20 という数値を得る．これに重みの 0.75 を掛けて得た 15 という値が，1 カテゴリー差の重みづけした観察数になる．期待度数については，1

Excel ②

	A	B	C	D	E	F	G	H
1								
2	外来患者での1か月間の臥床日数 ($n=167$)							
3								
4			第2回調査					合計
5			ない	1〜3日間	4〜6日間	7〜14日間	15日以上	
6	第1回調査	ない	117	7	2	3	1	130
7		1〜3日間	5	13	3	0	0	21
8		4〜6日間	0	3	2	0	0	5
9		7〜14日間	1	2	1	0	0	4
10		15日以上	3	0	1	1	2	7
11		合計	126	25	9	4	3	167
12								
13								
14	★各カテゴリー差は…							
15			第2回調査					
16			ない	1〜3日間	4〜6日間	7〜14日間	15日以上	
17	第1回調査	ない	一致	1	2	3	4	
18		1〜3日間	1	一致	1	2	3	
19		4〜6日間	2	1	一致	1	2	
20		7〜14日間	3	2	1	一致	1	
21		15日以上	4	3	2	1	一致	

	A	B	C	D	E
24	重み (w_i)	カテゴリー数	5		$w_i = 1-i/(g-1)$, i：両者の回答のカテゴリー差, g：カテゴリー数
25	両者の回答が一致	1			= 1-0/(C24-1)
26	両者の回答の差が1カテゴリー	0.75			= 1-1/(C24-1)
27	両者の回答の差が2カテゴリー	0.5			= 1-2/(C24-1)
28	両者の回答の差が3カテゴリー	0.25			= 1-3/(C24-1)
29	両者の回答の差が4カテゴリー	0			= 1-4/(C24-1)
31		重み	観察数	重みづけした観察数	
32	両者の回答が一致	1	134	134	= B32*C32
33	両者の回答の差が1カテゴリー	0.75	20	15	= B33*C33
34	両者の回答の差が2カテゴリー	0.5	5	2.5	= B34*C34
35	両者の回答の差が3カテゴリー	0.25	4	1	= B35*C35
36	両者の回答の差が4カテゴリー	0	4	0	= B36*C36
37	合計			152.5	= SUM(D32:D36)
39	重みづけした観察した一致度 (wP_o)	0.91			= D37/H11
41		重み	期待度数	重みづけした期待度数	
42	両者の回答が一致	1	101.7	101.7	= B42*C42
43	両者の回答の差が1カテゴリー	0.75	37.8	28.3	= B43*C43
44	両者の回答の差が2カテゴリー	0.5	12.3	6.2	= B44*C44
45	両者の回答の差が3カテゴリー	0.25	7.6	1.9	= B45*C45
46	両者の回答の差が4カテゴリー	0	7.6	0.0	= B46*C46
47	合計			138.1	= SUM(D42:D46)
49	重みづけした偶然の一致度 (wP_e)	0.83			= D47/H11
51	重みづけしたカッパ (weighted κ)	0.50			= (B39-B49)/(1-B49)

[村上義孝, 他：患者の受療行動・満足度に関する調査項目の信頼性と妥当性. 日本公衛誌 44：22-32, 1997 をもとに作成]

カテゴリー差のセルの行和と列和を掛けた値を全観察数で割る．たとえば，第1回調査で「ない」と回答し第2回調査で「1〜3日間」と回答した7人の場合は，130 × 25/167 = 19.5 という値を得る．同じようにほかの7か所のセルについても算出して合計した値が1カテゴリー差の場合の期待度数となる(37.8)．これに重み0.75を掛けて得た28.3という値が，1カテゴリー差の重みづけした期待度数となる．

重みづけした観察した一致度 (wP_o) と偶然の一致度 (wP_e) は，各カテゴリー差で算出した観察数と期待度数を全観察数で割ったものとして表すことができる．このようにして得た値から，重みづけし

表2　カテゴリーに入る対象数を変えた場合のカッパ統計量の違い

a

		調査2		合計
		あり	なし	
調査1	あり	85	5	90
	なし	5	5	10
合計		90	10	100

観察した一致度(P_o)	0.9
偶然の一致度(P_e)	0.82
カッパ統計量	0.44

b

		調査2		合計
		あり	なし	
調査1	あり	45	5	50
	なし	5	45	50
合計		50	50	100

観察した一致度(P_o)	0.9
偶然の一致度(P_e)	0.5
カッパ統計量	0.8

たカッパ統計量は，$(wP_o - wP_e)/(1 - wP_e)$ の式で求めることができる．

Excel②[1]の例では，重みづけしたカッパ統計量は0.50であった．重みづけカッパ統計量の値が単純なカッパ統計量(0.49)とほとんど同じであったことから，この例では不一致の程度がほとんど影響を与えなかったといえるだろう．

4）カッパ統計量の解釈

さて，これまでに述べてきた方法で算出したカッパ統計量の値を，どのように考えればよいのであろうか．

「外来患者での1か月間の臥床日数」の評価として，カッパ統計量は0.49，重みづけカッパ統計量は0.50であった．Landisらは，恣意的ではあるがカッパ統計量の解釈に1つの指針を示している．それは，カッパ統計量が「0.4未満」であれば「fair」，「0.4以上」であれば「moderate」と評価するものである[2]．「外来患者での1か月間の臥床日数」の評価についても，著者らはこの指針にしたがって，おおむね高い再現性を有すると解釈している．注意しなければならないことは，カッパ統計量の解釈に絶対的な基準はないことである．つまり，どの程度のカッパ統計量が受け入れられるのかは，状況により研究者自身が判断しなければならない．

5）カッパ統計量を用いるときの注意点

カッパ統計量はカテゴリー化されたデータの一致性を観察するために有用であるが，用いる際にいくつか注意を要する点がある．その1つは，各カテゴリーに入る対象数の割合によって，カッパ統計量が変化することである．

表2に例を示した．2区分にカテゴリー化された回答を，2人の調査者が100人の対象者について評価するという仮想データを考える．表2aでは，両者の調査が「あり」で一致した人数が85人（85％），「なし」で一致した人数が5人（5％）だったとする．一方，表2bでは，両者の評価が「あり」で一致した人数，「なし」で一致した人数がともに45人（45％）だったとする．いずれも観察した一致度（P_o）は0.9である．しかし，表2aではカッパ統計量が0.44と小さいことに対し，表2bでは0.8と大きい値を得た．これは，偶然の一致度（P_e）が大きく異なるためである．この例のように，観察した一致度が同じ値であっても各カテゴリーの割合が変わることで偶然の一致度が変化し，それによってカッパ統計量も異なる値をとることがわかる．このことから，各カテゴリーに入る対象者の割合が異なる別の研究とカッパ統計量を比較しようとする場合は，解釈が困難になる可能性がある．

もう1つの問題は，カテゴリーの数によってカッパ統計量が変わるという点である．

表3[1]に例を示した．ここでも「外来患者での1か月間の臥床日数」についての評価例を用いる．表3a[1]は，5区分に分けたカテゴリーでの一致度を示してあり，これはExcel①[1]の計算に基づいている．

第20章 ■ 一致性の観察

表3 カテゴリー数を変えたときのカッパ統計量の違い

a

		第2回調査					合計
		ない	1～3日間	4～6日間	7～14日間	15日以上	
第1回調査	ない	117	7	2	3	1	130
	1～3日間	5	13	3	0	0	21
	4～6日間	0	3	2	0	0	5
	7～14日間	1	2	1	0	0	4
	15日以上	3	0	1	1	2	7
	合計	126	25	9	4	3	167

観察した一致度(P_o)　　0.8
偶然の一致度(P_e)　　0.61
カッパ統計量　　0.49

b

		第2回調査			合計
		ない	1～14日間	15日以上	
第1回調査	ない	117	12	1	130
	1～14日間	6	24	0	30
	15日以上	3	2	2	7
	合計	126	38	3	167

観察した一致度(P_o)　　0.86
偶然の一致度(P_e)　　0.63
カッパ統計量　　0.62

a：外来患者での1か月間の臥床日数(その1)
b：外来患者での1か月間の臥床日数(その2)
〔村上義孝, 他：患者の受療行動・満足度に関する調査項目の信頼性と妥当性. 日本公衛誌 44：22-32, 1997 をもとに作成〕

一方，表3b[1]ではカテゴリー数を3区分に減らした場合の一致度を示した．つまり臥床日数のカテゴリーのうち「1～3日間」「4～6日間」「7～14日間」を「1～14日間」としてまとめてしまった場合を考える．この場合は，観察した一致度(P_o)，偶然の一致度(P_e)ともに値が変わり，その結果カッパ統計量の値も0.62と大きくなった．先に述べたカッパ統計量の解釈の指針に照らせば，いずれも「moderate」という解釈ではあるが，カテゴリーをまとめて数を小さくすることでカッパ統計量がよくなることがわかる．このことから，同じ設問について評価する場合でも，設定した回答のカテゴリー数が異なる研究間でのカッパ統計量の比較は，その解釈に注意が必要である．

6) カッパ統計量を用いた研究例

肺がん検診における喀痰細胞診の診断一致性に関する研究が日本肺癌学会・日本臨床細胞学会2学会合同委員会報告として公表されている[3]．この研究では，喀痰細胞診の検査者間一致性について重みづけカッパ統計量を用いて評価している．本項で解説したカッパ統計量について臨床研究に活用

した研究例であるため一読をすすめたい．

3 Cronbachのアルファ係数

1）考え方

先にも述べたように，Cronbachのアルファ係数は，測定しようとする事項の尺度の評価に用いられる．

たとえば，身体機能を測る場合に，「階段をのぼる」という質問と「数百メートル歩く」という質問を用意し，それぞれ「1．まったくしない，2．ほとんどしない，3．ときにする，4．よくする，5．いつもする」という5段階のスケールで回答を求めると仮定すると，同じ対象者にたずねれば，それぞれの質問に対して似たような回答が得られると予想できる．Cronbachのアルファ係数は，質問の項目数と，それぞれの質問項目の回答（スコア）の分散および質問項目のスコアを合計した値の分散を用いて算出する．アルファ係数は0から1までの値をとり，係数が大きいほど質問項目間での偶然誤差が小さいと判断できる．また，測定しようとする事項に関する質問数が多いほど，アルファ係数は大きくなる傾向がある．計算式はやや複雑なので，Excelで計算することはなじまない．後述するように，統計ソフトで実行するのが一般的であろう．

> **memo　スケールの作成**
>
> 本文中に示した5段階のスケールはリッカートスケール（Likert scale）とよばれる．これは，態度や行動を定量化する際によく用いられる．測定したい事項の質問文に対して，回答者が自分に最もあてはまると思う程度を与えられたランクのなかから選ぶ．研究者はそれぞれのランクに応じた点数を割り当て，質問項目の点数を加算することで回答者の総スコアを計算できる．

2）Cronbachのアルファ係数を用いた研究

具体的な例として，健康関連QOL指標の代表である「MOS Short-Form 36-Item Health Survey；SF-36」の尺度をみてみよう[4]．

> **memo　Bland-Altmanの方法**
>
> 臨床研究，特に臨床検査の分野において，ある1つの事項の測定を異なる2つの方法で行う場合に，それらを比較する必要があるかもしれない．たとえば，僧帽弁逆流の程度を心臓カテーテル検査とドプラ心エコー検査の両方で測定し，結果を比較するような場合である．このようなときには，2種類の検査での各々の測定値の平均と，差の平均および標準偏差を算出し，両者の一致性を観察することができる．これはBland-Altmanの方法とよばれる．詳細は文献を参照されたい[5]．

SF-36は，もともとアメリカにおいて主観的な健康度・日常生活機能を構成する最も基本的な要素を測定するアウトカム指標として開発された．これを文化的な要素も加えて日本語に翻訳し，日本での再現性と妥当性を評価したものがSF-36日本語版である．本項は，SF-36を詳述することが目的ではないので詳細は割愛するが，このSF-36日本語版の評価に際してCronbachのアルファ係数が用いられているので，その部分についてふれてみたい．

SF-36は，36の質問項目からなり，回答選択肢は5～6つのスケールで用意されている．36項目の素点を8つの下位尺度にグループ分けをして0～100点のスケールに換算するのが標準的なスコアリング方法とされている．たとえば，「現在の健康状態の評価」「病気になりやすい」「人並みに健康

表4　SF-36日本語版の内的一致性の評価（Cronbachのアルファ係数を用いた例）

下位尺度	Cronbachのアルファ係数
身体機能	0.84
心の健康	0.83
日常役割機能（身体）	0.83
日常役割機能（精神）	0.78
体の痛み	0.87
全体的健康観	0.86
活力	0.78
社会生活機能	0.71

〔Fukuhara S, et al.：Translation, adaptation, and validation of the SF-36 Health Survey for use in Japan. J Clin Epidemiol 51：1037-1044, 1998 より引用・改変〕

である」「私の健康は悪くなるような気がする」「私の健康状態は非常に良い」という5つの質問項目は，「全体的健康観」という下位尺度にグループ化されている．

SF-36日本語版の再現性を評価する際に，これらの下位尺度の内的一致性が検証されたわけであるが，ここにCronbachのアルファ係数が用いられた[6]．

表4[6]には，8つの下位尺度についてのCronbachのアルファ係数が示されている．評価の対象となったのは588人の大企業従業員とその家族であり，結果はそれぞれの下位尺度のアルファ係数が0.70以上であった．このことから，内的一致性はすべての下位尺度において十分であると結論されている．

ここで注意を要する点は，アルファ係数の解釈である．前述したカッパ統計量同様，絶対的な基準は存在しない．すなわち，どの程度のアルファ係数の値があれば内的一致性があるといえるのか，ということについては明確な回答がない．研究者のなかには，「0.8程度を目安に，自分が作成しようとする尺度と似通った尺度が，一般にどの程度のアルファ係数であるかを考慮して決めるのがよい」とする意見もある[7]．

Cronbachのアルファ係数を臨床研究に用いた例を紹介しよう．糖尿病患者のソーシャルキャピタルを測定するために開発した質問票の内的一致性を，Cronbachのアルファ係数を用いて評価した研究である[8]．ソーシャルキャピタルとは，「信頼」「社会規範」「ネットワーク」といった人々の協調行動の活発化により，社会の効率性を高めることができる社会組織に特徴的な資本といわれる．質問票ではソーシャルキャピタルの3領域（地域の人々の信頼，社会的支援，社会的関係性）に関して4～8項目の問いを設定している．65人の糖尿病患者で評価を行った結果，地域の人々の信頼に関するアルファ係数は0.334と低かったが，社会的支援については0.618，社会的関係性については0.626であり，これらの2領域の信頼性については許容できると述べられている．

3）具体的な算出法

アルファ係数を算出するためには，SPSSやSASなどの統計ソフトを用いるのが簡便である．ここではSPSSを用いたアルファ係数の算出法を説明したい．

まず，測定したい事項に関する複数の質問項目への回答が，データとして入力されているデータシー

トを用意する．このとき，データは2区分以上のカテゴリー・データ，順序データあるいは間隔データでなければならない．このデータシートを読み込ませ，[分析]→[尺度]→[信頼性分析]と進める．[モデル]ボックスから[アルファ]を選択し，必要に応じて[統計量]を選択のうえ，実行させる．

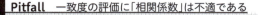

Pitfall 一致度の評価に「相関係数」は不適である

2区分以上にカテゴリー化された回答の一致度を，相関係数で評価することは誤りである．そもそも相関係数は2つの連続変数について用いられるのであって，順序データなどのカテゴリー化された変数に用いることは適切ではない．さらには，たとえ連続変数であっても，相関係数は2変数間の直線関係をみているのであって，一致度の尺度とは異なる．たとえば，2つの連続変数(x, y)について，$y = x + a$（aは定数），あるいは$y = bx$（bは係数，ただし1を除く）という式を満たすような関係がある場合は，これらの変数間の相関は高いが，一致度は非常に小さくなる．なぜなら$y = x + a$では定数aのずれ，$y = bx$では係数b倍のずれがyとxとの間に生じるからである．

question! カッパ統計量がどれくらいなら一致度が高いといえるのでしょうか？

answer advice

本文中で示したLandisらの分類のほか，次のような分類を提唱する研究者もいます．いずれも絶対的な基準ではないことに注意が必要です．
・Altman（1991）；0.8〜「very good」，0.6〜0.8「good」，0.4〜0.6「moderate」，0.2〜0.4「fair」，〜0.2「poor」
・Fleiss（1981）；0.75〜「excellent」，0.4〜0.75「fair to good」，〜0.4「poor」
・Byrt（1996）；0.92〜「excellent」，0.8〜0.92「very good」，0.6〜0.8「good」，0.4〜0.6「fair」，0.2〜0.4「slight」，0.0〜0.2「poor」，〜0.0「no agreement」

＜参考文献＞
・Szklo M, et al.：Epidemiology − Beyond the Basics −．2nd ed, Jones and Bartlett Publishers, 2007

point
■ カテゴリー化された事項の一致度はカッパ統計量で表す．
■ スケールで示す変数の一致度はCronbachのアルファ係数で表す．
■ 一致度の指標には絶対的な基準が存在しない．

■ 文 献
1) 村上義孝，他：患者の受療行動・満足度に関する調査項目の信頼性と妥当性．日本公衛誌 44：22-32, 1997
2) Landis JR, et al.：The measurement of observer agreement for categorical data．Biometrics 33：159-174, 1977
3) 佐藤雅美，他：日本肺癌学会・日本臨床細胞学会2学会合同委員会報告：肺がん検診における喀痰細胞診の診断一致性と標準化．肺癌 55：859-865, 2015
4) 福原俊一：MOS Short-Form 36-Item Health Survey：新しい患者立脚型健康指標（特集 健康余命を考える）．厚生の指標 46：40-45, 1999
5) Bland JM, et al.：Statistical methods for assessing agreement between two methods of clinical measurement．Lancet 1：307-310, 1986
6) Fukuhara S, et al.：Translation, adaptation, and validation of the SF-36 Health Survey for use in Japan．J Clin Epidemiol 51：1037-1044, 1998
7) 鎌原雅彦，他：尺度の信頼性とは．鎌原雅彦，他（編）：心理学マニュアル 質問紙法．北大路書房，66-68, 1998
8) Yamada Y, et al.：Identifying the social capital influencing diabetes control in Japan．Nagoya J Med Sci 80：99-107, 2018

（上原里程）

■付録1　統計解析に用いられるおもな Excel 関数

関数	一般的な使い方	得られる結果	備考	掲載章
ABS	=ABS(セル名)，=ABS(数値)	絶対値	絶対値は数値のプラスマイナスの符号を取った数値	第4・5・9・18章
AVERAGE	=AVERAGE(セル名A:セル名B)	平均(算術平均)	セル名を指定したときには2つのセルを含む間のセルの数値の平均を返す AVERAGE(A1:B3)ではA1，A2，A3，B1，B2，B3の6つのセルの平均となる	第2・3・4章
CHIDIST	=CHIDIST(カイ2乗値，自由度)	カイ2乗値と自由度からのカイ2乗分布の片側確率	例：CHIDIST(3.841，1)では0.05を返す 自由度1のカイ2乗分布では片側確率0.05(5%)のポイントが3.841であることを示している カイ2乗値はセル名で示してもよい	第5章
CHIINV	=CHIINV(確率，自由度)	カイ2乗分布の逆関数(当該確率・自由度のカイ2乗値)	例：CHIINV(0.05，1)では3.841を返す CHIDISTの逆関数 自由度1のカイ2乗分布では片側確率0.05(5%)のポイントが3.841であることを示している	第5章
CHITEST	=CHITEST(セル名A:セル名B，セル名C:セル名D)	データに基づくカイ2乗分布の片側確率	セル名A〜セル名Bには観察値を，セル名C〜セル名Dにはセル名A〜セル名Bに対応する期待値を入れておく 自由度はエクセルが自動的に判断する	第5章
COMBIN	=COMBIN(セル名A，セル名B)，=COMBIN(総数，選択数)	コンビネーション(組み合わせ)	COMBIN(10，3)は$_{10}C_3$(10個の中から順序に関係なく3個のものを抽出する組み合わせの個数)を返す	第5章
CORREL	=CORREL(セル名A:セル名B，セル名C:セル名D)	相関係数	セル名A〜セル名Bに1つの系列の数値，セル名C〜セル名Dに対応するもう1つの系列の数値を入れておく	第6・18章
COUNT	=COUNT(セル名A:セル名B)	数値が入っているセルの数	セル名A〜セル名Bの間の数値が入っているセルの数を返す 文字列が入っているセルはカウントしないが，数式が入ったセルはカウントする	
EXP	=EXP(セル名)，=EXP(数値)	eの乗数	e^xを返す eは自然対数の底(=2.718281828459…)	第2・9章
FACT	=FACT(セル名)，=FACT(数値)	階乗	$n!$を返す　$n! = 1×2×3×…×n$	第5章
FINV	=FINV(確率，自由度1，自由度2)	F分布の逆関数(当該確率・自由度のF値)	確率と自由度はセル名で入れてもよい	
FISHER	=FISHER(セル名)	FISHER変換した数値	相関係数の信頼区間算出の際の中間値	第5章
FISHER INV	=FISHER INV(セル名)	FISHER変換された数値を元に戻す	相関係数の信頼区間算出の際の中間値を元の相関係数に戻す	第5章
GEOMEAN	=GEOMEAN(セル名A:セル名B)	幾何平均	セル名を指定したときには2つのセルを含む間のセルの数値の幾何平均を返す AVERAGE(A1:B3)ではA1，A2，A3，B1，B2，B3の6つのセルの幾何平均となる	第2章
LN	=LN(セル名)，=LN(数値)	自然対数	e(=2.718281828459…)を底とする対数を返す	第9章
LOG	=LOG(セル名A，セル名B)，=LOG(数値，底)	セル名Bを底とするセル名Aの対数	=LOG(セル名，2)といった表現でも可(この場合は2を底とするセル名の値の対数を返す)	第2章
LOG10	=LOG10(セル名)，=LOG10(数値)	常用対数	常用対数=10を底とする対数	第2章
MAX	=MAX(セル名A:セル名B)	最大値	文字列が入っているセルは無視されるが，数式が入ったセルは含まれる	第2章
MEDIAN	=MEDIAN(セル名A:セル名B)	中央値(メディアン)	文字列が入っているセルは無視されるが，数式が入ったセルは含まれる	第2章
MIN	=MIN(セル名A:セル名B)	最小値	文字列が入っているセルは無視されるが，数式が入ったセルは含まれる	第2章
MODE	=MODE(セル名A:セル名B)	最頻値(モード)	文字列が入っているセルは無視されるが，数式が入ったセルは含まれる	第2章

関数	一般的な使い方	得られる結果	備考	掲載章
NORMSDIST	＝NORMSDIST(セル名)， ＝NORMSDIST(数値)	標準正規分布の下側確率	NORMSDIST(1.98)では 0.975 を返す 上側確率は 1−0.975＝0.025 であり，両側確率はこの 2 倍で 0.05(＝5%)となる	第 5 章
POWER	＝POWER(セル名 A，セル名 B)，＝POWER(数値 A，数値 B)	累乗(x^y)	セル名 A の値のセル名 B の値乗，数値 A の数値 B 乗の値を返す たとえば，セル名 A が 2，セル名 B が 4 であれば，$2^4＝2×2×2×2＝16$ を返す	第 4・18 章
QUARTILE	＝QUARTILE(セル名 A：セル名 B, x)	四分位数	2 つのセルの間の数値の四分位数を返す x(エクセルでは「戻り値」と表現)により返す値が異なる $x＝0$：最小値(MIN 関数と同じ) $x＝1$：第一四分位数(25 パーセンタイル値) $x＝2$：第二四分位数(50 パーセンタイル値, MEDIAN 関数と同じ) $x＝3$：第三四分位数(75 パーセンタイル値) $x＝4$：最大値(MAX 関数と同じ)	
SQRT	＝SQRT(セル名)， ＝SQRT(数値)	平方根	セルの値や数値が負だとエラーとなる	第 3・4・5・6・9・16・18 章
STDEV	＝STDEV(セル名 A：セル名 B)	標準偏差(母集団の標準偏差の推定値)	分母が $n−1$ の標準偏差 VAR 関数の値の平方根	第 2・3 章
STDEVP	＝STDEVP(セル名 A：セル名 B)	標準偏差(標本自体の標準偏差)	分母が n の標準偏差 VARP 関数の値の平方根	第 2 章
SUM	＝SUM(セル名 A：セル名 B)	合計		第 4・15・18・20 章
TDIST	＝TDIST(セル名，自由度，x)	Student の t 分布の確率	セル名で示された数値に対応するの t 分布の確率を返す $x＝1$：片側確率　　$x＝2$：両側確率	第 4・18 章
TINV	＝TINV(確率，自由度)	Student の t 分布の逆関数(当該確率・自由度の t 値)	確率と自由度はセル名で入れてもよい	第 3・4 章
TTEST	＝TTEST(セル名 A：セル名 B，セル名 C：セル名 D，検定の種類 1，検定の種類 2)	Student の t 検定(有意確率)	セル名 A 〜セル名 B の数値とセル名 C 〜セル名 D の数値の間での t 検定の有意確率を返す 検定の種類 1＝1：片側検定 検定の種類 1＝2：両側検定 検定の種類 2＝1：対応のある t 検定(この場合にはセル名 A 〜セル名 B のセルの数とセル名 C 〜セル名 D のセルの数が一致しなければならない) 検定の種類 2＝2：比較する 2 群の分散が等しいと想定される場合 検定の種類 2＝3：2 群間の分散が異なる	第 4 章
VAR	＝VAR(セル名 A：セル名 B)	分散(不偏分散＝母集団の分散の推定値)	分母が $n-1$ の分散 この平方根が STDEV 関数の値	第 2 章
VARP	＝VARP(セル名 A：セル名 B)	分散(標本自体の分散)	分母が n の分散 この平方根が STDEVP 関数の値	第 2 章

注 1：　多くの関数は＝を除いて数式(他の関数)の中で用いることもできる
　　　例：　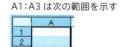　(分散に 2 をかけている)

注 2：　：は範囲を表す
　　　A1:B5 は次の範囲を示す　　　A1:A3 は次の範囲を示す

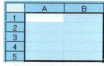

　　　一覧ではセル名 A：セル名 B と表す
　　　例：＝VAR(B2：C5)は B2, B3, B4, B5, C2, C3, C4, C5 の合計 8 つのセルの分散を返す

注 3：　統計に関連する関数のみを示した

注 4：　いくつかの関数は Excel のバージョンアップに従って，さらに機能のよい関数がでてきている(例：CHIDIST に対する CHISQ.DIST)．ここに示した関数は Excel 2016 で使用可能だが，将来のバージョンアップで使用できなくなる可能性もある

(中村好一)

付録2 統計解析に用いられるおもな SAS プロシジャ

プロシジャ	一般的な使い方・特徴	掲載章
CORR	Pearson の相関係数を出力する．オプションにより Spearman，Kendall の相関係数も出力できる	
FREQ	単純な頻度表やクロス表を出力する．オプションによりカイ2乗検定や McNemar 検定などの各種検定もできる	第 2 章
GLM	分散分析などを始めとした一般線形モデルを用いた分析ができる	
GPLOT	グラフを作成する	
LIFETEST	ログランク検定などを用いて，Kaplan-Meier 法などによる生存関数(曲線)の比較を行うことができる	第 14 章
LOGISTIC	ロジスティック回帰モデルを用いた各種分析ができる	第 10 章
MEANS	有効なケースの数，平均値，標準偏差，最大，最小など，基本的な記述統計量だけを出力する	第 2 章
PHREG	Cox の比例ハザードモデルによる生存分析などができる	第 10 章
TABULATE	より複雑な表を出力する際に使用する	第 2 章
UNIVARIATE	記述統計量(平均，標準偏差，分散，中央値，最頻値，パーセンタイル，最小，最大，尖度，歪度など)を出力する	第 2 章

(渡邊　至)

■付録3■ 用語解説

本用語解説を参照する際の注意：まず最初に，本書の編者の解釈に基づく記載である．これに伴い，本文と微妙にニュアンスが異なるところもあるが，「そのような表現もあるのだな」とご理解いただき，成書も参考にされたい．

（アルファベット順・五十音順）

用語	説明
95%信頼区間（95% confidence interval）	推定（estimation）で用いる統計手法．標本（sample）で観察した変数が母集団（population）でどの程度の範囲内（95%の確率で含まれる範囲）に分布するのかを示す．通常は標本の値（点推定値）±1.96×標準誤差（standard error）．（→推定，標準誤差）
Coxの比例ハザードモデル（Cox's proportional hazard model）	生存分析（survival analysis）を行う多変量解析（multiple regression analysis）の1つ．すべての時間における群間のエンドポイント（endpoint）発生確率の比が等しいという仮定のもとで算出される．これによって算出されるハザード比（hazard ratio）は相対危険（relative risk）となる．（→ハザード比，エンドポイント）
F検定（F test）	分散分析（analysis of variance；ANOVA）のこと．分散分析ではパラメータ（parameter）としてFを計算するので，このようによばれることもある．
P値（P value）	検定（test）において，帰無仮説（null hypothesis）のもとで観察された事象の出現する確率（probability）．通常，これが0.05未満の場合に帰無仮説を棄却して，対立仮説（alternative hypothesis）を採用し，「有意差あり」と判断する．（→検定，帰無仮説，対立仮説）
reference	対照群．相対危険を算出する際の基準となる群．
t分布（t distribution）	数量データ（numerical data，連続数）の分布の1つ．平均（average，mean）を頂点として左右対称に分布する．標本サイズ（sample size）に依存するが，標本サイズが大きくなると正規分布（normal distribution，Gaussian distribution）に近似する（標本サイズが無限大のときは正規分布と一致）．t検定（t test）はt分布に基づいて有意確率を計算する検定法である．
アウトカム（outcome）	疫学研究では，究極のところ「曝露（exposure）」と「帰結（アウトカム，outcome）」の関係を観察している．多くの場合，疾病発生や死亡などがアウトカムとなる．
以下，未満，以上，〜を超えて	「未満」（less than x）と「〜を超えて（more than x，残念ながら日本語では1語で表現できない）」はいずれもxを含まず，「以下（x or less）」「以上（x or more）」（逆にこれらを1単語で表す英語はない）はxを含む．本解説では有意確率が0.05未満を統計学的に有意と表現しているが，0.05以下という表現も多い．しかし，有意確率がちょうど0.05となる確率は0なので，どちらの表現でも意味は変わらない．
エンドポイント（endpoint）	コホート研究（cohort study）や介入研究（intervention）で観察対象とする，新たに発生する事象．死亡，罹患，再発など．追跡をその時点で終了するために，このように表現する．アウトカム（outcome）よりは狭い概念．（→アウトカム）
オッズ（odds）	大枠の概念としては競馬のオッズと同様だが，計算方法は異なる．ある事象が起こる確率（probability，p）を起こらない確率で除したもの．$p/(1-p)$．pが小さいと発生確率pに近似する．
オッズ比（odds ratio）	2群間のオッズ（odds）の比（ratio）．分割表（contingency table）の検定（test）やロジスティック回帰分析（logistic regression an analysis）ではオッズ比を求め，これを相対危険とする．（→ロジスティック回帰分析，相対危険）
回帰分析（regression analysis）	多変量解析（multiple regression analysis，$y = \beta_0 + \beta_1 x_1 + \beta_2 x_2 + \cdots$）を用いて$\beta_i$を推定（estimate）する一連の解析のこと．既知の変量はx_iとyだけなので，これからβ_iを求めるが，すべてのyとx_iが一致するβ_iは存在しないので，最も近似するβ_iを算出することになる．
片側検定（one-sided test）	群Aと群Bを比較する検定で，帰無仮説（null hypothesis）は「両群で差はない」であるが，帰無仮説が棄却（reject）された場合に採用する対立仮説（alternative hypothesis）を「群Aのほうが高い」（群Bのほうが高いことは想定しない）とする検定．両側検定（two-sided test）よりも有意（significant）な結果が出やすいが，片側検定で行うのか両側検定で行うのかは検定を行う前に決めておくことであり，両側検定で有意な結果が出なかったので片側検定でやり直すのは誤った方法である．また，片側検定はよほどのことでない限り，受け入れてもらえない（両側検定のほうが無難）．なお，検定の方法によっては基本的に片側検定になっているものもある．（→検定，帰無仮説，両側検定）
カテゴリー・データ（categorical data）	数量データ（numerical data）として扱うことができない変数はすべてカテゴリー・データとして扱う．順序があるデータ（ordinal scale，順序尺度：たとえば味噌汁の摂取頻度を「毎日」「2〜3日に1度」「1週間に2回程度」「1週間に1回以下」「飲まない」とした場合には，順序がある）と順序がないデータ（nominal scale，名義尺度：性別，職業など）に分けられる．2値データ（binominal data，データ：性別など）はすべて名義尺度だが，「2値データ」として別扱いする場合もある．（→変数，数量データ）
感度（sensitivity，敏感度）	スクリーニング検査（screening test）で対象疾患保有者を陽性と判定する確率（probability）．当然のことながら，高いほうがよい．（→特異度）
記述統計（descriptive statistics）	集めたデータ（data，単数形はdatum）を分かりやすく加工し，提示する統計学的手法．代表値（平均など）や割合，あるいは図表の作成も記述統計に含まれる．（→分析統計）
帰無仮説（null hypothesis）	検定（test）を行う際にまず帰無仮説を立てて，この仮説のもとで観察された現象が起こる確率（probability，有意確率）を計算し，有意確率が0.05未満であれば帰無仮説を棄却し，対立仮説（alternative hypothesis）を採用する．通常は「2群間で差がある」「相関係数は0である」「回帰係数は0である」といった無関係な場合を設定し，このような仮説のもとで得られた違いが発生する確率を計算する．（→検定）

付録3 ■ 用語解説

用語	説明
偶然誤差(random error, non-systematic error)	母集団(population)から標本(sample)を抽出する際に偶然に起こる誤差(error). たとえば、母集団の年齢の平均が50歳であっても、このなかから無作為(random)に観察対象者を抽出した場合に、偶然、対象者が高齢者に偏り、標本の平均が53歳になること. 統計学的推論(statistical inference, 推定(estimation)や検定(test))で評価する. (→系統誤差)
区間推定(interval estimation)	推定(estimation)には点推定(point estimation)と区間推定がある. 標本(sample)で観察された値をそのまま母集団(population)の値と推定するのが点推定、標本のばらつきも考慮しながら、母集団の推定値が一定の確率に収まる範囲を計算するのが区間推定である. 通常は95%信頼区間(confidence interval)を計算する. (→推定、95%信頼区間)
系統誤差(systematic error)	母集団(population)から標本(sample)を抽出する際に、無作為(random)ではなく、偏った対象者を抽出することによって起こる誤差(error). 高血圧者の観察で血圧が160／90 mmHg以上の者だけを抽出すると、高血圧者全体を反映するものではなく、系統誤差を含むことになる. (→偶然誤差)
検定(test, statistical test)	標本(sample)から母集団(population)の状態を推計(inference)する方法の1つ. たとえば2つの母集団(たとえば男女)の数量データ(たとえば血圧値)がある場合、この数値から母集団での差があるかどうか(男女間で血圧の平均に差があるかどうか)を推しはかる手法. 通常は帰無仮説(null hypothesis, 「母集団では男女間に血圧の平均には差がない」)を立て、この帰無仮説のもとで観察された標本での結果が出現する確率(有意確率)を計算し、これが0.05未満の場合に帰無仮説を棄却し、「母集団の平均には有意差がある」と表現する. 結果は有意差の有無(2値データ)なので、推定(estimation)のほうが好まれる傾向もあるが、推定が行えない場合(たとえば、3群間の平均の差)もある. (→推定)
交絡因子(confounding factor, confounder)	曝露(exposure)と帰結(outcome)の関連を観察する際に、これらの関係をゆがめる第3の因子. 具体的には曝露と関連していて、帰結の危険因子(risk factor)となるものがこれに相当する. たとえば飲酒と疾患xの関連を検討する場合、喫煙が疾患xの危険因子で、かつ喫煙と飲酒が関連していれば、喫煙が交絡因子として作用するので、喫煙の影響を除去した飲酒と疾患xとの関連を観察する必要がある. 性と年齢は、通常は交絡因子として制御する.
最小値(minimum value)	変数のなかで最も小さな値をとる数値. (→最大値)
最大値(maximum value)	変数のなかで最も大きな値をとる数値. (→最小値)
最頻値(mode)	集団の変数(数量データ)の特性を示す代表値の1つ. 最も多くの個体が呈する数値. 分布が正規分布(normal distribution, Gaussian distribution)ではない場合などに中央値(median)とともに用いることが多い. (→中央値)
四分位値(quartile)	集団の変数(数量データ)のばらつきを示す数値の1つ. 変数を小さい順に並べたとき、全体の4分の1、4分の2(2分の1)、4分の3に位置する数値をそれぞれ第1四分位数(first quartile)、第2四分位数(second quartile)、第3四分位数(third quartile)という. それぞれ25パーセンタイル値(percentile)、50パーセンタイル値=中央値(median)、75パーセンタイル値と一致する. (→中央値)
従属変数(dependent variable)	多変量解析(multiple regression analysis, $y = \beta_0 + \beta_1 x_1 + \beta_2 x_2 + \cdots$)における$y$. 目的変数(objective variable)ともいう. (→独立変数)
自由度(degree of freedom, df)	ある変数(variable)が標本(sample)として得られ、その平均(average, mean)が判明している場合、個々の変数の値が標本サイズ(sample size) − 1個の個体で定まると、最後の1個体の変数は必然的に定まる. したがってこの場合の自由度は「標本サイズ − 1」となる. t検定(t test)の場合は両群の標本サイズの和 − 2、相関係数(correlation coefficient)の観察の場合には標本サイズ − 2、m×n分割表(contingency table)のカイ2乗検定(chi square test)では(m − 1)×(n − 1)など、天下り的に覚えるしかないか？
推測統計(inferential statistics)	数学的手法を用いて標本(sample)の観察結果から母集団(population)の状態を推計する統計学的手法. 統計学的推論(statistical inference)ともいい、推定(estimation, 点推定値や95%信頼区間)や検定(test)が含まれる. (→母集団、標本)
推定(estimation)	標本(sample)から母集団(population)の状態を推計(inference)する方法の1つ. 通常は観察した変数の母集団での95%信頼区間(confidence interval)で提示する. (→95%信頼区間)
数量データ(numerical data)	数値で表現できる変数(variable). 連続変数(continuous variable, たとえば血圧値、通常は整数表記だが、精度を高くすれば小数点以下いくらでも表すことは可能)と離散変数(discrete variable, 出産回数は整数しかあり得ない)に分けることができる. (→変数、カテゴリー・データ)
正規分布(normal distribution, Gaussian distribution)	すべての分布の基本となる分布. ただし、「正規」(normal distribution)という表現から「正しい」あるいは「正規分布しないものは誤り」という誤解をしないように. 編者は「ガウス分布(Gaussian distribution)」という表現法のほうを好む. 正規分布する変数(variable)は平均(average, mean)を中心として左右対称に分布する. 平均±1×標準偏差(standard deviation)内に全体の約68.3%、平均±2×標準偏差内に全体の約95.5%の個体が含まれる. 分布式はワードプロセッサで表現するにはちょっと工夫がいるし、出してもそれほど参考にはならないので、提示しない. 英語で"A distributes normally"というのは「Aは正規分布する」を意味する(「正常に分布する」ではない). (→標準偏差)
相関係数(correlation coefficient)	2つの数量データの間の関連を示す数値. −1〜+1に分布する. 関連がない場合には0. 正の関係(一方が増加すれば他方も増加)の場合には正の数値をとる.

用語	説明
相対危険(relative risk)	非曝露群に対する曝露群の帰結発生頻度の比．曝露(exposure)によって何倍帰結(outcome)が発生しやすくなるか，ということを示す．曝露が予防的に働く場合には1よりも小さな値となる．研究デザインにより，罹患率比(incidence rate ratio)，オッズ比(odds ratio)，ハザード比(hazard ratio)などが算出されるが，これらの総称である．
致命率(fatality rate)	特定の疾患に罹患した者のなかで，一定の時間内に死亡する者の割合(proportion)．急性疾患に対して用いることが多い．累積罹患率(cumulative incidence)の死亡版．また，死亡率と罹患率の比(ratio,死亡率／罹患率)も致命率とよぶことがある．両者を区別するために英語では前者をcase-fatality rateと表記することもある．死亡率(mortality rate)は罹患率(incidence rate)の死亡版であり，致命率とは異なるので要注意．表記は「率」だが，数学的には割合または比．「致死率」ともいう．
中央値(median)	集団の変数(数量データ)の特性を示す代表値の1つ．変数を昇順(降順でも同じ)に並べたときに，上からも下からも同じ順位の数値．標本サイズが偶数の場合には，中央の2つの数値の算術平均(arithmetic mean)を中央値とする．第2四分位数(second quartile)，50パーセンタイル値(50 percentile)と一致．(→四分位値)
点推定(point estimation)	推定(estimation)には点推定と区間推定(interval estimation)がある．標本(sample)で観察された値をそのまま母集団(population)の値と推定するのが点推定である．標本の体重の平均が62.5 kgであれば，母集団の体重の平均の点推定値も62.5 kgである．(→推定，区間推定)
統計量(statistic)	変数(variable)の別名．
特異度(specificity)	スクリーニング検査(screening test)で対象疾患非保有者を陰性と判定する確率(probability)．当然のことながら，高いほうがよい．(→感度)
独立変数(independent variable)	多変量解析(multiple regression analysis, $y = \beta_0 + \beta_1 x_1 + \beta_2 x_2 + \cdots$)における x_i．説明変数(explanatory variable)ともいう．(→従属変数)
ノンパラメトリック検定(non-parametric test)	パラメータ(parameter)を使用しないため，母集団(population)の変数(variable)の分布に依存せずに行うことができる検定(test)．計算が結構大変(特に標本サイズ(sample size)が大きな場合)なので，どうしてもパラメトリック検定(parametric test)ができない場合に限定して使用するほうがよい．(→パラメトリック検定)
ハザード比(hazard ratio)	Coxの比例ハザードモデル〔Cox's proportional hazard model，生存分析(survival analysis)の1つ〕で算出される，群間の生存率(survival rate)の比．相対危険(relative risk)の1つ．(→ Coxの比例ハザードモデル，相対危険)
パラメトリック検定(parametric test)	t 検定(t test)，カイ2乗検定(chi square test)など，パラメータ(parameter, t, χ^2 など)を使って，有意確率(significant probability)を推測する検定(test)．母集団(population)がそれぞれの分布と一致しているという前提が必要となる．(→ノンパラメトリック検定)
範囲(range)	集団の変数(数量データ)のばらつきを示す数値の1つ．変数の最大値(maximum value)から最小値(minimum value)を引いた数値．算出は簡便だが，標本サイズ(sample size)が大きくなると範囲も大きくなるという難点がある．
比(ratio)	異なるもの同士の割り算を行った結果．割合(proportion)とは違って，分子が分母を構成しないこともある．乳児死亡率はある年の生後1年未満の死亡数とその年の出生数の比である(前年の出生者で当該年に1歳を迎える前に死亡した者も分子に含まれる)．0〜無限大(∞)に分布する．(→割合)
標準誤差(standard error)	標本(sample)から推定した母集団(population)での変数(variable)のばらつきを示す数値の1つ．平均(average, mean)の場合には標本の標準偏差(standard deviation)を標本サイズ(sample size)の平方根で除した数値．母集団での変数の平均は，平均＝標本平均，標準偏差＝標準誤差で分布すると推定され，母集団の平均の95％信頼区間(confidence interval)は「標本平均±1.96×標準誤差」と推定(estimate)する．(→95％信頼区間)
標準偏差(standard deviation)	集団の変数(数量データ)のばらつきを示す数値の1つ．各個体の変数(variable)と算術平均(arithmetic mean)との差(deviation，偏差)を求め，これを2乗した数値の合計(sum of the square of deviation，偏差平方和)を標本サイズ(sample size)で除した分散(variance)の平方根．(→正規分布)
標本(sample)	研究課題(research question)で設定される母集団(population)から，研究対象として抽出される集団．通常は母集団から「観察対象集団(observed population)」として無作為抽出(random sampling)される．そうでなければ系統誤差(systematic error)が発生する．統計学的推論(statistical inference，推定(test)や検定(estimation))は母集団からの無作為抽出が前提である．(→母集団，系統誤差)
比例ハザードモデル(proportional hazard model)	→ Coxの比例ハザードモデル
不偏分散(unbiased variance)	分散(variance)は標本(sample)として得られた変数(variable)の平均(average, mean)と個々の変数との差の2乗の和(sum of the square of deviation，偏差平方和)を標本サイズ(sample size)で除した数値であるのに対して，不偏分散は偏差平方和を(標本サイズ－1)で除した値をいう．そのために分散よりも少し値が大きくなるが，標本サイズが大きいと差はほとんどなくなる．母集団における分散の推定値として用いられる．(→分散)

用語	説明
分散(variance)	集団の変数(数量データ)のばらつきを示す数値の1つ．各個体の変数と算術平均(arithmetic mean)との差(deviation, 偏差)を求め，これを2乗した数値の合計(sum of the square of deviation, 偏差平方和)を標本サイズ(sample size)で除した数値．分散の平方根が標準偏差(standard deviation)．数学的には標準偏差よりも分散のほうが扱いやすいが，単位が観察している変数の2乗(たとえば年齢が変数の場合，分散の単位は「年齢^2」．標準偏差では変数の単位と一致する)となる点が，難点．(→標準偏差)
分散分析(analysis of variance；ANOVA)	3群以上の群間の平均(average, mean)の差を検定(test)する手法．パラメータ(parameter)としてFを用いるので，F検定(F test)ともいう．ANOVAは「アノーヴァー」と読む．
平均(average, mean)	集団の変数(variable, 数量データ)の特性を示す代表値の1つ．通常は算術平均(arithmetic mean)を指し，すべての変数の合計を標本サイズで除した数値．幾何平均(geometric mean, すべての変数の積の(標本サイズ)乗根)，調和平均(harmonic mean, 逆数の算術平均の逆数)などもある．
変数(variable)	広義で捉えると，標本(sample)で観察されるデータ(data)すべてが変数である．言葉の響きからは数量データ(numerical variable)のみの感じもするが，性別も立派な変数である．「統計量(statistic)」ともいう．
母集団(population)	研究課題(research question)により必然的に導き出される，研究の目的となる集団．たとえば研究課題が「日本における40歳代男性の血圧の分布」であれば，「日本の40歳代男性全員」が母集団となる．全数調査(census)では「母集団」がそのまま「観察対象集団(observed population)」となる．(→標本)
無作為抽出(random sampling)	母集団(population)から標本(sample)を抽出する際に，母集団を構成するすべての個体が同じ確率で抽出される抽出方法．単純無作為抽出法，系統抽出法，多段階無作為抽出法などがある．
有意(significant)	文字どおり「意味がある」ことだが，統計学では検定(test)において帰無仮説(null hypothesis)を棄却(reject)して，対立仮説(alternative hypothesis)を採用することを意味する．「有意差が観察された」などと表現する．英語の論文ではsignificanceやその形容詞形のsignificantは「統計学的に有意」という場合に限定して使用するのが無難であり，そのほかの場合にはimportanceやmeaningfulなどを用いる．(→検定，帰無仮説，対立仮説)
有病率(prevalence)	ある一時点で集団のなかで特定の疾病をもつ人の割合．名称は「率」だが，数学的には率(rate)ではなく，割合(proportion)．
罹患率(incidence rate)	集団のなかで一定の期間(たとえば1年間)で新たに特定の疾患に罹患する者の出現率．分母に時間の概念が入り，単位は「時間$^{-1}$」．0から無限大(∞)の値をとる．(→率，累積罹患率)
離散データ(discrete data)	数量データ(numerical data)のうちの離散変数(discrete variable)と，カテゴリー・データ(categorical data)をあわせた総称．(→数量データ，カテゴリー・データ)
リスク比(risk ratio)	相対危険(relative risk)の1つ．最も広義では相対危険そのもの．狭義では有病率や累積死亡率など割合(＝リスク)で提示される指標の比．(→割合)
率(rate)	単位時間に事象(event)が発生する頻度．集団である疾患の罹患率を求める場合，構成員の観察人年(観察開始からエンドポイント発生あるいは観察打ち切りまでの時間)を合計したものを分母とし，発生したエンドポイント(endpoint)を分子として計算する．大集団(たとえば国全体)などでは，代表人口(中央時人口など)を1年間観察したものとして，分母とする．単位は時間の逆数(時間$^{-1}$)．0～無限大(∞)に分布．呼び名は「率」だが，数学的には率でないものも多いので，注意が必要．たとえば有病率(prevalence)は割合(proportion)であり，乳児死亡率(infantile mortality rate)は比(ratio)である．
両側検定(two-sided test)	通常の検定(test)においては帰無仮説(null hypothesis)を「母集団では差がない」とし，これが棄却(reject)された場合に採用する対立仮説(alternative hypothesis)を「差がある」とする検定．対立仮説を「特定の群のほうが高い」とした場合(「特定の群のほうが低い」場合の想定はしない)を片側検定(one-sided test)という．(→検定，帰無仮説，片側検定)
累積罹患率(cumulative incidence)	罹患率(incidence rate)とは異なり，観察開始時には特定の疾患に罹患していない者のなかで，一定の時間の観察期間終了時に当該疾患に罹患している者の割合(proportion)．高血圧，糖尿病など発症時期が明確でない慢性疾患で用いることが多い．表記は「率」だが，数学的には割合．(→罹患率)
連続データ(continuous data)	数量データ(numerical data)のなかの連続変数．(→数量データ)
ロジスティック回帰分析(logistic regression analysis)	主として症例対照研究で交絡因子(confounding factor, confounder)の調整のために用いる回帰分析の1つ．従属変数(dependent variable)に発生確率pのロジット〔$\log(p/(1-p))$〕を用いる．得られた回帰係数の指数変換値がオッズ比(odds ratio)＝相対危険(relative risk)となる．ロジット変換を目的変数として用いるので，logicで終わる気がするが，なぜか"s"が入る．兵站(logistics)とは無関係(のようだ)．(→ロジット，相対危険)
ロジット(logit)	ロジスティック回帰分析(logistic regression analysis)で用いる．生存確率pに対して，$1-p$との比を求め，これを対数変換したもの．$\log(p/(1-p))$．(→ロジスティック回帰分析)
割合(proportion)	全体のなかである特性を呈する個体が占める部分を示す数値．特性をもつ個体の数がa，もたない個体の数がbのとき，特性をもつ個体の割合はa/(a＋b)で表される．0(aが0の場合)～1(bが0の場合)の値をとる．分子が分母に含まれる点が比(ratio)とは異なる．0～1の間に分布．100倍して百分率(％)表記してもよい．(→比)

(中村好一)

索 引

和 文

あ・い
赤池情報量基準値　64
一元配置分散分析　32
一般化　6
一般化推定方程式　63
一般化線形回帰　62
一般線形回帰　62
陰性尤度比　162

え・お
エンドポイント　1
横断研究　81, 92
オッズ　76
オッズ比　23, 76, 86
重み　128
重みづけカッパ（weighted κ）統計量　168

か
カイ2乗検定　38, 82
回帰　58
回帰係数　58, 63
回帰分析　58
階乗　42
階層線形モデル　105
外的妥当性　6
確率密度関数　38
加重平均　129
仮説
　　──, 帰無　19
　　──, 対立　30
カッパ統計量　166
カテゴリー・データ　8, 38
観察死亡数　133
観察集団　127
観察人年　128
間接法　127
感度　160

き
偽陰性率　161
幾何平均　11
記述統計　2
基準集団　127
基準人口　130
期待死亡数　128
期待値　39
基本的な統計量　13
帰無仮説　19
級内相関係数　105
偽陽性率　161
共分散分析　70, 71
共変量　70

く
偶然誤差　2
区間推定　2
組み合わせ　42
クロステーブル（→分割表）　38

け
系統誤差　2
決定係数　55
研究計画　1
健康寿命　123
検定
　　──の多重性　32
　　──, 対応のある　30
　　──, 対応のない　31
　　──, 統計的仮説　2
　　──, 独立性の　38
　　──, ノンパラメトリック　143
　　──, 平均の　28
　　──, 母比率の差の　38
　　──, ログ・ランク　97, 123
　　──, 割合の　38
　　──, Fisherの直接確率　41
　　──, F　68
　　──, Kolmogorov-Smirnov　17, 29
　　──, Mann-Whitney の U　143
　　──, t　19
　　──, Wilcoxon の順位和　142, 143
　　──, Wilcoxon の符号付順位和　136

こ
交互作用　70
交絡　80
　　──因子　117
国民生活基礎調査　43
誤差
　　──, 偶然　2
　　──, 系統　2
　　──, 標準　5, 22
個別マッチング　114
コホート研究　113

さ
再現性　166
最小2乗法　60
最頻値　11, 29
散布図　51

し
事後確率　162, 163
事前確率　162, 163
悉皆調査　21
実測値　39
四分位偏差　10
自閉症スペクトラム　113
死亡率　11
重回帰　62
自由度　20
周辺部　39
順序尺度　9
条件付きロジスティック回帰分

析　112, 113
症例対照研究　78, 79, 89, 113
昭和60年モデル人口　130
人口動態統計　129
人口ピラミッド　130
人年法　11

す
数量データ　8
スクリーニング検査　159
スタチン　116
ステップワイズ法　64

せ
正規性　28, 29
正規分布　28
生存確率　97
生存分析　122
生命表　122
制約条件　20
世界人口　130
切片　58

そ
層化　127
相関係数　51
相対危険　110
総量統計量　13
粗死亡率　130

た
対応のある検定　30
対応のない検定　31
対数正規分布　11
代表値　9
対立仮説　30
多項ロジスティック回帰　94
多重比較　32, 146
脱落　125
単回帰　61

ち
致命率　12
中央値　10, 29
直接法　127

と
統計学　1
統計データ　5
統計的仮説検定　2
統計モデル　5
統計量
　——, 重みづけカッパ
　　（weighted κ）　168
　——, カッパ　166
　——, 基本的な　13
　——, 総量　13
特異度　160
独立性の検定　38
トレードオフ　160

な・ね
内的妥当性　6
ネステッド・症例対照研究　80
年齢調整死亡率　127

の
ノンパラメトリック　21
　——検定　143
　——法　151

は
バイアス　6, 20
曝露　78
箱ひげ図　7
ハザード比　23, 99
はずれ値　7, 56
発症確率　87, 89
ばらつき　10
パラメトリック　21
範囲　10

ひ
比　11, 110
ヒストグラム　16
標準化　127
標準回帰係数　63
標準化死亡比　128
標準曲線　58
標準誤差　22
標準正規分布　38
標準偏差　5, 10

標本　3, 4
標本集団　19
標本比率　38
比例ハザード回帰　62
頻度マッチング　113, 115

ふ
不偏推定　20
プロペンシティスコア　116
分割表（→クロステーブル）　39
分散　10
　——分析　68
分析ツール　33

へ
平均　5, 9
　——の検定　28
　——への回帰　60
偏相関係数　55, 63

ほ
保健医療圏　132
母集団　3, 4, 19
母比率　38
　——の差の検定　38
母平均　19

ま・む・め
マッチング　94, 112
マルチレベル分析　104
無作為抽出　3, 4, 19, 119
名義尺度　9
メタアナリシス　116

ゆ・よ
有意水準　20
尤度比　163
有病率　11, 112
陽性反応的中度　161
陽性尤度比　162

ら・り
ランダム化比較試験〔RCT〕
　116
罹患率　11, 112
リサンプリング　44

リスク比　77, 110
率　110
率比　110

る・れ
累積罹患率　12
連続変数　28

ろ
ログ・ランク検定　97, 123
ロジスティック回帰　62
　——，多項　94
　——分析　78, 83
　——モデル　86
ロジスティック関数　87
ロジット　86

わ
割合　11, 110
　——の検定　38

欧文

C・D
categorical data　8
chronic obstructive pulmonary disease[COPD]　112
continuous data　8
Coxの比例ハザードモデル　98
Cronbachのアルファ係数　166
descriptive statistics　3

F・H
F検定　68
Fisherの直接確率検定　41
HbA1c　19

I・K
idiopathic interstitial pneumonia[IIP]　112
inferential statistics　3
Kaplan-Meier法　122
Kolmogorov-Smirnov検定　17, 29

M・N
Mann-WhitneyのU検定　143
McNemarのオッズ比　112
numerical data　8

P・Q
P値　2
Pearsonの積率相関係数　51
Poisson回帰分析　110
population　3
qualitative data　8

R
random sampling　3
regression　58
ROC曲線　160, 165

S
sample　3
Spearmanの順位相関係数　151
standard deviation　10
standardized mortality ratio[SMR]　128

T
t検定　19
t値　25
t分布　20
t変換　20
trade-off　160

V・W
variance inflation factor[VIF]　99
Wilcoxonの順位和検定　141, 143
Wilcoxonの符号付順位和検定　136

Y・Z
Yatesの補正　38
Z値　38

数字
2×2表　78
2値尺度　9
95%信頼区間　2, 22, 32, 33

<編者プロフィール>

中村好一（なかむら・よしかず）

　自治医科大学（1982年），テキサス大学公衆衛生学部（1992年），慶應義塾大学法学部（1998年）卒業（出た大学の数ほど勉強が好きなわけではない）．1989年より自治医科大学公衆衛生学教室教員．助手，講師，助教授を経て1999年4月より教授．

　専門は疫学，保健統計学，医療情報学，医事法学などで，川崎病の疫学やプリオン病（Creutzfeldt-Jakob病など）の疫学を中心に研究している．難病，花粉症，母乳中のダイオキシン，カドミウムの人体への影響，電磁界の人体への影響など，いろいろなことに幅広く取り組んでいるが，ほとんどが蛇蜂取らず状態になっている．それでも何とか喰って（研究を続けて）いけるのは，ほかの疫学者の参入を許さない『すきま産業』ならぬ『すきま疫学』（niche epidemiology）を行っているからである．

　1982〜1989年に福岡県職員として県庁・保健所に勤務．一時は「俺は現場を知っている」とうそぶいていたが，今では完全な浦島太郎状態．加えて，「俺は数少ない保健所勤務経験がある公衆衛生の教授」ともうそぶいていたが，本書の著者の1人である尾島先生（保健所長の経験あり）が教授になったので，係長止まりだったこともあり，このことはあまり表には出さないようにしようと決意した（いじけている）．

・所属学会：国際疫学会（財務担当理事），日本疫学会（元理事，「Journal of Epidemiology」元編集委員長），日本公衆衛生学会（評議員），日本循環器病予防学会（理事），日本医事法学会（理事）など．
・主な著書：『医療系のためのやさしい統計学入門』（診断と治療社，2009年），『基礎から学ぶ楽しい疫学（第3版）』（医学書院，2013年），『今日の疫学（第2版）』（医学書院，2005年），『疫学マニュアル（第7版）』（南山堂，2012年）など多数．

- [JCOPY] 〈(社)出版者著作権管理機構 委託出版物〉
  本書の無断複写は著作権法上での例外を除き禁じられています．
  複写される場合は，そのつど事前に，(社)出版者著作権管理機構
  （電話 03-5244-5088，FAX03-5244-5089，e-mail：info@jcopy.or.jp）
  の許諾を得てください．
- 本書を無断で複製（複写・スキャン・デジタルデータ化を含みます）
  する行為は，著作権法上での限られた例外（「私的使用のための複
  製」など）を除き禁じられています．大学・病院・企業などにお
  いて内部的に業務上使用する目的で上記行為を行うことも，私的
  使用には該当せず違法です．また，私的使用のためであっても，
  代行業者等の第三者に依頼して上記行為を行うことは違法です．

論文を正しく読み書くための
やさしい統計学　改訂第3版　　　ISBN978-4-7878-2364-9

2019 年 4 月 5 日	改訂第 3 版第 1 刷発行
2020 年 4 月 14 日	改訂第 3 版第 2 刷発行
2022 年 9 月 20 日	改訂第 3 版第 3 刷発行

2006 年 5 月 2 日	初版	第 1 刷発行
2009 年 12 月 25 日	初版	第 6 刷発行
2010 年 9 月 30 日	改訂第 2 版	第 1 刷発行
2016 年 3 月 10 日	改訂第 2 版	第 6 刷発行

編　　集	中村好一
発 行 者	藤実彰一
発 行 所	株式会社　診断と治療社
	〒 100-0014　東京都千代田区永田町 2-14-2　山王グランドビル 4 階
	TEL：03-3580-2750（編集）　03-3580-2770（営業）
	FAX：03-3580-2776
	E-mail：hen@shindan.co.jp（編集）
	eigyobu@shindan.co.jp（営業）
	URL：http://www.shindan.co.jp/
装丁・印刷・製本	広研印刷 株式会社

©Yosikazu NAKAMURA, 2019. Printed in Japan.　　　　　　　　　　［検印省略］
乱丁・落丁の場合はお取り替えいたします．